肺癌诊治现状与进展

名誉主编　赫　捷
主　　编　张　毅
编　　者

赫　捷　中国医学科学院肿瘤医院
张　毅　首都医科大学宣武医院
刘宝东　首都医科大学宣武医院
苏　雷　首都医科大学宣武医院
王若天　首都医科大学宣武医院
姚舒洋　首都医科大学宣武医院
滕梁红　首都医科大学宣武医院
顾艳斐　北京和睦家医院
徐建堃　首都医科大学宣武医院
钱　坤　首都医科大学宣武医院
李小雪　首都医科大学宣武医院
张培龙　首都医科大学宣武医院
王　玮　首都医科大学宣武医院
熊艳蕾　首都医科大学宣武医院

人民卫生出版社

图书在版编目（CIP）数据

肺癌诊治现状与进展 / 张毅主编. —北京：人民
卫生出版社，2019
ISBN 978-7-117-29224-5

Ⅰ.①肺… Ⅱ.①张… Ⅲ.①肺癌－诊疗 Ⅳ.
①R734.2

中国版本图书馆 CIP 数据核字（2019）第 249424 号

人卫智网	www.ipmph.com	医学教育、学术、考试、健康，购书智慧智能综合服务平台
人卫官网	www.pmph.com	人卫官方资讯发布平台

肺癌诊治现状与进展

主　　编：张　毅
出版发行：人民卫生出版社（中继线 010-59780011）
地　　址：北京市朝阳区潘家园南里 19 号
邮　　编：100021
E - mail：pmph @ pmph.com
购书热线：010-59787592　010-59787584　010-65264830
印　　刷：三河市潮河印业有限公司
经　　销：新华书店
开　　本：710×1000　1/16　印张：15　插页：4
字　　数：253 千字
版　　次：2019 年 12 月第 1 版　2020 年 1 月第 1 版第 2 次印刷
标准书号：ISBN 978-7-117-29224-5
定　　价：59.00 元

中国肺癌的发病率和死亡率居众癌之首,是严重威胁人类健康的恶性疾病。近十余年,肺癌已经进入精准诊治和多学科综合治疗时代,各种新进展、新理念、新方法日新月异、精彩纷呈,促进了肺癌基础、转化研究和诊治革命性的进展。

在基础研究方面,对肺癌的流行病学、病因学及发病机制有了更深入的了解。许多分子生物学研究成果应用于临床,特别是针对表皮生长因子受体等驱动基因以及免疫检查点治疗药物的问世,开辟了肺癌靶向治疗和免疫治疗的新时代。

在肺癌的治疗上,新的治疗理念和方法正在动摇和替代传统的治疗模式。医学的进步使得肺癌不再是一个谈癌色变的疾病,而是真正地成为一种慢性病。最终让更多的早期患者痊愈、更多的晚期患者有良好的生活质量和更长的生存时间。

作为临床医生,尤其是肺癌专业的医生,知识的更新尤为重要。现在循证医学、诊疗规范化和个体化已经成为学术界公认的趋势。医生在向患者提供医疗服务的时候,需要具备扎实而丰富的理论知识。肺癌领域知识的更迭更为迅速,在临床工作以外有限的时间里,如何掌握有效的知识并进行内化是肺癌领域医生面临的挑战。

本书涵盖从肺癌的国际国内流行病学资料到持续发展的诊断手段,再到最先进的从局部到全身的各种治疗手段等方面的内容,做到了肺癌患者由早期筛查到精准诊治的全程管理。在夯实肺癌基础知识之上,重点放在了最近三年相关领域的进展,旨在给读者,无论是医学生、临床医生还是专家提供肺癌最全面、最前沿、最实用的知识。希望在未来,肺癌早期预警、早期诊断方面的深入研究和发展可以更显著地减少肺癌的发生率及死亡率。

王洁
中国医学科学院肿瘤医院内科主任
2019 年 9 月

　　进入 21 世纪以来，全世界范围内肺癌发病率和死亡率都在持续上升。按照国家癌症中心公布的数据，我国每年新确诊的癌症患者已经超过 430 万，其中肺癌患者 80 万；每年因癌症死亡患者近 300 万，其中肺癌 65 万。肺癌已居我国恶性肿瘤发病与死亡排序之首位。

　　2019 年 7 月，国务院印发了《关于实施健康中国行动的意见》，从包括控烟等干预健康影响因素、维护全生命周期健康管理、防控癌症等重大疾病等三面发力，这是国家层面指导未来十余年疾病预防、健康促进的重要纲领性文件。随后，健康中国行动推进委员会成立，《健康中国行动计划（2019—2030年）》和《健康中国行动组织实施和考核方案》相继出台，明确提出到 2030 年我国吸烟率要降至 20% 以下，癌症的五年生存率要上升 15%。其中，肺癌筛查与早诊早治、规范化诊疗肺癌和降低肺癌死亡率成为我国癌症防治工作的重中之重。如何有效地预防肺癌，通过筛查发现早期肺癌？如何运用现有的药物和技术科学规范地诊疗肺癌？特别是近年来肺癌诊疗领域有哪些新技术新进展，依然是广大中青年医生亟需学习和掌握的重要内容。

　　张毅教授和宣武医院肺癌多学科团队认真查找了近三年肺癌防治领域的最新文献，结合近 30 年来的丰富临床经验，编辑出版了《肺癌诊治现状与进展》这本专业书籍。该书涵盖了当今肺癌流行病学最新数据，肺癌分子生物学研究最近进展，包括人工智能和肺癌抗体检测等分子标志物在内的肺癌筛查新模式。强调了肺癌治疗前临床分期和分子分期重要性和新技术新方法，以及基于基因检测指导下的肺癌精准化个体化治疗。该书还推出了肺癌多学科诊疗一体化的 MDT 模式，强调胸外科、肿瘤内科、放射治疗科和分子病理科等肺癌诊疗相关学科交流合作的重要性，详细介绍了近年来早期肺癌微创外科技术的新进展，PET-CT 精准定位下的肺癌适型调强精准放疗技术，CT引导下射频消融和微波消融等局部物理靶向技术在肺癌治疗中的应用和最新数据分享,以及基于肺癌相关基因检测指导下的肺癌分子靶向药物治疗领域的最新进展,特别是将近三年以来,国内外肺癌免疫治疗的最新进展和权威数据。

该书既可以作为肺癌诊疗领域相关学科的住院医师、青年主治医师学习教材,对已有多年临床经验的高年资医师也是一本重要的参考用书。我希望大家能够喜欢这本书,希望这本书能够给您的临床带来获益。

支修益
首都医科大学肺癌诊疗中心主任
首都医科大学宣武医院胸外科首席专家
2019 年 9 月

　　本人自大学毕业后一直从事胸外科临床工作近 30 年，这也是我热爱的专业，本来只是想做一名外科医生，但实际远远没有想象的那么简单。胸外科疾病很广，但以三大类疾病为主，肺、食管和纵隔，其中胸部肿瘤占据了绝大部分。而在全球范围内，重中之重的就是肺癌。

　　肺癌作为中国最常见的恶性肿瘤，自 21 世纪初期，肺癌已成为我国死亡率最高的恶性肿瘤。2015 年中国男性和女性肺癌的发病率分别为 50.9/10 万人年和 22.4/10 万人年，我国肺癌的发病和死亡例数分别达 733 300 人和 610 200 人，发病率和死亡率非常接近，其主要原因是由于临床诊断病例多已为晚期，失去了手术机会。我国肺癌的 5 年生存率仅为 16.1%，预后极差。

　　近些年我国肺癌从诊断、治疗到预后监测均有长足的进步，外科治疗微创化，综合治疗多样化，包括靶向和免疫治疗的飞速发展，使肺癌的综合治疗上了一个新台阶。

　　教科书已不能满足临床医生的需求，新专业知识的获取有赖于不断学习国内外文献。我在临床工作中发现许多专业医生，特别是年轻医生无法系统获得肺癌诊治最新进展，故组织专家编写此书。本书编写人员为胸外科、肿瘤内科、放疗科、病理科等，内容从肺癌流行病学到诊断治疗及预后分子监测，涵盖国内外近三年最新文献，结合编者的提炼总结，以期能给读者带来收获。

　　本书得到了来自不同专业专家的鼎力支持，衷心感谢赫捷院士担任此书的名誉主编，王洁教授和支修益教授为本书作序。

张毅

首都医科大学宣武医院胸外科

首都医科大学肺癌诊疗中心

2019 年 9 月

目　录

第一章 肺 癌 概 述

第一节 肺癌的流行病学

世界卫生组织（WHO）下属的国际癌症研究机构（IARC）最近发布了2018年全球癌症负担状况最新估计报告。数据显示，全球癌症负担持续增长，2018年预计将有1 810万例新发病例和960万人死亡。全球1/5的男性和1/6的女性将在其一生中患上癌症，更有1/8的男性和1/10的女性将死于癌症。全球范围内，癌症诊断5年内存活人数（5年患病率）预计为4 380万。

综合数据显示，预计2018年全球近50%的新病例和50%以上的癌症死亡将发生在亚洲，部分原因是近60%的全球人口分布在亚洲。与全球其他地区相比，亚洲和非洲的癌症死亡数占全球的比例（分别为57.3%和7.3%）高于发病数占比（分别为48.4%和5.8%）。主要原因在于预后差、死亡率高的癌症类型在这些地区发生率较高，在许多国家，及时诊断和治疗的机会也难以普及。

肺癌、女性乳腺癌和结肠直肠癌为发病数最高的三种癌症，其死亡数也均居高不下（分别为第一、第五、第二）。这三种癌症共同造成了全球癌症发病和死亡总负担的1/3。估计2018年全球将会有2 093 876例新发肺和支气管癌病例被确诊，由于预后不佳，肺癌将是死亡人数最多的癌种（1 761 007人将死于此病，占总数18.4%）；肺癌作为中国最常见的恶性肿瘤，新发和死亡病例高达77.4万例和69.1万例。肺癌分为小细胞肺癌（small cell lung cancer，SCLC）和非小细胞肺癌（non-small cell lung cancer，NSCLC），NSCLC的比例从20世纪80年代的82.74%上升至21世纪初的87.05%，尤其腺癌发病率逐年增加，已成为目前最常见的组织学类型。

自21世纪初期，肺癌已成为我国死亡率最高的恶性肿瘤。2015年中国男性和女性肺癌的发病率分别为50.9/10万人年和22.4/10万人年，我国肺癌的发病和死亡例数分别达733 300人和610 200人，我国肺癌新发病例和死亡病例分别占全部肿瘤发病和死亡的 17.1% 和 21.7%。发病率和死亡率非常接近，其原因主要是由于临床诊断病例多已为晚期，失去了手术机会。肺癌预后极差，我国肺癌的 5 年生存率仅为 16.1%。

在男性中，肺癌是东欧、西亚（主要是前苏联区域）、北非以及东亚的中国、东南亚包括缅甸、菲律宾和印度尼西亚在内几个国家的首要死亡原因。东亚（中国、日本和韩国的发病率是全世界肺癌的高发区，发病率高于 40/10 万男性。

在女性中，肺癌在 28 个国家中也是首要的死亡原因。其中，发病率最高的地方为北美、北欧和西欧（主要是丹麦和挪威）、澳大利亚和新西兰。值得一提的是，尽管我国女性与西欧国家女性的吸烟率存在明显不同，但是肺癌发病率（22.8/10 万女性）与他们（法国 22.5/10 万女性）相似。尽管我国女性吸烟率不高，但肺癌发病率属于全球的高发区域，这可能源于过多地暴露于取暖过程中的煤烟和烹调过程中的油烟。

总体而言，我国肺癌的发病和死亡率，城市高于农村，男性高于女性，但近年来这种差别正在逐渐缩小。1989—2008 年间，城乡间的肺癌发病率比从 2.07 降至 1.14，而男女发病率比则从 2.47 降至 2.28。随着我国肺癌发病率的增高，我国肺癌的住院患者也不断增多。1996 年，我国肺癌住院患者为 142 674 例，而在 2005 年则达 364 484 例。相应地，肺癌的治疗费用也从 1999 年的 15.47 亿元，增至 2005 年的 37.99 亿元，年增长率达 16.15%。因此，肺癌已成为我国危害最为严重的恶性肿瘤，肺癌的防治已成为我国癌症防治的重中之重。

只有 18% 的肺癌患者确诊后存活 5 年或更长时间。然而，最近在肺癌方面已取得了许多进步，例如筛查、微创技术进行诊断和治疗、包括立体定向消融放疗（SABR）在内的放射治疗（RT）、靶向治疗和免疫治疗的进步。肺癌的常见症状包括咳嗽、呼吸困难、体重减轻、胸痛；有症状的患者更可能患有慢性阻塞性肺病（COPD）。

（姚舒洋）

参 考 文 献

[1] SIEGEL RL，MILLER KD，JEMAL A. Cancer statistics，2018[J]. CA Cancer J Clin，2018，68（1）：7-30.

[2] ZHI XY，ZOU XN，HU M，et al. Increased lung cancer mortality rates in the Chinese population from 1973-1975 to 2004-2005：An adverse health effect from exposure to smoking[J].

Cancer, 2015, 121 Suppl 17: 3107-3112.

[3] ZENG H, ZHENG R, GUO Y, et al. Cancer survival in China, 2003-2005: a population-based study[J]. Int J Cancer, 2015, 136（8）: 1921-1930.

第二节　肺癌的病因

　　肺癌是目前全世界发病率最高的恶性肿瘤。目前，外科手术仍是早期肺癌的首选治疗方式，大多数肺癌患者确诊时已为晚期，失去了最佳治疗时机，其 5 年生存率仅为 19.7%。肺癌防重于治，认识肺癌的危险因素，积极预防以及早发现早治疗尤为重要。

一、吸烟

　　肺癌的主要风险因素是吸烟，大约 85%～90% 的肺癌可归因于吸烟。吸烟也影响肺癌的发展，吸烟与肺癌的相关性研究已比较充分。从烟草流行史和肺癌流行病学变化特点来看，肺癌的流行病学变化往往滞后于烟草流行性变化的 20～30 年：在北美洲、欧洲及澳大利亚等发达国家，烟草在男性和女性中分别流行于 20 世纪 50 年代，并于 20 世纪 80 年代达到顶峰；之后，逐渐下降，肺癌发病率上升趋势随之缓和，男性和女性肺癌发病率分别在 20 世纪 80 年代中期和 20 世纪 90 年代末期开始出现了下降趋势；男性和女性肺癌的死亡率也分别于 1990 年和 2002 年开始下降，因此，美国学者将美国肺癌发病率和死亡率的下降主要归因于美国的烟草控制策略。

　　香烟烟雾中含有多种致癌化学物质（如亚硝胺、苯并芘二醇环氧化物）。肺癌的风险随每天吸食香烟包数和烟龄（即吸烟史的包年数）而增加。暴露于二手烟的非吸烟者患肺癌的相对风险也增加（RR＝1.24）；其他研究也把吸烟作为中度危险因素（风险比［HR］＝1.05）。

　　国内外研究显示，吸烟与肺鳞癌关系尤为密切，随着吸烟剂量的上升而增强，非吸烟者中肺腺癌占有主要地位。中国男性吸烟率仍居高不下，但研究显示，近年来中国人群的肺癌组织学亚型呈现肺鳞癌和 SCLC 所占比例逐渐下降，肺腺癌逐渐上升的趋势，这与世界上其他国家相似。有研究也发现吸烟病例中鳞癌和腺鳞癌比例均呈显著下降，而腺癌比例逐年上升。

　　关于肺腺癌与吸烟的关系，一直是学者们研究的热点，从宏观到微观，不断深入。先前研究认为肺腺癌易发生在女性及不吸烟患者，但目前研究认为

3

肺腺癌与吸烟仍存在相关关系。

　　吸烟可显著增加肺腺癌的发病率，并提出在肿瘤分化程度方面，较重的吸烟习惯与低分化腺癌有关。这可能与过滤卷烟使烟草烟雾的成分发生了改变相关。理论上，过滤香烟的使用可减少尼古丁、焦油和一氧化碳的含量，但由于吸烟者的补偿行为如堵住滤嘴上透气孔、加大吸入烟草烟雾量等，并没有减少吸烟者体内的尼古丁和焦油含量，而加大烟草烟雾量和过滤嘴的使用，使小成分烟草烟雾更易到达肺外周气道，进而造成腺癌高发。也有文献报道助燃剂的使用使一氧化氮增加，促进亚硝胺类物质的形成，而亚硝胺 -4-（甲基化亚硝胺类）-1-（3- 吡啶基）-1- 丁酮与肺腺癌密切相关。目前对吸烟与肺腺癌的关系已深入到基因水平，指出吸烟与 ALK、EGFR 基因突变也密切相关。

　　肺癌吸烟患者中，大细胞癌呈下降趋势，可能与组织学诊断技术的提升有关，如腺状或鳞状分化免疫标记物在组织学诊断中的应用使腺癌、鳞癌的诊断更为明确，2015 版世界卫生组织肺癌组织学分类中明确指出，如果 TTF-1 或 P40 阳性，显示实性生长方式的肿瘤应分别被重新归类为实性型腺癌或非角化型鳞状细胞癌，而非大细胞癌。其他组织学类型在吸烟和不吸烟肺癌患者中均显著下降，这可能由于组织学诊断技术的提高使一些不能诊断或不明诊断类型比例下降。

　　目前肺腺癌与吸烟的关系仍存在分歧。虽然吸烟对肺腺癌的影响程度仍不明确，但吸烟可引起肺癌得到了广泛的认可。因此，劝导人们戒烟是规避肺癌的重要措施。

二、大气污染

　　过去 30 年中，随着中国工业化和城市化进程加快，大气污染程度也显著增加。大气污染可诱发多种疾病，中国每年有 35 万～50 万人因大气污染导致过早死亡。人体呼吸系统和外界大气直接相通，大气污染物中致癌物质可直接进入呼吸系统损害呼吸道上皮细胞，进而导致呼吸系统多种疾病的发生，甚至致癌。目前已有大量的流行病学研究证实了大气污染和肺癌的强关联性，基于全球 18 个团队研究成果的综述显示，细颗粒物每增加 $10\mu g/m^3$，肺癌的发病率增加 9%；因此，世界卫生组织下属的国际癌症研究机构已将大气污染列为肺癌的 I 类致癌物。

　　世界卫生组织国际癌症研究机构进行的审查结论是，室外空气污染是肺癌死亡的首要环境原因。2013 年国际癌症研究机构（IARC）正式将室外大气污染列为一级致癌物。大气污染物主要包括细颗粒物（$PM_{2.5}$）、可吸入颗粒物（PM_{10}）、二氧化硫（SO_2）、氮氧化物（NO_x）、二氧化氮（NO_2）、一氧化碳（CO）和臭氧（O_3）等。$PM_{2.5}$因粒径小、表面积大、易于富集空气中的有毒有害物质，并可随呼吸进入肺泡或血液循环，是大气环境中化学组成最复杂、危害最大的污染物之一，也是引起雾霾的主要因素。我国于2012年2月发布并从2016年1月开始实施的《环境空气质量标准》（GB3095—2012）第三次修订版第一次将$PM_{2.5}$纳入环境大气污染物基本项目，并规定了$PM_{2.5}$、PM_{10}、SO_2、NO_x、NO_2、CO和O_3等污染物的浓度限值。

随着近30年中国城市化和工业化的发展，很多城市已经衍生出严重的环境问题。以燃煤为主的能源结构，低能效的工业设施，以及汽车保有量的大幅度增长，使大气细颗粒物（$PM_{2.5}$）污染成为中国很多城市面临的一个普遍而严峻的环境问题。中华人民共和国生态环境部公布的《中国环境状况公报》中显示，2017年全国338个地级及以上城市中，仅有99个城市环境空气质量达标，占全部城市数量的29.3%。239个城市环境空气质量超标，占70.7%。超标天数中，以$PM_{2.5}$为首要污染物的天数占重度及以上污染天数的74.2%。京津冀及周边地区是空气重污染的高发地区，338个城市平均优良天数比例为78.0%，比2016年下降0.8个百分点；平均超标天数比例为22.0%。5个城市优良天数比例为100%，170个城市优良天数比例在80%～100%之间，137个城市优良天数比例在50%～80%之间，26个城市优良天数比例低于50%。以$PM_{2.5}$为首要污染物的天数占污染总天数的47.0%。

中国$PM_{2.5}$污染呈现覆盖范围广、污染程度高，以及受影响人群大的特点。根据环保部门的检测数据，$PM_{2.5}$的严重超标地区覆盖了包括京津冀、长三角以及珠三角等重要的经济带，有6亿人口受到$PM_{2.5}$的严重污染影响。

$PM_{2.5}$可在遗传物质的不同水平产生毒性作用，致使染色体结构改变、基因突变、DNA损伤等，其致肺癌的机制目前认为主要有几个方面：免疫损伤、DNA氧化损伤、DNA修复异常、DNA加合物形成以及影响细胞的增殖和凋亡等。

$PM_{2.5}$作为大气污染最主要的组成成分之一，对我国居民健康的危害程度已经不亚于吸烟。目前大气污染与肺癌的相关性研究主要由发达国家开展，其结论固然对中国有借鉴意义，但因为污染的严重程度、人群易感性、人口结构的不同以及大气污染组分的差异，国外研究结果在我国的适用性值得商榷。$PM_{2.5}$、PM_{10}和NO_2是被国外学者纳入研究次数最多的污染物，也被多项研究证明了与肺癌的相关性。我国现有的流行病学研究证据表明，$PM_{2.5}$、PM_{10}、O_3 和 SO_2 的暴露与我国居民肺癌风险呈正相关。近几年，中国肺癌发病率的变化呈现肺腺癌和多原发肺癌显著增加的特点，而肺腺癌属于 NSCLC，主要产生于女性和非吸烟者。有研究表明，肺腺癌的发生和空气污染有一定的关联。

三、室内空气污染

除大气污染外，室内局部空气污染与肺癌的发病有重要关系。中国女性的吸烟率低于某些欧洲国家，但中国女性的肺癌发病率（20.4/10 万人）却高于这些欧洲国家，其主要原因可能是中国妇女长期处于使用通风不佳的煤炉所造成的室内空气污染环境中。

在中国经济不发达的地区，暴露于室内燃煤的人群比例较高。研究者对云南省宣威市肺癌高发的原因进行探究，结果显示该地区肺癌的高发病率与烟煤燃烧排放物中含有多环芳烃类化合物具有明显因果关系。使用这些燃料会引起许多呼吸道问题，包括儿童的急性呼吸道感染，非吸烟者的慢性阻塞性肺病。在通风不良的房屋中取暖或烹饪产生的煤烟对肺癌的影响已引起人们的关注。在我国，一些地处山区的农村男性和女性肺癌平均死亡率高于我国一些大中城市，在排除了工业污染和吸烟两个主要的危险因素后，这些人群肺癌的高发与生活燃料、室内燃煤关系密切。

另一个被怀疑为肺癌的危险因素是高温加热的食用油所产生的挥发性物质。一直以来女性烹饪油烟接触史未得到普遍的重视。流行病学显示，肺癌与食用油烟萃取物（cooking oil fumes，COF）暴露之间有显著的关联，尤其是在厨房没有使用排烟器或呼吸器的情况下。这些关联已经被分子和生化研究证实，例如，COF 的成分会引起氧化 DNA 损伤、DNA 加合物的形成和肺癌的发生。中国传统的烹饪方式增加了暴露在 COF 中的毒素和受到毒素损害的风险。

植物油的种类对烹饪油烟产生的颗粒物的大小影响不大，但与加热温度有密切的关系。中式烹饪对室内颗粒浓度的贡献约为 30%。烘焙中式食品可导致亚微米粒子和 $PM_{2.5}$ 浓度的升高，甚至比正常高出 5 倍和 90 倍。油烟中含有 200 多种有害气体，烹调油烟的暴露与中国妇女肺癌的高死亡率有关。大量的基础研究揭示了烹调油烟促进肺腺癌细胞存活的机制。尽管有超过 160 万中国移民和 320 万散居在美国的华人以及大量的餐馆工人，但基本上没有证据表明暴露在这些人群中是否仍然是肺癌和其他癌症的危险因素。

由于中式烹饪而导致的 COF 接触风险可能特别高，在美国和其他迁移到的国家，中国人和其他面临风险的社区可能面临同样高的风险。尽管其中许多因素，如主动和被动接触烟草烟雾、饮酒习惯、年龄、过去的肺病史、饮食习惯等，都被考虑在混杂因素内，但其他潜在因素可能尚未得到解决。现有的证据强调，不仅需要彻底调查美国高危人群中 COF 暴露与肺癌之间的关系，而且需要制定和评估减少这些风险的具体干预措施。

室内局部空气污染的致癌物可能包含大气细颗粒物 $PM_{2.5}$，烹调油烟中的 $PM_{2.5}$ 能够抑制人肺上皮细胞 A549 增殖，且呈现剂量 - 时间效应关系；烹饪油烟中还可能包含燃料燃烧不充分所产生的某些致肺癌物质。

四、职业暴露

国际癌症研究机构列出了已知会导致肺癌的几种物质，包括砷、铬、石棉、镍、镉、铍、氧化硅和柴油烟尘。暴露于致肺癌物质的工人肺癌发病率异常增高，且肺癌发病风险随着暴露时间增加而增加。据估计，约 3% 至 4% 的肺癌是由石棉接触引起的。石棉粉尘暴露对人体的伤害很大，石棉的致癌强度呈剂量相关性，石棉暴露水平每增加 1f-y/ml，患肺癌的相对危险度增加 1%～4%。石棉还会导致恶性胸膜间皮瘤。氡气是镭 226 的衰变产生的放射性气体，也可能会引起肺癌。

随着职业防护意识的加强，越来越多的致肺癌物质正在被人们认识。在发达国家，较先进的设备和较完备的职业防护措施已使职业危害在很大程度上得到控制。但作为发展中国家，尤其在我国一些经济欠发达地区，职业防护意识低，劳动保护力度还很薄弱，处于煤矿、加工产业及建筑业等行业的职业伤害仍屡见不鲜。

五、肿瘤家族史

20 世纪 60 年代 Tokuhata 和 Lilienfeld 发现肺癌患者的一级亲属中再患肺癌的人数较对照组高，揭示了肺癌的家族聚集性是肺癌发生风险因素之一。此后多项研究对肺癌的家族聚集性进行了研究。有研究表明，肺癌先证家系（指家系研究中遗传疾病的家属史研究中的渊源者，先证者，基人）一级亲属患肺癌的风险是对照家系的 1.88 倍，并进一步进行分层分析发现先证家系的父亲、母亲及兄弟姐妹患肺癌的风险分别是对照家系的 1.62 倍、1.96 倍和 1.92 倍；吸烟和非吸烟先证者一级亲属患肺癌的风险分别是对照组吸烟者和非吸烟者一级亲属患肺癌的 1.73 倍和 1.42 倍；女性和男性肺癌先证者一级亲属患肺癌的风险性分别是对照组中女性和男性一级亲属患肺癌的 1.89 倍和 1.99 倍，差异具有显著统计学意义。我国的一项多个省份地区的队列研究说明较吸烟肺癌人群，不吸烟的肺癌人群中遗传因素可能起到更重要的作用，尤其是在一个女性的癌症患者中。因此，女性亲属癌症家族史是肺癌的一个强有力的预测因子。这可能也解释了肺腺癌易发生在女性不吸烟患者中的原因。但日本的一项大样本研究则与上述研究结论相反即所有癌症家族史与肺癌发病风险增加无关。目前关于肺癌与家族史的关系未细化，关于肺腺癌与家族史关系的报道仍较少，所以下一步可细化关于肺腺癌、肺鳞癌、小细胞肺癌等不同病理类型与家族史的密切程度。

六、年龄

癌症是一种与年龄相关的疾病，肺癌发病率随年龄的增长而逐渐增高。一方面，细胞癌变是多阶段、多基因的损伤过程，年龄越大，细胞损伤修复的功能越低，癌变概率就越高；另一方面，随着年龄的增长，细胞中 DNA 更容易发生点突变、缺失、扩增、易位或移位等，导致原癌基因的活化。肺癌在 $\geq$40 岁男性和 $\geq$60 岁女性癌症患者中为第一多发癌。年龄越高，危险因素对机体的防御体系损害越严重，修复能力越低，细胞内基因变异累积至一定程度，癌症才能发生，而慢性病刚好是这些变异累积的温床。年龄是肺癌发生的独立危险因素，即随着年龄的增长肺癌的发病率呈上升趋势。

七、呼吸系统疾病

肺部疾病，如慢性阻塞性肺疾病（COPD）、肺气肿和慢性支气管炎，被认为在导致肺癌发生中起重要作用。2012 年，国际肺癌合作组织证实肺部炎症导致肺癌发生的相对危险度增加了 2.44 倍，其中慢性支气管炎可致肺癌发病达 1.47 倍，肺结核可增加 1.48 倍，肺炎可增加的 1.57 倍。事实上，呼吸系统疾病与肺癌之间存在许多未知的联系，COPD 可能通过增加氧化应激增加肺癌风险，导致 DNA 损伤，长期暴露于促炎细胞因子，抑制 DNA 修复机制和增加细胞增殖。

特发性肺纤维化、矽肺、硅肺等疾病也与肺癌关系密切。关于肺部良性疾病与肺癌的关系研究结果差异较大，但大部分学者认为肺结核、肺气肿、慢性阻塞性肺疾病等疾病与肺癌关系密切。

八、心理因素

虽然烟草的危害得到广泛宣传、控烟工作——实施、污染的大气环境得到了有效的治理,但肺癌的发病率仍然呈持续上升趋势。有研究对肺癌的相关危险因素分析发现,精神心理因素对肺癌影响已经超过了吸烟、家族史等传统的肺癌危险因素。现代社会生活工作节奏快,由其所带来的日益突出的精神心理问题可能是肺癌发病率及死亡率持续增高的重要原因之一。这提示心理因素在肺癌发病过程中起到重要的作用,精神心理因素应成为现代肺癌防治工作的重点内容。此研究还证实了劳动强度与肺癌发生的相对危险度呈现显著正相关性。这可能是因为长期高压力、高强度的工作状态及睡眠问题所产生的连续作用对于情绪异常或应激事件等这类刺激发挥显著的身体免疫及内分泌调节功能,从而在肺癌发生中起到重要作用。

Chujo 等将研究人群缩小为 NSCLC 患者,得出负性事件及出现的负性情绪不仅影响肺癌的发生而且影响 NSCLC 患者预后的结论。不仅肺癌发病与心理因素密切相关,也与乳腺癌、大肠癌等肿瘤的发生有关。

对待事物采取积极态度的人可以充分调动机体内部活力,身心处于十分愉悦的状态,对生活事件造成的负面影响及情绪能很好地处理及排解,从而降低了焦虑及抑郁等不良情绪水平。而相反,有些人不善于释放和宣泄、长期压抑自己的欲望及情绪,表现为焦虑和抑郁状态,在生活中容易对事物采取消极态度,使自己陷入不安、恐慌的负性情绪和高度紧张的状态中,因此这部分人患恶性肿瘤的概率比积极应对生活人群的概率大。此外,适当的社会心理支持也能够帮助人们减轻负性生活事件的影响,提高生活质量。

目前,肺癌的病因虽然仍在进一步的探索中,尚未完全明确,但普遍认为肺癌的发生除了环境和遗传因素相互作用外,社会、心理、情绪等因素也发挥了重要作用。有研究者认为,情绪异常或应激不会直接导致肺癌的发生,但在一定程度上对肺癌的发生起到促进作用。然而也有观点认为肺癌可以通过局部的炎性反应去影响中枢神经系统内神经递质的释放,可以在一定程度上影响个体的性格。目前为止,心理、情绪因素与肺癌发生之间的关系及作用机制仍在不断的探索中。

九、肺癌与激素

女性肺癌的发生可能与雌激素的关系密切。目前还不清楚激素替代疗法

（HRT）是否会影响女性罹患肺癌的风险。已经有 20 多项研究发表，但结果却不一致。在一项大型随机对照研究中，没有发现使用雌激素加孕激素 HRT 治疗的绝经女性肺癌的发病率增加；然而，NSCLC 死亡的风险增加。对于接受单纯雌激素的女性，患肺癌的发病率或死亡的风险并没有增加。上海女性病例对照研究首次发现雌激素与肺癌的关系，研究发现肺癌患者尤其是不吸烟的女性肺癌发生与更年期和月经周期缩短有关。生殖和激素在肺癌病因学中的作用仍然存在争议。肺癌的性别和病理类型存在显著差异，如大多数不吸烟的女性肺腺癌，这在吸烟和环境暴露的影响中也起着重要作用。

十、总结

在肺癌发病病因的研究中，除了吸烟，职业性氡、砷、石棉等的接触，环境污染，肿瘤家族史等暴露因素是确定可以增加肺癌风险的病因外，情绪因素、心理因素的影响也越来越得到关注。肺部良性疾病、烹饪油烟接触史等对肺癌发病的影响尚在研究中。肺癌的病因十分复杂，是多因素、多基因共同作用、参与的复杂过程，要准确地获得肺癌的危险因素还需加强全国范围及各地区在肺癌人群流行病学和分子流行病学的合作研究，以期获得地域性的肺癌风险因素以及我国人群共同的肺癌危险因素。

（姚舒洋）

参 考 文 献

[1] ZHENG HZWCR. Changing cancer survival in China during 2003-15: a pooled analysis of 17 population-based cancer registries[J]. Lancet Global Health, 2018, 136（8）: 1921-1930.

[2] SONG MA, BENOWITZ NL, BERMAN M, et al. Cigarette Filter Ventilation and its Relationship to Increasing Rates of Lung Adenocarcinoma[J]. J Natl Cancer Inst, 2017, 109（12）.

[3] 李媛秋, 么鸿雁. 肺癌主要危险因素的研究进展 [J]. 中国肿瘤, 2016, 25（10）: 782-786.

[4] LIN H, HUANG YS, YAN HH, et al. A family history of cancer and lung cancer risk in never-smokers: A clinic-based case-control study[J]. Lung Cancer, 2015, 89（2）: 94-98.

[5] 周宇姝, 吴万垠. 衰老在肺癌发生发展中的作用与机制 [J]. 老年医学与保健, 2017, 23（6）: 462-465.

[6] 刘志强, 何斐, 林勇, 等. 居住环境及室内空气污染与肺癌发病关系病例对照研究 [J]. 中国公共卫生, 2017, 33（09）: 1340-1344.

第二章 肺癌的分子生物学研究进展

过去几十年里，世界各地的科研工作者对肺癌的病因、诊断、预后及临床治疗均进行了大量的分子生物学研究，初步了解了肺癌的发生、发展、侵袭、转移以及耐药的形成，这些都与人体内细胞基因结构和功能异常有关，包括癌基因的突变和激活、抑癌基因的突变和失活、基因不稳定性、端粒酶相关的细胞永生性激活、肿瘤血管生长因子的激活、宿主抗肿瘤免疫基因的破坏、转移抑制相关基因异常等。运用现代分子生物学手段，研究者可以了解肺癌患者的特殊基因和生物学特性，获得较传统组织学分类更准确地预测预后和治疗效果。本章节将从肺癌的发生、诊断、转移、治疗等各方面综述近年来肺癌分子生物学研究的进展，希望为后续肺癌发生发展过程多基因组学的研究提供方向及依据。

第一节 肺癌的发生和发展

研究癌变机制，探索肺癌发生的早期分子事件一直是肺癌分子生物学研究的重点和前沿课题。吸烟在肺癌的发生、发展中起着非常重要的作用。与吸烟相关的肺癌是少数有较高突变负荷的肿瘤之一。无论哪种病理类型的吸烟肺癌患者的平均体细胞突变率都约为 8～10/Mb，远高于非吸烟肺癌患者。非吸烟肺腺癌患者的平均体细胞突变率约为 0.8～1/Mb。研究发现随着吸烟剂量的增加 p53 及 KRAS 相对突变率增加，而 EGFR 和 SMAD4 突变率下降，吸烟还会使肺癌的表观遗传发生改变。一般来说，单一突变并不足以引起癌变，但当长期吸烟时人支气管上皮细胞发生表观遗传的改变，此时单一的关键原癌基因如 KRAS 的突变就可使正常细胞癌变，进而发展为腺鳞癌。但是吸烟导致的细胞癌变到整个肿瘤形成的过程并不清楚。

通过对肺癌患者肿瘤拷贝数的分析发现有些变异是不同病理类型的肺癌

所共有的,而有些变异常见于某些特定的病理类型。含有许多抑癌基因的 3 号染色体短臂的缺失常见于各种病理类型的肺癌。3 号染色体长臂上 SOX2 的选择性扩增常见于肺鳞癌和小细胞肺癌。14 号染色体长臂上 NKX2-1 的选择性扩增常发生于肺腺癌。肺腺癌中最常见的扩增为 5 号染色体短臂 TERT 的扩增。一项基于 660 例肺腺癌组织和 484 例肺鳞癌组织基因拷贝数的分析发现了一些新的扩增基因,肺腺癌特异的 MIR21,肺鳞癌特异的 MIR205 和两者共有的 MAPK1。然而目前很少有研究直接证明这些肿瘤相关基因拷贝数变异对细胞增殖及迁移等功能的影响。

研究发现在小细胞肺癌中抑癌基因 TP53 和 RB1 的失活普遍存在,可以认为这两个抑癌基因的失活是形成小细胞肺癌所必须的。TMEM132D、SPTA1 和 VPS13B 突变普遍存在于在早期和晚期、原发和转移以及化疗前后的小细胞肺癌中。有研究表明小细胞肺癌中 G→T 颠换最常见,其次是 G→A 和 A→G 的颠换。约 1/4 小细胞肺癌都有 Notch 家族的失活突变。另外,通过表观遗传的调节可以使肿瘤原癌基因高表达、抑癌基因沉默。肿瘤中 CpG 岛高甲基化与 MYC 的高表达相关。影响组蛋白乙酰转移酶相关基因,如:CREBBP 和 EP300 基因的突变在小细胞肺癌中较常见。

除了基因编码序列本身的改变会影响其表达外,RNA 的转录和剪接等也对基因表达的调控起着非常重要的作用。通过外显子测序和转录组数据的联合分析,研究者发现,肺癌的发生与影响 RNA 转录的 DNA 序列的改变、剪接位点的变异和基因的融合有着密切的关系。约 3% 的肺癌患者有 U2AF1 突变,此突变使很多基因发生不适当的选择性剪接,如原癌基因 CTNNB1,从而使其活化。融合基因在肺癌的发生中发挥着重要的作用,且很多融合基因已经成为肺癌治疗的靶点,如 EML4-ALK。约 3%～8% 的肺腺癌患者有 ALK 基因的重排,克唑替尼对这类患者有一定的疗效,而阿来替尼的疗效最佳。在小细胞肺癌中 RB1 重排发生率为 13%,其次是 TP7 为 37%。随着转录组研究技术的进步,更多新的肿瘤相关融合基因将被发现,为肺癌的精准治疗提供更多的分子生物学基础。

此外,肿瘤的内部异质性是导致肿瘤治疗失败和耐药的另一个因素。研究者通过对肿瘤进化和内部异质性的研究,能够进一步了解肿瘤发生发展的过程,从而更加主动和有效地控制肿瘤。

肺癌的发生与发展过程是由基因突变、拷贝数变异、转录组调节和表观遗传调节等多个方面共同调控的,并与吸烟密切相关。近年来高通量二代测序技术的发展，促进了肺癌分子生物学的研究，然而，目前尚缺乏对肺癌发生发展过程的多组学分子机制的透彻研究。未来需要更多的科研来阐明肺癌从单克隆起源演化为具有侵袭性肿瘤的整个过程的分子生物学机制，从而帮助我们寻找更为主动的肺癌治疗方法，阻止肿瘤的发生或在早期阶段阻止肿瘤的发展。

（钱　坤　张培龙）

第二节　肺癌的分子诊断

近年来，肺癌基础研究不断深入，部分非小细胞肺癌被证实存在驱动基因的改变，基于驱动基因的靶向治疗也取得了明显的疗效。基因变异分子诊断具有里程碑的意义。这些基因变异主要有表皮生长因子受体（EGFR）基因突变、间变淋巴瘤激酶（ALK）基因融合重排、c-ros 原癌基因 1 受体酪氨酸激酶（ROS1）基因重排、原癌基因酪氨酸激酶（RET）基因融合 / 重排、MET 基因受体酪氨酸激酶（MET）基因扩增及鼠 Kitten 肉瘤病毒癌基因同源物（KRAS）、鼠类肉瘤病毒癌基因同源物 B1（BRAF）、人类表皮生长因子受体 2（HER2）基因突变等。分子诊断的优势不仅在于早期诊断，还包括预后指标及靶向治疗的预测等。

目前临床上 NSCLC 基因检测主要包括 EGFR 基因突变和 ALK 基因重排，前者检测方法主要包括标准测序法、扩增阻滞突变系统（ARMS）及实时定量聚合酶链反应（RT-PCR），后者检测方法主要有荧光原位杂交技术（FISH），免疫组织化学方法（IHC）和 RT-PCR，随着对肺癌基因组学更加深入的研究，发现还存在很多少见的基因变异，一部分肺癌患者仅为个别基因突变，而一部分肺癌患者存在复合基因突变，仅对单基因突变的靶向治疗效果不佳。近年来高通量二代测序（NGS）技术的问世为发现少见的、同时多发的复合基因突变提供了新的方法。基于二代测序平台可一次性平行检测多个靶点基因的突变、融合 / 重排或扩增，测序深度达 1 000X，灵敏度可达 1%，精准报告突变丰度，更好地帮助临床治疗结合肿瘤异质性来选择靶向药物。

液体活检是又一种新兴的肺癌分子检测手段，为 NSCLC 的精准诊断和个体化靶向治疗带来了新的手段。传统的肺癌诊断主要通过外科手术切除、气管镜肺病理活检、CT 引导下经皮肺穿刺活检、淋巴结活检等获取组织学标本，通过恶性胸腔积液、气管镜毛刷涂片、肺泡灌洗液、痰液、淋巴结穿刺涂片等获取细胞学标本取得确诊。液体活检是通过检测患者体液（主要是外周血，其次还有胸腔积液、心包积液、唾液、尿液等）中的循环肿瘤细胞（circulating tumor cells，CTCs）、循环肿瘤脱氧核糖核酸（cir-culating tumor DNA，ctDNA）、外泌体等肿瘤来源的生物标记物这种无创的方式，来进行肺癌的早期分子分型诊断、靶向药物选择、实时疗效评估、预后判断等。由于操作简单、相对无创、可实时多次获取等优点，这一技术已逐渐得到接受和认可。

研究者们通过 DNA 拷贝数、DNA 测序、蛋白表达检测、miRNA 表达谱、鉴定循环的肿瘤细胞和肿瘤干细胞和血清蛋白质组学等方法来探索肺癌的分子标志。将来，这些方法的联合使用及新技术的面世将帮助临床医生更好地作出肺癌早期诊断、预后及靶向治疗评价。

（钱　坤　张培龙）

第三节　肺癌的转移

肿瘤转移是一个多步骤、多因素参与的极其复杂的过程。1929 年 Ewing 以器官的血液、淋巴引流方向解释转移的发生。1889 年 Peget 提出"种子 - 土壤"学说，认为肿瘤的转移是特殊的肿瘤细胞（种子）在适宜的环境（土壤）中生长发展的结果。2001 年 Müller 首次提出了肿瘤细胞利用趋化因子受体和趋化因子的特异性结合实现靶向性转移的理论。

有研究发现，不同的生物学轴在肿瘤转移中可能发挥不同的作用，CXCL12-CXCR4 生物学轴与肿瘤细胞通过血道向肺、肝、骨、脑转移有关，而 CCL19/21-CCR7 生物学轴与肿瘤细胞向淋巴结转移有关。CCL21 与 CCL19 在淋巴结的表达量最多，且 CCL21 表达的量高于 CCL19，提示 CCL21 可能在细胞归巢中起更重要的作用。

此外，肺癌的转移是癌基因与抑癌基因参与调节的复杂过程，通过肿瘤转移相关基因的过度表达，以及一系列基因产物的参与，对肿瘤转移整个过程进行着调控。研究的资料表明，至少有 10 余种癌基因可诱发或促进癌细胞的转移潜能，如 MYC、ras、mos、raf、Bcl-2、src、fos、erb-B2 等。其中 ras、Bcl-2 在肺癌转移中研究较多。同样，转移抑制基因的研究获得了较快的进展，并得到广泛的承认。比较明确的基因为 nm23、KAI1、cd44、wdnm、kiss1、brsm1、mmk4，与肺癌研究较多的是 nm23 和 KAI1。nm23 基因—删除 Steeg 等于 1988 年从小鼠黑色素瘤 K1735 细胞系中分离到一种与肿瘤转移能力相关的 cDNA 克隆 nm23，发现 nm23 在高转移细胞中低表达，而在低转移或不转移的癌细胞中高表达。用 DNA 转染的方法，nm23 可使原来高转移的癌细胞转移能力明显降低，因此 nm23 被认为是一个新的具有转移抑制作用的基因。KAI1 基因是继 nm23 后发现的又一个具有肺癌转移抑制功能的基因。虽然 KAI1 基因已经被公认为多种人类肿瘤的转移抑制基因，但其机制仍不明确。

总而言之，肺癌是转移复发率高的肿瘤，多数的死亡因肿瘤转移复发所致，如能明确肺癌转移的机制，对临床治疗具有重大意义。肺癌转移过程复杂，牵涉到多个基因、蛋白、信号传导通路。趋化因子、血管内皮生成因子及其受体，黏附分子，MMP 系统等都相互作用，参与了肺癌的转移过程，相信随着研究的进一步深入，肺部恶性肿瘤的转移机制将会更加明确，也会得到进一步的控制，肺癌患者的生存期也将得到延长。

（钱　坤　张培龙）

第四节　肺癌的分子靶向治疗

肺癌的分子诊断的应用也进一步促进了肺癌早期诊断、分期与治疗的良好发展，分子分型诊断同时指导靶向药物的精准应用。

EGFR 突变的发现在 NSCLC 靶向治疗中具有里程碑意义，其中最常见的基因突变为 19 外显子的缺失突变（19-del）和 21 外显子的点突变（L858R），约占全部 EGFR 突变的 90% 左右，且均为表皮生长因子受体 - 酪氨酸激酶抑制剂（EGFR-TKI）的敏感性突变，此外，还有 10% 左右为其他少见突变类型。多项临床试验结果显示，一代 EGFR-TKI 治疗 EGFR 敏感突变患者的客观缓解率（ORR）达 58%～84.6%，无进展生存期（PFS）为 9.6～13.1 个月，疗效显著优于单独化疗。少见突变类型有 20 位点的 T790M 突变，T790M 突变可以是原发性的 EGFR 基因突变（约 1%），也可以是对一代 EGFR-TKI 治疗后发生的二次突变，是 EGFR 敏感突变患者产生获得性耐药的主要原因之一。

NSCLC 患者中 ALK 重排率为 3%～11%，腺癌患者 ALK 重排率约 10%。在 EGFR 和 KRAS 均为的野生型的腺癌患者中，研究发现 ALK 重排率超过 30%。2016 年 FDA 已正式批准克唑替尼作为 ALK 重排阳性 NSCLC 的一线治疗。克唑替尼具有 ALK、ROS1、MET 三个靶点。ROS1 是 NSCLC 的另一重要致病基因，并且常与其他重要基因改变无重叠。非小细胞肺癌患者 ROS1 基因重排发生率约为 1%～2%。推荐 EGFR 及 ALK 阴性非小细胞肺癌患者检测 ROS1。ROS1 融合基因是克唑替尼的有效靶点，临床研究表明，克唑替尼对 ROS1 重排 NSCLC 具有高活性，ORR 达 72%。

另外，约 2%～4% 的 NSCLC 患者存在 cMET 扩增。cMET 扩增是 EGFR 敏感性突变 NSCLC 患者应用 EGFR-TKI 后产生获得性耐药的主要原因之一，在 EGFR 突变的 EGFR-TKI 获得性耐药 NSCLC 患者中，约 5%～25% 的患者存在 cMET 扩增。cMET 扩增或过表达是有效的生物标志物，可作为筛查工具；联合抑制 EGFR 和 cMET 通路是可行的克服耐药新策略。原发 cMET 扩增是否可作为治疗靶点将成为未来研究的重点。cMET 异常除了表现为扩增和过表达，还有一种表现形式就是突变。Tepotinib 开展的另一项针对 cMET14 外显子跳跃突变晚期 NSCLC 患者的Ⅱ期临床研究显示，Tepotinib 单药的 ORR 高达 57.5%。INC280 也开展了针对 cMET14 外显子跳跃突变的类似研究，研究将入组患者分为经治和初治两组，经治患者的 ORR 为 39.1%，初治患者的 ORR 高达 72%。这些结果初步揭示了 cMET14 外显子跳跃突变成为新靶点的潜力。

2018 年 11 月美国 FDA 批准 Larotrectinib 用于具有 TRK 基因融合的实体瘤患者，轰动全球。这一项Ⅱ期临床研究结果发表于 *N Engl J Med*，这一项研究创新性地提出了泛瘤种靶向治疗的新概念，Larotrectinib 疗效卓越，筛查 TRK 基因融合已经非常必要。

在 NSCLC 中，HER2 突变占 1%～2%。HER2 突变的 NSCLC 患者以女性、不吸烟及腺癌居多。目前推荐选用曲妥珠单抗、阿法替尼等药物。RET 基因重排发生率为 1%～2%。对此类患者，卡博替尼等靶向药物的临床试验正在进行中。BRSF 突变发生率为 1%～4%。BRAF 在女性、不吸烟及腺癌患者中更常见，且其通常不与其他驱动基因同时发生突变。目前，针对 BRAF 突变的靶向药物主要有威罗菲尼和达拉菲尼。KRAS 突变在 NSCLC 中发生率约为 25%，突变者预后更差，对此尚无较好的治疗选择。目前主要是针对其下游效应分子 MEK 抑制剂（司美替尼 / 曲美替尼）的研究。MEK 抑制剂与化疗药物联合治疗已进入临床试验阶段。

（钱　坤　张培龙）

第五节　肺癌的免疫治疗

肿瘤的免疫疗法可以追溯到 20 世纪 80 年代末。法国科学家詹姆斯·阿利森发现人体血液内的 T 细胞表面有一种叫做 CTLA-4 的分子，它会阻止 T

细胞全力攻击"入侵者"，假如"阻击"CTLA-4，那么 T 细胞受到的约束会不会被解除，近 10 年后的 1996 年，阿利森才利用小鼠实验证实了这一猜测。

　　肺癌的免疫疗法大体可以分为肿瘤疫苗、细胞及细胞因子疗法，以及最广为人知的免疫检查点抑制剂（checkpoint inhibitor）。被称为共抑制受体的免疫检查点是免疫细胞上的一个重要"开关"，在维持免疫系统平衡，负向调控免疫应答方面，是造成肿瘤免疫逃逸的重要"帮手"。从最早研究的细胞毒性 T 细胞相关抗原 4（cytotoxic T lymphocyte associated antigen-4，CTLA-4），再到程序性死亡受体（programmed death 1，PD-1）/ 配体（programmed death ligand1，PD-L1），还有近年来逐渐被提及的淋巴细胞活化基因 -3（lymphocyte activation gene3，LAG-3），T 细胞免球蛋白黏蛋白 3（T-cell immunoglobulin mucin-3，Tim-3），吲哚胺 2，3- 双加氧酶（indoleamine 2，3-dioxygenase，IDO）等，越来越多的研究者从事免疫检查点抑制剂的相关研究。

　　肺癌免疫治疗同样需要精准预测疗效的生物标志物（biomarker）来筛选出获益人群，但目前临床常见的几项检测指标与疗效的相关性并不高。从已公布的临床研究来看，单一的 biomarker 可能难以满足临床上的需要，联合多项指标检测是未来的趋势。2019 年 NCCN 指南建议在晚期初治的 NSCLC 的治疗分群时，除了进行基因检测（EGFR、ALK、ROS1、BRAF）外，PD-L1 检测推荐力度从 2A 级升至 1 级。在 Checkmate 和 Keynote 多个临床研究中，生物标志物 PD-L1 的表达情况是主要评估目标之一。Keynote042 研究提示肿瘤评分 TPS≥1% 时，Pembrolizumab 组均比化疗组获益更多，总生存期延长。KEYNOTE158 研究中同样对生物标志物进行探索性分析，进一步证实了 KEYNOTE 028 的结果，提示 PD-L1 的表达能有效地预测 Pembrolizumab 在 SCLC 治疗中获益的人群。

　　肿瘤突变负荷（tumor mutation burden，TMB）也是近年来最热门的生物标志物。其定义是通过基因检测体细胞基因编码错误、碱基替换、基因插入或缺失错误的总数，定量反映肿瘤细胞携带的突变总数。而最新发布的 2019 年 NCCN 指南新增 TMB 用于识别适合接受"Nivolumab ＋ Ipilimumab"双药联合免疫治疗和"Nivolumab"单药免疫治疗的肺癌患者。主要是依据 Checkmate 227 和 Checkmate 026 这两个研究。CheckMate 227 的 3 期临床研究认为在高 TMB（TMB≥10mut/Mb）的人群中，从 PFS 结果来看，Nivolumab 联合 Ipilimumab 对比化疗具有显著的优势。Checkmate 026 研究则再次证明高水平 TMB 免疫治疗有效性增加。

自 2017 年 5 月，FDA 批准 PD-1 抑制剂 Pembrolizumab 治疗带有微卫星高度不稳定（microsatellite instability-H，MSI-H）/ 错配修复缺陷（dMMR）的实体瘤患者，瘤种覆盖结直肠癌、胃癌、宫颈癌、小细胞肺癌等 15 个不同部位的恶性肿瘤，微卫星不稳定（microsatellite instability，MSI）的概念才被人们所认识。MSI 可以分为 MSI-H、低度不稳定（microsatellite instability-L，MSI-L）和稳定（microsatellite stability-S，MS-S）；错配修复（mismatch repair，MMR）是指基因错配修复功能，分为错配修复功能缺陷（dMMR）和错配修复功能完整（pMMR）。dMMR 等同于 MSI-H，pMMR 则等同于 MSI-L 或 MS-S。之前关于 MSI 的大量研究集中于结直肠癌，关于其在肺癌治疗方面作为生物标志物还有待探究，也有研究认为其属于 TMB 范畴。除此之外，有研究指出正负向基因，HLA- I 类分子，TNB，免疫分型，免疫微环境，以及肠道微生物等，都可以作为新一代的生物标志物。还有编码 DNA 复制过程中的具有校正和修复功能蛋白的相关基因，如 POLD1、POLE、BRCA1、BRCA2、PRKDC、LIG3、RAD17、RAD51C、FANCF、ERCC1 等少见的基因状态改变也会影响免疫治疗的疗效，导致非同义突变负荷和 TIL 数量升高，使患者从免疫治疗中获益。不过目前关于这些免疫治疗生物标志物的临床研究数据比较少，还需要更多的研究积累才能证实。

免疫治疗耐药也是同样不可回避的问题，分为原发性耐药、适应性耐药和获得性耐药，耐药机制较为复杂，可能发生于免疫应答中的很多环节，包括 T 细胞抗原识别障碍、T 细胞活化障碍、T 细胞效应功能障碍等。通过研究这些耐药机制，制定相应合理的精准治疗方案，如联合用药、应用嵌合抗原受体 T 细胞免疫疗法（Chimeric Antigen Receptor T-Cell Immunotherapy，CAR-T）或 T 细胞受体基因工程改造的 T 细胞（T cell receptor-gene engineered T cells，TCR-T）的细胞治疗等，来克服免疫治疗耐药。

综上所述，近年来肺癌免疫治疗无论在单药还是联合治疗方面，多项大型临床研究相继公布了令人满意的结果。免疫联合化疗方面，KEYNOTE、Check Mate、IMpower 系列研究都证实化疗联合免疫无论在鳞癌还是腺癌患者，联合治疗疗效相比单药具有明显改善，突出了免疫治疗联合化疗作为 NSCLC 一线治疗新标准的地位。免疫与放疗联合应用方面，PACIFIC 研究等让我们看到了对于同步放化疗后巩固免疫治疗这种模式崭新的一面。与抗血管药物联用的惊喜结果，可能为靶向耐药患者提供了新的选择。而外科着重关注的新辅助治疗方面，可以看到免疫治疗单药或联合化疗的应用前景，为将来的研究开辟了一条崭新的道路。在 SCLC 治疗方面，几项单药或联合用药的临床研究的探索也取得一定的生存获益，为早日攻克 SCLC 夯实基础。在生物标志物方面，TMB 被写入 NCCN 指南，与 PD-L1 一同作为独立疗效预测标志物。但具体的检测标准仍然存在争议，而且越来越多的基因或分子在实验研究中被证明与免疫治疗疗效相关，这些问题都有待规范。免疫治疗相关不良反应也逐渐受到重视，反映在不同研究中都有详尽的对比结果，为将来改善患者的生存质量，更加个性化治疗提供了目标。

（钱　坤　张培龙）

第六节　未　来　方　向

经过几十年的努力，一系列临床研究改写了肺癌治疗的格局。寻找更多的生物标志物、克服耐药、探索新的联合治疗策略仍是我们未来研究的重点。未来我们需要分子生物学来解决的肺癌临床课题包括：进一步从分子水平阐明肺癌的病因学；筛选、克隆和鉴定肺癌发生、发展、侵袭和转移的关键基因；进一步明确肺癌多药耐药的分子机制及其逆转；早期肺癌的"分子诊断"；开发特异性、靶向性、高效低毒基因工程药物或疫苗；研究制定个体化的分子分期；肺癌微转移的分子预测诊断。

（钱　坤　张培龙）

参 考 文 献

[1] BRAY F, FERLAY J, SOERJOMATARAM I, et al. Global cancer statistics 2018: GLOB-OCAN estimates of incidence and mortality worldwide for 36 cancers in 185 countries[J]. CA Cancer J Clin, 2018, 68(6): 394-424.

[2] Cancer Genome Atlas Research Network. Comprehensive genomic characterization of squamous cell lung cancers[J]. Nature, 2012, 489(7417): 519-525.

[3] DEVARAKONDA S, MORGENSZTERN D, GOVINDAN R. Genomic alterations in lung adenocarcinoma[J]. Lancet Oncol, 2015, 16(7): e342-351.

[4] CAMPBELL JD, ALEXANDROV A, KIM J, et al. Distinct patterns of somatic genome alterations in lung adenocarcinoma and squamous cell carcinomas[J]. Nat Genet, 2016, 48(6): 607-616.

[5] 石远凯. 中国肿瘤内科进展（2016 年）[M]. 北京：中国协和医科大学出版社, 2016: 48-53.

[6] VANDERWALDE A, SPETZLER D, XIAO N, et al. Microsatellite instability status determined by next-generation sequencing and compared with PD-L1 and tumor mutational burden in 11, 348 patients[J]. Cancer Med, 2018, 7(3): 746-756.

[7] RUSCH V, CHAFT J, JOHNSON B, et al. MA04.09 Neoadjuvant Atezolizumab in resectable non-small cell lung cancer(NSCLC): Updated results from a multicenter study (LCMC3)[J]. J ThoracOncol, 2018, 13(10S): S369.

第三章 肺癌的诊断

据世界卫生组织（World Health Organization，WHO）所属国际癌症研究机构（International Agency for Research on Cancer，IARC）出版的 GLOBOCAN2018 对 185 个国家 36 种癌症的发病率和病死率进行估计，结果显示：全世界肺癌新发病例 209 万例，死亡病例 176 万例。在中国，2014 年新发肺癌 78.1 万人（男性 52.1 万人，女性 26 万人），死亡 62.6 万人（男性 42.8 万人，女性 19.8 万人）。由于大部分肺癌患者在诊断时已属中晚期，5 年生存率只有 15% 左右。因此，提高肺癌生存率的关键是对肺癌高危人群进行筛查、早期诊断和早期治疗。

第一节　肺癌的筛查

一、低剂量螺旋 CT 肺癌筛查试验

20 世纪 90 年代以前，CT 不被认为是一个可用于肺癌筛查的工具，直到 Naidich 等于 1990 年率先提出了低剂量螺旋 CT（low-dose CT，LDCT）的概念。与普通 CT 相比，LDCT 既可以降低受检人员的放射线暴露时间，又能获取足够的胸部影像，因此逐渐成为肺癌筛查的主要方法。日本是世界上最早开展低剂量 CT（low-dose computed tomography，LDCT）肺癌筛查的国家，肺癌 5 年生存率 10 年间从 1989 年的 47.8% 提高到了 1999 年的 62.0%。随后，许多研究者对 LDCT 筛查早期肺癌进行了大量的研究，包括 LDCT 无对照研究和随机对照研究。

在无对照研究中，研究人群限于吸烟者和 / 或致癌物质职业暴露者，亚洲的研究包括相当比例的非职业暴露吸烟者。1992 年，美国早期肺癌行动计划（early lung cancer action project，ELCAP）启动了在高危人群中进行 LDCT 早

期肺癌筛查的研究，于 1999 年发表的初步结果显示：LDCT 筛出的肺癌几乎是胸部 X 线的 4 倍（27vs7），没有 LDCT 漏诊而胸部 X 线确诊的病例，85% 处于临床 I 期（即早期肺癌）。为了建立广泛的国际合作，在 ELCAP 基础上，由美国康奈尔大学 Weill 医学院和纽约 Presbyterian 医院 1993 年发起、包括 7 个国家 38 个单位参与成立了国际早期肺癌行动计划（International Early Lung Cancer Action Program，I-ELCAP）。迄今为止，I-ELCAP 成员在肺癌筛查研究中取得的成果大致归纳为：①I 期肺癌的治愈率高达 80%～90%。②每年定期 LDCT 筛查发现的肺癌病例 80% 以上处于 I 期。③筛查可以促进戒烟。④肺癌筛查的费用与乳腺癌、宫颈癌和结肠癌相近。

尽管如此，反对者们认为，这些 LDCT 筛查研究均未设对照组，未使用人群肺癌病死率这一客观指标作为观察终点，以及未考虑到放射辐射对观察对象的影响，因此并不能作为 LDCT 筛查的可行证据。

从循证医学证据水平角度看，随机对照试验是评价肺癌筛查效果的证据最强的研究方法。癌症生存率提高不意味着筛查试验有效，因为只有病死率降低才是评价筛查试验效果的金标准。已有多项随机对照试验比较了 LDCT 和胸部 X 线的筛查效果，美国最早开展了 LDCT 肺癌筛查的随机对照研究 LSS（NLST 预实验，2000 年，3 318 例）和 NLST 研究（2002 年，53 454 例）。在欧洲，小样本研究如 MILD（意大利 2005 年，4 099 例）、DANTE（意大利 2001 年，2 472 例）、ITALUNG（意大利 2004 年，3 206 例）、DLSCT（丹麦 2004 年，4 104 例）的成本效率较低，LUSI（德国 2007 年，4 052 例）和 UKLS（英国 2011 年，4 055 例）正在进行。美国国家癌症研究所（National Cancer Institute，NCI）于 2002 年 8 月启动了前瞻多中心的全国肺癌筛查试验（National Lung Cancer Screening Trial，NLST），于 2011 年 8 月在 *N Engl J Med* 上发表了 NLST 随访 6.5 年的结果：LDCT 筛查组和胸部 X 线筛查组中阳性率分别为 24.2% 和 6.9%，两组分别检出 1 060 例（645 人 /10 万人年）和 941 例肺癌患者（572 人 /10 万人年）（OR = 1.13，95%CI 1.03～1.23）；两组中肺癌导致的死亡分别有 356 例（247 人 /10 万人年）和 443 例（309 人 /10 万人年），LDCT 筛查可以降低肺癌相关病死率 20%（95%CI 6.8～26.7，P = 0.004）；两组中全部死亡例数分别为 1877 例和 2000 例，LDCT 筛查可以降低全因病死率 6.7%（95%CI 1.2～13.6，*P* = 0.020）。这是首次发现的 LDCT 筛查能够降低病死率的证据。荷兰和比利时随机对照肺癌筛查试验（Dutch-Belgian Randomized Lung Cancer Screening Trial，NELSON）是另一项大样本随机对照研究，于 2003 年 12 月 23

日—2006年7月6日共纳入15 822名肺癌高危人群，7 915例接受了LDCT初筛，7 909例进入非筛查组。2004年1月28日—2006年12月18日，7 557例接受了LDCT初筛，7 295例进入第二和第三轮筛查，发现每一轮LDCT筛查都会在5%～7%的受检人群中发现新的肺结节，而即使较小的新发肺结节也存在恶性风险。经过10年随访，于2018年世界肺癌大会报道男性肺癌死亡率下降26%左右，女性肺癌死亡率下降39%～61%，说明LDCT筛查肺癌获益较NLST更大，尤其是女性。

二、低剂量螺旋 CT 肺癌筛查实施

肺癌筛查方案应该围绕肺结节的检出和正确评价而制定：如何定义筛查阳性结果，以及对筛查所发现的肺结节的合适的处理方案。由于没有既往影像学检查帮助确定所找到的肺结节是否是新发的以及它们的生物学特征行为。因此，需要对初筛的结果进行评估。由于筛查后续所进行的检查不仅会对受试者造成伤害，也会增加成本。在NLST研究的结果披露之后，数个组织推荐在高危人群中采用LDCT检查作为筛查方法：美国胸外科协会（American Association for Thoracic Surgery，AATS）、美国胸科医师学会（ACCP）、美国肺脏协会（American Lung Association，ALA）、美国癌症学会（ACS）、美国临床肿瘤协会（American Society of Clinical Oncology，ASCO）、美国国家综合癌症网络（National Comprehensive Cancer Network，NCCN）、安大略肿瘤护理（Cancer Care Ontario）、法国肿瘤组（French Inter-/Oncology Group）、美国预防服务工作组（United States Preventive Services Task Force，USPSTF）和美国医疗保险和医疗补助服务中心（CentersforMedicareandMedicaidServices，CMS）。

（一）筛查人群的确定

对于高危患者而言，肺癌筛查的效果最为明显。为了确定这些受试者群体，改善肺癌风险预测模型（用于选择潜在的筛查对象），理解肺癌发生的高危因素是十分重要的。目前，开发的肺癌风险预测模型有泛加拿大肺癌早期检测研究（Pan-Canadian Early Detection of Lung Cancer Study）、英国哥伦比亚癌症机构（British Columbia Cancer Agency，BCCA）预测模型，以及加拿大布鲁克大学的Tammemagi博士修改的使之能与NLST提出的预测模型相匹配的PLCO预测模型。后者确定需接受年度CT检查患者的风险阈值PLCOm2012分数≥0.0151；8.8%的PLCOm2012分数超过风险阈值，利用该风险阈值筛查出的肺癌患者高达12.4%；风险阈值筛查的敏感性（80.1% vs 71.2%）、特异性

（66.2% vs 62.7%）和阳性预测值（4.2% vs 3.4%）高于 UPSTF 标准。然而，就目前情况来看，专门用于评估肺癌风险预测模型仍有待完善，使筛查的敏感性、特异性和成本效益最大化，并降低过度诊断和假阳性率。

　　肺结节的恶性概率大致可以分成以下三类，即低概率（＜5%）、中间概率（5%～65%）和高概率（＞65%）。低概率的临床因素包括年轻，极少的吸烟史，无先前的癌症史，结节小且边缘规则，位于非上叶的位置等。此外，尽管患者有低到中度的恶性概率，但同时还存在以下情况时，也可以将其下调为低概率的类别。包括在 PET 检查时，结节对氟代脱氧葡萄糖（FDG）的亲和力低；以前的非手术活检显示其为良性；在 2 年（实性结节）或 3～5 年（半实性结节）的 CT 监测过程中，结节的大小明显稳定或缩小等。中间概率结节具有高概率和低概率结节的混合性临床特征，并包括那些具有非特征性的非手术活检结果，或在 PET-CT 检查时，对 FDG 具有弱到中度亲和力的结节等。提示结节具有恶性高概率的临床因素包括高龄、重度吸烟史、先前的癌症史、结节大且边缘不规则或有毛刺和 / 或结节位于上肺叶等。此外，在 PET 成像时表现为明显高代谢性，非手术活检结果显示为可疑恶性，或 CT 监测显示有明显增长的结节，均可以归为高恶性概率类肺结节。

　　高危因素包括吸烟（现在和既往）、环境烟草烟雾（ETS）接触史（被动吸烟）、职业暴露史、氡暴露史、患癌史、肺癌家族史、肺部疾病史（慢性阻塞性肺疾病或肺结核）等，其中吸烟是最重要的高危因素。肺癌发病率与年龄也相关，如日本抗肺癌行动（AntiLung Cancer Action，ALCA）报道的肺癌发病率：40～49 岁为 0，50～59 岁为 0.38%，60～69 岁为 1.43%，70～79 岁为 1.49%；I-ELCAP 报道的肺癌发病率：40～49 岁为 0.2%，50～59 岁为 0.67%，60～69 岁为 1.69%，70～79 岁为 2.40%；在基线 CT 筛查的人群中，≥40 岁筛查人群肺癌的检出率为 1.3%，年重复 CT 筛查肺癌的检出率为 0.3%；≥60 岁筛查人群肺癌的检出率为 2.7%，年重复 CT 筛查肺癌的检出率为 0.6%。因此入组年龄一般定在 50 岁以上，部分 55 岁或 60 岁。

　　I-ELCAP 的入组标准为：①≥40 岁，无症状；②有吸烟史或被动吸烟史，吸烟指数≥10 包 / 年，已经戒烟但不足 15 年者；③有职业暴露史，如石棉、铍、铀或氡；④能承受可能的肺部手术；⑤近 5 年未患其他癌症（非黑色素瘤皮肤癌除外）。

　　NLST 的入组标准为：①年龄 55～74 岁；②无症状吸烟者，吸烟指数 30 包 / 年，已戒烟但不足 15 年者；③受检者未被诊断过肺癌，近 5 年未患其他癌症(非黑色素瘤皮肤癌除外);④能承受可能的肺部手术。

NELSON 的入组标准为:年龄 50~75 岁、吸烟指数≥15 包 / 年,已戒烟者但不足 10 年。

NCCN 指南建议对肺癌高危人群每年进行肺部 LDCT 检查。高危人群是指:①年龄在 55~74 岁且无症状吸烟者,吸烟指数大于 30 包 / 年(每天吸烟的包数乘以烟龄)或戒烟小于 15 年。此类人群是肺癌筛查的目标人群(1 类证据)。②年龄大于 50 岁且无症状吸烟者,吸烟指数大于 20 包 / 年,并且合并下列情况之一者:肿瘤病史、肺病史、家族中有肺癌患者、氡暴露和致癌物质的职业性暴露。此类人群也是肺癌筛查的目标人群(2B 类证据)。以上肺癌高危人群建议每年行 LDCT 检查,最少 3 年(最佳持续年限尚不清楚),其他(年龄大于 50 岁且无症状吸烟者,吸烟指数大于 20 包 / 年或者加上被动吸烟这个危险因素,没有其他危险因素的人群。此类人群并不推荐进行肺癌筛查。2A 类证据)、低危人群(年龄小于 50 岁,吸烟指数小于 20 包 / 年的人群。此类人群也不推荐进行肺癌筛查。2A 类证据)不推荐常规 LDCT 检查。

AATS:年龄 55~79 岁、吸烟指数为 30 包 / 年,且目前仍在吸烟和既往吸烟者。肺癌长期生存应每年进行 LDCT 筛查以检出第二原发性肺癌直到 79 岁,如果人群 5 年的累积患肺癌风险大于 5% 时,就应该从 50 岁开始筛查(吸烟量相当于 20 包 / 年)。

ACS:年龄 55~74 岁、身体健康、吸烟指数为 30 包 / 年,且目前仍在吸烟或者戒烟不足 15 年的高危人群应每年进行一次 LDCT 扫描,直至 74 岁。

USPSTF:年龄 55~80 岁、吸烟指数为 30 包 / 年,且目前仍在吸烟或戒烟时间不足 15 年的高危人群应每年进行一次 LDCT 肺癌筛查。一旦患者戒烟时间满 15 年或患有其他影响寿命或影响进行肺癌手术的疾病时,可终止筛查。

CMS:2015 年 2 月 5 日开始将 LDCT 纳入美国医疗保险报销范围。年龄 55~77 岁、无症状、吸烟指数≥30 包 / 年(含正在吸烟或戒烟时间不足 15 年的医保受益人群)。

(二)筛查流程

常规低剂量筛查图像上的甄别通常是在 5~10mm 层厚的图像上进行,首先区别钙化结节和非钙化结节(non-calcifiednodule,NCN),按照已有的认识,将病灶分为 3 种,即基本肯定良性或钙化结节(边界清楚,密度高,可见弥漫性钙化、中心钙化、层状钙化或爆米花样钙化)、不确定性结节和明确肺癌倾向性。明确肺癌倾向性的肺病灶通常具有至少明显提示肺癌的形态学征象,包括明显分叶、毛刺及＜2cm 等，符合一般肺癌的形态学认识。这些病例将建议进行 CT 增强检查，部分可能建议 PET-CT、纤维支气管镜检查以及穿刺活检，以求最后的明确诊断，然后转入治疗阶段。不确定性结节占据绝大多数，筛查结节大多数属于此范畴，通常表现为实性结节（结节密度完全掩盖肺组织）、非实性结节（结节密度未完全掩盖肺组织，血管可以分辨）和部分实性结节（介于实性和非实性之间）。后两者合称为亚实性结节（subsolid pulmonary nodules，SSN）。初筛的阳性结节代表筛查人群的现患病例数（患病率），随后筛查的阳性结节代表筛查人群的新患病例数（发病率）。多数研究中心对非钙化结节采用常规 CT 复查（1～3mm 层厚），进一步评估结节性质及更精确测量结节大小。通常根据结节大小（最大径）及结节密度（实性或非实性）采取不同的对策。

筛查中，非钙化性结节的发现率各研究机构报道的不完全一致，与各自制订的标准不同有关。检出的非钙化结节多为小于 10mm 的病灶，＜4mm 占 39%，4～8mm 占 50%，8～20mm 占 10%，＞20mm 占 1%。临床研究指出，LDCT 的结节筛查率约为 20%，其中 RCT 的筛查概率为 3%～30%，而队列研究（cohort study）的概率为 5%～51%。其中 Sobue 等报道，初筛中非钙化结节的检出率为 11.5%，年重复筛查的检出率为 9.1%。

Henschke 等报道在基线筛查的 233 例阳性结果中，44 例为亚实性结节（16 例部分实性、28 例非实性结节），恶性率 34%（15 例），与此相对，实性结节的恶性率仅 7%；其中部分实性结节恶性率 63%（10/16），非实性结节恶性率 18%（5/28），大于 20mm 的结节有 80% 的可能是恶性的。在 NELSON 研究中肺结节体积≥300mm³，肺癌的概率平均为 16.9%，结节直径≥10mm，肺癌的概率平均是 15.2%；肺结节体积 100～300mm³，肺癌的概率平均是 2.4%，结节直径 5～10mm，肺癌的概率平均是 1.3%；肺结节体积＜100mm³，肺癌的概率平均是 0.6%，结节直径 5mm，肺癌的概率平均是 0.4%。通过两次 CT 检查可以计算出结节的倍增时间（doubling time，DT）：良性结节的倍增时间是（536±345）天，恶性结节的倍增时间是（250±395）天，其中腺癌（533±381）天，鳞癌（129±97）天，小细胞肺癌（97±46）天。倍增时间＜400 天，肺癌的概率平均是 9.9%；倍增时间 400～600 天，肺癌的概率平均是 4.0%；倍增时间＞600 天，肺癌的概率平均是 0.8%。肺癌基线 CT 检出率（0.2%～2.7%）明显高于年重复 CT 检出率（0.09%～0.6%）。在基线 CT 和年重复 CT 检出的肺癌中，90% 是非小细胞肺癌，腺癌居多，在年重复 CT 检出的肺癌中腺癌比例有所下降,但无统计学意义,且生长速度快的肿瘤更常见。筛查检出的肺癌多属 Ⅰ 期。Sobue 等报道 129 例经 CT 检出病理 Ⅰ 期的术后 5 年生存率为 100%。Ⅰ 期肺癌的病例约占 80% 以上,手术切除率可达 51%～96%,10 年生存率 92%。美国国家癌症研究所统计,<15mm 直径病理 Ⅰ 期的肺癌,切除后的 8 年生存率为 75%。

NLST 研究和 NELSON 研究选择的资源类似,如在下一年筛查进行之前需要重复进行影像学检查的次数、活检率或手术率、良性病变患者接受手术治疗的比例。在第一年筛查之后,就有新的影像学资料可以和入组时的影像学资料进行比较,以此判断是否有新发的结节,或者是既往存在的结节是否有进一步生长,但是在 NELSON 研究中重复进行影像学检查的比例较低。然而,进行肺活检的患者所占的比例在 NELSON 研究中略高,而确诊肺癌的患者比例在两项研究中相仿。因此,在通过后续的筛查监测结节生长方面,虽然理论上来说 NELSON 研究中所应用的容积测量和容积倍增时间比二维测量方法更为准确,但是在初筛时上述两种不同方案的资源利用相似。

1. NCCN 肺癌筛查指南 2011 年 NCCN 率先推出了肺癌筛查指南。

(1)没有肺结节:每年 LDCT 检查,至少持续 3 年(最佳持续年限尚不清楚)。

(2)发现肺部实性或部分实性结节(无良性钙化、脂肪或炎性表现得结节):

1)<6mm,每年一次 LDCT 检查,至少持续 3 年(证据级别 1);

2)6～8mm,3 个月后复查 LDCT,如无增长,6 个月后复查 LDCT,无变化则 12 个月后复查 LDCT,仍无变化,每年复查 LDCT,至少 2 年(最佳持续年限尚不清楚);

3)>8mm,考虑 PET-CT 检查,如怀疑肺癌,手术或活检;不考虑肺癌,动态观察同上。以上情况在动态观察中,如发现结节增长,建议手术切除;

4)发现支气管内结节,1 个月后复查 LDCT,如无消退,做纤维支气管镜检查明确。

(3)发现肺部非实性结节(无明确良性指征)

1)<5mm,12 个月后复查 CT,如稳定,每年 LDCT 检查,至少持续 2 年(最佳持续年限尚不清楚);

2)5～10mm,6 个月后复查 CT,如稳定,每年 LDCT 检查,至少持续 2 年(最佳持续年限尚不清楚);

3)>10mm,3～6 个月后复查 LDCT,如稳定,可以 6～12 个月后复查 LDCT,或者活检或手术切除。

以上动态观察中如果发现结节增大或者实性变,除直径<5mm者可以考虑3~6个月动态复查LDCT外,其他均应手术切除。

2. I-ELCAP 对肺结节的处理方案

(1)对基线CT筛查的非钙化结节进行进一步处理的推荐方案

1)对<5mm的实性结节及部分实性结节或<8mm的非实性结节:12个月后按计划进入下一年的CT筛查(年重复CT扫描):①如果结节增大,立即活检;②如结节无变化,则按计划进入下一年复查。

2)对5~14mm的实性结节及部分实性结节及8~14mm的非实性结节:①筛查后3个月进行复查,如果结节增大,立即活检;结节无变化,则按计划进入下一年复查。②进行PET检查,如果是阳性结果,立即活检;结果阴性,3个月后复查CT。

3)对≥15mm的结节:①立即活检;②抗感染治疗后1个月复查,如果病灶完全吸收,停止随诊,按计划进入年重复CT扫描;结节无变化,立即活检;结节部分吸收,3个月后进行CT复查,如果结节增大或无进一步吸收,立即活检。

(2)对年重复CT筛查发现的新的非钙化结节的处理对策

1)对<3mm的结节:6个月后复查CT,①如果结节增大,立即活检;②结节无变化,则按计划进入下一年复查。

2)部分3~5mm的结节:3个月复查CT,①如果结节增大,立即活检;②结节无变化,则按计划进入下一年复查。

3)对≥5mm的结节:①抗感染治疗后1个月复查,如果病灶完全吸收,按计划进入年重复CT扫描;结节部分吸收,6个月后进行CT复查;如果结节增大,立即活检。②3个月后复查,如果结节增大,立即活检;③进行PET-CT检查,如果是阳性结果,立即活检。

3. Fleischner学会肺结节处理指南　Fleischner学会在2005年推出实性肺结节处理指南,2013年推出亚实性肺结节处理指南。2017年做出更正。

(1)单发实性结节

1)直径<6mm(<100mm^2):低风险人群不需要常规随访;有一个危险因素,在12个月时随访。

2)直径6~8mm(100~250mm^2):低风险人群在6~12个月时随访,之后在18~24个月时随访;高风险人群在6~12个月时随访,之后在18~24个月时随访。

3）直径 > 8mm（ > 250mm²）：无论高、低风险人群均于 3 个月后复查 CT、PET-CT 或穿刺活检。

（2）多发实性结节

1）直径 < 6mm（ < 100mm²）：低风险人群不需要常规随访；有一个危险因素，在 12 个月时随访。

2）直径 6～8mm（100～250mm²）：低风险人群在 3～6 个月时随访，之后在 18～24 个月时随访；高风险人群在 3～6 个月时随访，之后在 18～24 个月时随访。

3）直径 > 8mm（ > 250mm²）：无论高、低风险人群均于 3 个月后复查 CT、PET-CT 或穿刺活检。

（3）单发磨玻璃样结节（ground glass nodule，GGN）

1）直径 < 6mm（ < 100mm²）：不需要常规随访。

2）直径≥6mm（≥100mm²）：6～12 个月时复查 CT 确定病灶是否存在，之后每 2 年复查 CT，直到满 5 年。

（4）单发部分实性结节

1）直径 < 6mm（ < 100mm²）：不需要常规随访。

2）直径≥6mm（≥100mm²）：3～6 个月时复查 CT 确定病灶是否存在，如果病灶不变或实性成分维持在 < 6mm，需每年复查 CT，直到满 5 年。

（5）多发亚实性结节

1）直径 < 6mm（ < 100mm²）：3～6 个月时复查 CT。如果稳定，建议第 2 年和第 4 年 CT 随访。

2）直径≥6mm（≥100mm²）：3～6 个月时复查 CT，针对最可疑结节随访。

4．ACCP 第 3 版肺癌指南

（1）概述

1）胸部 X 线或 CT 见不确定结节的个体，推荐查看之前的影像检查资料（证据级别 1C）。

2）实性、不确定结节稳定至少 2 年的个体，不需要进行其他评价（证据级别 2C）。补充说明：仅适用于实性结节。

3）胸部 X 线见不确定结节的个体，推荐 CT 检查（优先选择通过结节的薄层扫描）帮助定性结节（证据级别 1C）。

（2）实性结节，直径 > 8mm

1）直径 > 8mm 的实性、不确定结节，建议临床医生使用临床特征定性或有效的模型定量,估计肿瘤的验前恶性概率(证据级别2C)。

2)直径>8mm的实性、不确定结节,肿瘤的验前恶性概率低或中(5%~65%),建议功能显像,尤其是PET,评估结节的性质(证据级别2C)。

3)直径>8mm的实性、不确定结节,肿瘤的验前恶性概率高(>65%),建议不需要功能显像评估结节的性质(证据级别2C)。补充说明:PET-CT适用于结节强烈可疑恶性或确诊的患者治疗前分期。

4)直径>8mm的实性、不确定结节,推荐临床医生讨论替代处理策略的风险与收益,了解患者对处理的喜好(证据级别1C)。

5)直径>8mm的实性、不确定结节,建议在下列情况用螺旋CT监控:①临床恶性概率极低(<5%);②临床恶性概率低(30%~40%)且功能显像阴性,即PET-CT显示病灶没有高代谢,或动态增强CT不大于15HU(Hounsfield units)预示验后恶性概率非常低;③穿刺活检没有诊断或者PET-CT检查病灶没有高代谢者;④充分告知的患者喜欢接受非侵袭性管理措施时。补充说明:CT监控≥8mm的实性结节,采用低剂量、平扫技术。

6)直径>8mm的实性、不确定结节,经过观察,建议在3~6个月、9~12个月、18~24个月复查CT,采用薄层、平扫和低剂量技术(证据级别2C)。补充说明:一系列CT扫描结果与其他以前的研究比较,尤其是初次CT结果;如果可能,手动或计算机辅助测量区域、容积和/或结节,便于增大的早期发现。

7)实性、不确定结节经过连续影像学观察呈现明显恶性生长的证据,推荐非手术活检和/或手术切除,除非有具体的禁忌证(证据级别1C)。补充说明:缩小的实性结节,但没有完全消失,要随访到明确或缺乏增大超过2年。

8)直径>8mm的实性、不确定结节,建议在下列情况下非手术活检(证据级别2C):①当临床验前恶性概率与影像学所见不一致时;②当恶性概率低到中度时(10%~60%);③当可疑良性诊断需要内科处理时;④当充分告知的患者希望手术前证实恶性,尤其是手术发生并发症的风险高时。补充说明:活检类型的选择基于结节的大小、位置以及气道通畅性;同时要根据经验考虑每个个体发生并发症的风险。

9)直径>8mm的实性、不确定结节,建议在下列情况下手术活检(证据级别2C):①临床恶性概率高(>65%);②病灶在PET-CT明显高代谢或其他功能显像明显阳性;③非手术活检可疑恶性;④充分告知的患者选择确诊手术。

10)直径>8mm的实性、不确定结节选择手术诊断,推荐胸腔镜楔形切除获得诊断(证据级别1C)。补充说明:当需要切除小的或深部结节时,采用先进的定位技术或开胸。

（3）实性结节，直径≤8mm

1）直径≤8mm 的实性结节，没有患肺癌的风险，建议根据结节的大小选择 CT 监控的频次和间隔时间（证据级别 2C）：结节≤4mm 无随访建议，但是要充分告知该方法的利弊；结节直径为 4～6mm，在 12 个月时再随访，如果没有变化，不需要其他评价；结节直径为 6～8mm，在 6～12 个月期间随访，如果没变化，再在 18～24 个月期间随访。补充说明：多发、小的实性结节，要根据最大结节制订随访的频次和间隔；≤8mm 的实性结节的 CT 监控要采用低剂量、平扫技术。

2）直径≤8mm 的实性结节，有 1 个或多个患肺癌的风险，建议根据结节的大小选择 CT 监控的频次和间隔时间（证据级别 2C）：结节直径≤4mm 时，在 12 个月时再随访，如果没有变化，不需要其他评价；结节直径为 4～6mm 时，在 6～12 个月期间随访，如果没变化，再在 18～24 个月期间随访；结节直径为 6～8mm 时，初次在 3～6 个月期间随访，如果没变化，随后在 9～12 个月和 24 个月随访。补充说明：多发、小的实性结节，要根据最大结节制订随访的频次和间隔；实性结节直径≤8mm 时，CT 监控要采用低剂量、平扫技术。

（4）非实性结节

1）直径≤5mm：建议不需要进一步评价（证据级别 2C）。

2）直径>5mm：建议每年一次，至少 3 年的胸部 CT 随访（证据级别 2C）。补充说明：非实性结节的 CT 监控要采用通过结节的薄层、平扫技术；非实性结节生长或发展提示恶性，需要进一步评价和 / 或考虑切除；非实性结节直径>10mm 者，早期每 3 个月随访 [持续存在时需随后非手术活检和 / 或手术切除]；对低度恶性结节合并生存期有限疾病的患者，或对惰性肺癌避免治疗可能者，可以短期或不随访。

（5）部分实性 GGN（>50%）

1）直径≤8mm：建议在 3、12、24 个月时 CT 随访，然后进行 1～3 年的年度随访（证据级别 2C）。补充说明：部分实性结节的 CT 监控要采用通过结节的薄层、平扫技术；部分实性结节生长或发展意味恶性，需要进一步评价和 / 或考虑切除；对低度恶性结节合并生存期有限疾病的患者，或对惰性肺癌避免治疗可能者，可以短期或不随访。

2）直径>8mm：建议每 3 个月重复 CT 随访，随后对持续存在的结节采用 PET-CT、非手术活检和 / 或手术切除进一步评价以证实其持续存在（证据级别

2C）。PET-CT 不能用于定性实性成分≤8mm 的部分实性结节；非手术活检用于确诊和 / 或联合弹簧圈、放射性粒子或美蓝染色定位，便于随后切除，注意非手术活检的结果并不能除外恶性可能；直径 > 15mm 的部分实性结节直接进行 PET-CT、非手术活检和 / 或手术切除。

（6）多发结节：主要结节伴其他 1 个或多个小结节，建议评价每一个结节，不能否认治愈性治疗，除非病理学诊断为转移（证据级别 2C）。补充说明：患者的肺癌病灶超过一个，采取适当的处理很难，需要考虑多学科处理。

中国于 2010 年开展了 LDCT 肺癌筛查研究，并推出《中国肺癌低剂量螺旋 CT 筛查指南（2018 年版）》。

（三）肺结节 CT 报告分级系统

北美采用影像报告和数据管理系统（lung imaging reporting and data system，Lung-RADS）评价非钙化结节，而欧洲建议利用结节体积三维测定来评价肿瘤的生长速度。美国放射学院（American College of Radiology，ACR）2014 年 4 月 28 日正式颁布了第 1 版肺部影像报告和数据管理系统（Lung-RADS 1.0），2014 年 Manos 等在加拿大放射医师杂志上发表了用于 CT 筛查的 6 分类 Lung-RADS 方案，偶然检出的肺结节可以参考这个标准进行处理（表 3-1-1）。

表 3-1-1　肺结节 CT 报告分级系统(Lung-RADS1.0)评估分类

分类	分类描述	分级	影像发现	处理原则	恶性概率	估计人群患病率
不定类别	—	0	与先前胸部 CT 检查对比	需增加肺癌 CT 筛查和 / 或与先前的胸部 CT 检查对比	不适用	1%
			无法评估部分或全肺			
阴性	无结节和确定为良性的肺结节	1	无结节	持续每年（12 个月）复查 LDCT	<1%	90%
			结节呈特征性钙化：完全、中心、爆米花样、同心圆和包含脂肪的结节			
良性表现或行为	结节的大小发展成侵袭性癌的概率很低或缺乏生长	2	实性结节直径 <6mm，新发现结节直径 <4mm			
			部分实性结节：基线筛查总直径 <6mm			
			非实性结节（GGN）直径 <20mm 或直径≥20mm 且无变化或生长缓慢			
			3 或 4 级的肺结节 ≥3 个月无变化			

续表

分类	分类描述	分级	影像发现	处理原则	恶性概率	估计人群患病率
良性可能	短期随访良性可能,包括发展成侵袭性癌概率很低的结节	3	实性结节:基线筛查直径≥6mm 但＜8mm 或新发结节直径4～6mm	6个月复查LDCT	1%～2%	5%
			部分实性结节:总直径≥6mm,其中实性成分直径＜6mm 或新发结节总直径＜6mm			
			非实性结节(GGN):基线筛查直径≥20mm 或新发结节			
可疑恶性	推荐其他诊断试验和／或组织标本	4A	实性结节:基线筛查直径≥8mm 但＜15mm 或增长＜8mm 或新发结节直径6～8mm	3个月复查LDCT;实性成分直径≥8mm时,需要检查PET-CT	5%～15%	2%
			部分实性结节直径≥6mm结节,其中实性成分直径≥6mm 但＜8mm;新发或增长实性成分直径＜4mm			
			支气管内结节			
		4B	实性结节直径≥15mm 或新发或增长≥8mm	胸部 CT 增强或平扫;根据恶性概率和合并症(见表注*),选择性检查PET-CT 和／或组织活检;实性成分直径≥8mm 时,需要检查PET-CT	＞15%	2%
			部分实性结节:实性成分直径≥8mm 或新发或增长实性成分直径≥4mm			
		4X	具有其他特征或影像学所见3或4级结节增加恶性倾向			
其他	具有临床意义或潜在临床意义的发现(非肺癌)	S	修正后可添加至0～4级	针对特别发现采取相应处理策略	不适用	10%

续表

分类	分类描述	分级	影像发现	处理原则	恶性概率	估计人群患病率
既往诊断肺癌	对既往诊断为肺癌的患者修正后回归筛查	C	修正后可添加至0~4级	—	—	—

注：1. 阴性结果：并不意味该个体未患肺癌

2. 大小：肺结节应在肺窗测量其大小，直径的平均值以整数来报告；类圆形结节给出一个测量直径即可

3. 大小阈值：适用于首次检出的肺结节，并且观察大小的增长是否达到更高级别

4. 增大：每次增大>1.5mm

5. 检查类别：每次检查结果应依据所判定的最高级别按0~4级分类肺结节

6. 检查修正：S和C的修正可添加于0~4级

7. 肺癌诊断：一旦患者被诊断为肺癌，进一步处理（包括其他影像学检查，如PET/CT）的目的是肺癌分期，对此患者不再实施筛查

8. 定义：1和2级被定义为筛查阴性；3和4级被定义为筛查阳性

9. 4B级的处理：这一类别意味着恶性概率增大。当需要做出建议时，应当鼓励影像科医生采用McWilliams等人的评价工具

10. 4X定义：其他影像学特征增加恶性概率的结节，如毛刺、GGN一年内增长一倍、淋巴结肿大等

11. 具有肺内淋巴结特点的结节应按平均直径考量，纳入0~4级处置

12. CT复查无变化的3和4A级结节时应纳入2级，患者应回到12个月筛查

（四）肺结节的处理

为确认肺结节的良恶性，一般采用诊断性薄层CT定期检查、PET-CT检查、活检或手术切除等手段。

1. 影像学复查　在初筛后所发现的结节，可以与既往进行的筛查结果进行比较，就能够判断该结节是否为新发结节。如果是既往筛查已经存在的结节，通过对比，可以判断体积和密度是否发生变化，包括原来部分实性结节整体大小改变或实性成分改变，或原来非实性结节出现实性成分。对结节直径的准确变化或部分实性结节实性成分生长变化的评估，应严格遵循如下标准：①直径<5mm的结节，其变化须大于50%。②直径为5~9mm的结节，其变化须大于30%。③直径≥10mm的结节，其变化须大于20%。对于小结节，倍增时间或容积倍增时间（volume doubling time，VDT）亦是确定良恶性的一个比较可靠的指标。如果结节迅速生长，更倾向于感染而不是肺癌，故推荐采用抗生素治疗1个月后复查CT。对于在第二次筛查或后续筛查中所新发现的结节，处理的标准与初筛时所发现的结节一致（虽然在有些研究中的随访策略比较积极），即缩短筛查的间隔时间。阳性结节者则需要进行进一步的临床

诊断测试。PET-CT 扫描最适用于那些直径 > 8mm，且具有中度恶性概率的实性或亚实性肺结节的评估以及对肺结节的术前分期。

2. 经皮肺穿刺活检（transthoracic needle aspiration，TTNA）　对于那些估计恶性肿瘤概率为低到中度危险（5%～65%）的实性肺结节，目前的美国胸科医师学会（ACCP）建议提倡继续对其进行非手术活检。通常在 CT 引导下进行，结节大小、密度、是否接近胸膜，穿刺针粗细，穿刺次数以及是否有细胞病理学家在场等因素均可影响该项检查的敏感性。因为该项检查对纯 GGN 的诊断率较低，且可能出现误导性的结果。Fleischner 协会指南不建议对以非手术治疗为首选的纯 GGN 进行经皮肺穿刺活检。经皮肺穿刺活检常见的并发症为气胸和出血等。

3. 支气管镜检查　采用支气管镜检查的诊断方法包括支气管肺泡灌洗术、细胞学刷检术、经支气管肺活检术、经支气管针吸活检术、支气管内超声（endobroncheal ultrasonography，EBUS）引导下的经支气管针吸活检术、电磁导航支气管镜（electromagnetic navigation bronchoscopy，ENB）检查术、超细支气管镜检查、虚拟支气管镜导航（virtual bronchoscopic navigation，VBN）支气管镜检查以及上述检查的组合应用等，可以大大地提高肺结节的阳性率。

4. 手术切除　考虑到腺癌发展缓慢的性质，对于小于 2cm 的 GGN 采用亚肺叶切除术（肺段切除术）可能是比较合理的。一些亚肺叶切除术的随机对照研究目前还在进行中，包括 CALGB-140503，JCOG0802/WJOG4607L 等。

三、低剂量螺旋 CT 肺癌筛检存在的问题

（一）偏倚

1. 自我选择偏倚（self-selection bias）　由于筛查工作常在自愿的基础上进行。因此，任何一个符合条件的个体均有相同的参与权利。但实际上，自愿参加筛查的个体常不能代表自然人群，是自我选择的结果，因而癌症检出率高于自然人群，其预后也与参与筛查者有差异。

2. 时间领先偏性（lead-time bias）　临床工作常以肿瘤生存期长短评价效果，认为筛查出的肿瘤生存期长就说明筛查有效，但是需注意筛查的时间领先因素。

3. 病程长度偏性（length bias）　肿瘤有不同的生物学行为，即使同一类肿瘤，其生长速度和预后也有差异。显然在人群定期筛查时，生长慢、预后好的肿瘤易被检出，而生长较快的肿瘤常被遗漏。这是由于前者可较长时间无

症状,直到筛查时才被检出,而后者肿瘤生长快,短期内可出现症状而就医,等不到筛查而被诊断。

4. 过度诊断偏性(over-diagnosis bias) 筛查人群的癌症检出率及检出病例中早期病例的比例常作为评价筛查是否有效的指标,但是这一结果并不绝对可靠,因为通过筛查可发现一些处于临界状态的肿瘤,筛查手段越灵敏,被检出的这种病变越多,而这些病变很可能一生也不出现症状或导致死亡,反而由于过度诊断,增加了医疗支出和患者不必要的精神肉体伤害。

通过对 I-ELCAP 和 NIST 研究结果的分析发现,LDCT 检出的肺癌病例仅占所有受检者的 1.3%～2.7%,而检出的良性病变是它的 10 倍左右,说明肺癌筛查的效力很低。

（二）假阳性率

假阳性结果一方面会给受试者带来心理压力,另一方面还会造成不必要的花费、对放射线的暴露、活检,乃至手术会给受试者带来疼痛和残疾,在极端情况下,甚至于会出现死亡。

USPSTF 2013 年肺癌筛查指南建议指出,LDCT 有非常高的假阳性率(超过 95%)。在 NLST 试验中三轮肺结节筛查阳性率分别为 27.3%、27.9% 和 16.8%,总的阳性筛查率为 24.2%(胸部 X 线组为 6.95%),但是阳性结果中有 96.4% 为假阳性。

（三）辐射暴露

LDCT 的剂量比普通 CT 要低,但是在 LDCT 肺癌筛检中,受检个体要经历几轮的小剂量照射,这种小剂量照射的风险对研究对象的远期效应并没有精确的定量估计,并且辐射和吸烟的交互影响能够增加患癌风险。Brenner 提出,每年 CT 筛查,肺接受的辐射剂量为 5mGy,从 50～75 岁,会增加 5% 的肺癌发生率。2008 年美国癌症研究所的研究显示,筛检所带来的病死率的减少大于辐射带来的危害,但当 LDCT 应用于一般人群时,增加的癌症人数是不可忽略的。

（四）确定最适合的高危人群

在北美和欧洲一般只涉及高风险吸烟者,而东亚的研究通常包括低风险吸烟或者从不吸烟者,还有高风险吸烟者。可以利用风险预测模型,如利物浦肺项目模型(liverpool lung project model)、PLCOm2012、Bach 和两阶段克隆扩展预测模型。

（五）成本 - 效益分析

美国实行 LDCT 筛查项目需要每年花费 20 亿～40 亿美元，使肺癌诊治费用总体上升 15%～30%，因此不得不考虑其成本 - 效益问题。

（刘宝东）

参 考 文 献

[1] BRAY F, FERLAY J, SOERJOMATARAM I, et al. Global cancer statistics 2018：GLOB-OCAN estimates of incidence and mortality worldwide for 36 cancers in 185 countries[J]. CA Cancer J Clin, 2018, 68（6）：394-424.

[2] 赫捷，陈万青. 2017 中国肿瘤登记年报. 北京：人民卫生出版社，2018.

[3] The National Lung Screening Trial Research Team, Aberle DR, Adams AM, et al. Reduced lung-cancer mortality with low-dose computed tomographic screening[J]. N Engl J Med, 2011, 365：395-409.

[4] PASTORINO U, ROSSI M, ROSATO V, et al. Annual or biennial CT screening versus observation in heavy smokers：5-year results of the MILD trial[J]. Eur J Cancer Prev, 2012, 21：308-315.

[5] INFANTE M, CAVUTO S, LUTMAN FR, et al. A randomized study of lung cancer screening with spiral computed tomography：three-year results from the DANTE trial[J]. Am J Respir Crit Care Med, 2009, 180（5）：445-453.

[6] LOPES PEGNA A, PICOZZI G, MASCALCHI M, et al. Design, recruitment and baseline results of the ITALUNG trial for lung cancer screening with low-dose CT[J]. Lung Cancer, 2009, 64（1）：34-40.

[7] PEDERSEN JH, ASHRAF H, DIRKSEN A, et al. The Danish randomized lung cancer CT screening trial-overall design and results of the prevalence round[J]. J Thorac Oncol, 2009, 4（5）：608-614.

[8] BECKER N, MOTSCH E, GROSS ML, et al. Randomized study on early detection of lung cancer with MSCT in Germany：study design and results of the first screening round[J]. J Cancer Res Clin Oncol, 2012, 138（9）：1475-1486.

[9] FIELD JK, DUFFY SW, BALDWIN DR, et al. UK Lung Cancer RCT Pilot Screening Trial：baseline findings from the screening arm provide evidence for the potential implementation of lung cancer screening[J]. Thorax, 2016, 71：161-170.

[10] WALTER JE, HEUVELMANS MA, de BOCK GH, et al. Characteristics of new solid

nodules detected in incidence screening rounds of low-dose CT lung cancer screening: the

NELSON study[J]. Thorax, 2018, 73（8）: 741-747.

[11] NAIDICH DP, BANKIER AA, MACMAHON H, et al. Recommendations for the management of subsolid pulmonary nodules detected at CT: a statement from the Fleischner Society[J]. Radiology, 2013, 266（1）: 304-317.

[12] 周清华, 范亚光, 王颖, 等. 中国肺癌低剂量螺旋 CT 筛查指南（2018 年版）[J]. 中国肺癌杂志, 2018, 21,（2）: 67-75.

[13] TEN HAAF K, Jeon J, Tammemägi MC, et al. Risk prediction models for selection of lungcancer screening candidates: A retrospectivevalidation study[J]. PLoS Med, 2017, 14（4）: e1002277.

第二节　肺癌的诊断

一、临床表现

肺癌的临床表现比较复杂，症状和体征的有无、轻重以及出现的早晚，取决于肿瘤发生部位、大小、病理类型、是否压迫、侵及邻近器官以及有无转移、有无并发症，患者的反应程度和耐受性的差异。肺癌早期症状常较轻微，甚至可无任何不适。中心型肺癌症状出现早且重，周围型肺癌症状出现晚且较轻，甚至无症状，常在体检时被发现。肺癌的症状主要包括：①由原发肿瘤局部生长引起的症状；②由肿瘤引起的全身症状；③由肿瘤引起的副癌综合征；④由肿瘤外侵转移引起的症状；⑤由肿瘤引起的其他症状。由原发肿瘤局部生长引起的症状主要包括咳嗽、痰中带血或咯血、胸痛、胸闷或气急、发热等。

二、影像学诊断

（一）胸部 X 线片

胸部 X 线通常可以发现大多数 0.6～1.0cm 的恶性结节，5%～15% 的肺癌患者单凭 X 线检查就可发现肺部的病灶。胸部 X 线片对隐蔽区肺癌的漏诊率为 8.1%～19.0%。

（二）胸部 CT

CT 横断面成像完全消除了前后组织及周围结构重叠的干扰，密度分辨率高，能检出胸部平片不易发现的隐蔽部位的病灶，如肺尖、心影后区、后肋膈角及脊柱旁沟的病灶,能有效地显示密度低的小病灶如胸膜下小结节。CT可以精确测量肿瘤直径,显示边缘特征,有无衰减,有无空洞,有无对比增强等,因此对所有疑似肺癌患者均应行CT检查。

1. 常规CT扫描及薄层高分辨率CT扫描　一般认为使用螺旋CT以1~3mm的层厚进行常规肺癌筛查比较合适。如果结节较小或良恶性鉴别较困难,以1mm的层厚进行扫描可以提高准确度。目前,64层CT常规扫描层厚已降至0.6mm以下,而且可以根据需要回顾性个性化重建。关于扫描条件,在电压不变(120~140kV)的情况下,不同的作者报道的最佳剂量不同,10~40mA对整个胸部进行扫描。研究表明,在首次HRCT扫描中使用80~90mA,在后续的复查中使用40~50mA的低剂量,这样既能比较满意地显示肺实质,又能够显示细微征象,如磨玻璃影(GGN)与气肿。

2. 动态增强CT扫描及CT灌注扫描　对于少数较难明确诊断的结节,由于新生血管可引起血容积、灌注值及毛细血管通透性的变化,从而引起血流模式的改变,所以目前多采用CT动态增强及灌注扫描来进行鉴别。

(三)磁共振成像

由于肺部含气高,磁共振成像(magnetic resonance imaging,MRI)对肺实质病灶显示效果不如CT,且速度慢、易出现伪影,价格昂贵,空间分辨率低于CT,因此只作为辅助检查方法。但是由于MRI具有良好的软组织分辨率,因此胸部MRI扫描可以从横断位、冠状位和矢状位等多个位置、用不同参数(T、T及质子密度)判断肿瘤有无侵犯纵隔、肺门血管、心脏大血管、胸壁、胸廓入口等结构。同时MRI也是诊断脑转移最准确的手段。

(四)发射式计算机断层扫描

发射式计算机断层扫描(emission computed tomography,ECT)是在CT基础上发展起来的核医学检查新技术。对肿瘤临床诊断、确定分期、拟定治疗方案、疗效随访、预后评估均有很大的实用价值。

肺肿瘤阳性显像的适应范围包括:肺部良、恶性肿瘤的鉴别诊断;对有胸腔积液和肺不张者,确定肿瘤扩散的范围及放疗的照射野;放疗、化疗效果的评价及对肺肿瘤复发的监测。

肺癌骨转移的发生率相当高,大于50%。全身骨扫描能发现75%以上的无症状的肺癌骨转移患者。在治疗前后常规进行全身骨扫描,对肺癌的分期、治疗方案的选择和疗效判断都有重要价值。不同病理类型肺癌的骨转移发生率有所不同,其中腺癌较高,鳞癌和未分化癌较低。腺癌发生骨转移的时间亦早于鳞癌和未分化癌，从确诊肺癌到骨扫描出现阳性转移灶的平均时间：腺癌为 5 个月，未分化癌为 6 个月，鳞癌为 8 个月。

（五）氟 -18- 脱氧葡萄糖（fluro-deoxyglucose，FDG）正电子发射计算机断层扫描（positron emission tomography，PET）或（positron emission tomography-computed tomography，PET-CT）

大多数肿瘤组织即使在氧供应充分的条件下也主要是以无氧糖酵解获取能量，这种现象成为 Warburg 效应。恶性或生长迅速的肿瘤细胞通常的糖酵解率比正常组织高 200 倍。FDG-PET 是一个生理 / 代谢显像技术。注射葡萄糖类似物后，被转运到细胞膜，并通过无氧酵解途径的葡萄糖己糖激酶磷酸化，以 FDG-6- 磷酸的形式在细胞内不被代谢，产生正电子与体内负电子结合释放一对 511keV 的光子湮没而被检测成像。FDG 摄取量与肿瘤的恶性度、侵袭性成正比，一般使用标准化摄取值（standardized uptake value，SUV）评估。即使同 CT 相比，PET 能更准确地鉴别肺部肿瘤的良、恶性及确定纵隔淋巴结转移和远处转移，诊断肺癌的敏感性达 90% 以上，特异性大多报道为 80%～90%，且对肺门、纵隔淋巴结转移及远处转移能做出相应的临床判断，是用于肺癌治疗前临床分期的重要方法。为了充分利用 PET 的代谢功能和 CT 的解剖信息显像优势，2000 年推出了 PET 和 CT 的整合设备，即 PET-CT。1997 年由美国健康保健经济管理局（HCFA）发布的纳入医疗保险的 PET 检查首批适应证即是未能定性的孤立性肺结节（solitary pulmonary nodule，SPN）和肺癌的最初分期；1999 年用于肺癌的诊断和非小细胞肺癌的分期；2000 年 12 月用于肺癌诊断、分期及再分期。

PET 检查存在一定的假阳性和假阴性，造成假阳性和假阴性的可能原因有：① SUV 值受许多因素影响，单凭 SUV 值判断良恶性准确度较差。有研究表明，若结节 SUV 值≥6.0，其可能为恶性的程度是良性的 15 倍；若结节 SUV 值＜1.5，则一般为良性。②由于恶性组织葡萄糖磷酸活性低于良性组织，导致正常细胞和肿瘤细胞在 FDG 摄取时间上存在差异，出现假阴性。已经证明采取延迟扫描、双期扫描可以更好地区别良恶性。尤其延迟扫描大大提高了 SUV 值在 2.5 附近的结节诊断准确率。③结节直径大小也影响结果准确性。一般认为，当结节直径＜2cm，其良恶性估计的准确性即开始降低。因为标准 PET 扫描机的空间分辨率一般是 5～7 半高宽（full width at half maximum，FWHM），由于扫描中患者的呼吸运动、散射效应、噪声、部分容积效应等原因致实际空间分辨率降低，因此低估了结节的实际摄取力，从而判断良恶性失误。尤其对于直径＜1.5cm 的结节,其大小恰为标准最小空间分辨率的 2 倍,因部分容积效应影响,经常出现假阴性结果。

假阴性的比例为 5%~10%,一般认为与下列因素有关:①代谢活性较低的恶性肿瘤:类癌及某些分化程度较高的腺癌,如黏液样癌;②肿瘤体积的大小:限于目前 PET 显像系统的分辨率,若病灶直径＜7mm(尤其是直径＜5mm),则常为阴性;③高血糖:高血糖竞争性抑制对 FDG 的摄取;④病理学类型:一般来说,肿瘤灶吸收显像剂的多少与细胞学类型有关,鳞癌多为高摄取、腺癌中度摄取、小细胞癌轻度摄取。鳞癌细胞内葡萄糖磷酸化水平很高,故 90% 以上的鳞癌可以被 FDG-PET 显像。从外科角度看,假阴性结果可能会使某些可以治愈的肺癌患者失去手术机会。出现假阳性的比例为 10%~15%,常出现在吸烟者、结核、结节病、隐球菌、曲霉菌、组织胞浆菌等。

(六)影像组学

通过上百个定量的影像学特征数据描述病变属性,整体分析肿瘤内部的异质性,还可以分析肿瘤生物学特征(基因学组、蛋白学组)和影像学特征之间的定量关系,从而构建肿瘤的诊断、疗效评价及预测等模型。

目前常用实性孤立性肺结节(solid solitary pulmonary nodules,SSPN)诊断模型有 Mayo 模型、VA 模型、李运模型。中国《肺亚实性结节影像处理专家共识》于 2015 年公布。

三、病理学诊断

病理学是肿瘤诊断的金标准。随着组织细胞学检验技术的飞速发展和获取病理学标本方法的多样化,当前肺癌病理学研究的重点集中在癌前病变和侵袭癌的组织学和细胞学检查。细胞学标本主要来源于痰、浆膜腔积液、经纤维支气管镜刷检及各部位的细针穿刺抽吸标本。组织学标本可来源于纤维支气管镜、胸腔镜、纵隔镜下活检及经皮穿刺等活检术。

快速现场病理评估(rapid on site evaluation,ROSE)是指将针吸活检所获得的细胞学标本经涂片、风干及快速固定染色后,即刻由现场的细胞病理学家进行观察诊断,同时根据标本取材的满意程度决定是否需要进一步活检。对于难以活检诊断的特殊病例,通过套管针或引导鞘对病灶行反复穿刺有助于提高诊断率。

2015 年 WHO 发布的肺癌分类较 2004 年有较大变动,根据主要组织学类型将腺癌亚型分为 3 类:贴壁生长型(低级);腺泡和乳头型(中间等级)以及实性和微乳头型（高级）。一些病理组织学特征如有丝分裂计数、肺泡腔隙传播（STAS）影响复发。

《上海市肺科医院磨玻璃结节早期肺腺癌的诊疗共识（第一版）》的发表，对指导外科处理磨玻璃结节（ground-glass nodules，GGN）将起到推动作用。

（一）脱落细胞学

包括传统痰脱落细胞学检查、痰液基细胞学、自动定量痰细胞学阅片系统（automated quantitative cytology，AQC）。

（二）纤维支气管镜检查

白光气管镜（white light bronchoscopy，WLB）只能发现 29% 的原位癌和 69% 的微浸润癌。较新的支气管镜技术如自荧光支气管镜（autofluorescence bronchoscopy，AFB）、窄带成像支气管镜（narrow band imaging，NBI）和高倍率支气管镜（high magnification bronchoscopy，HMB）则能提高这些早期中央型肺癌的诊断率和准确性。虚拟断层光学显微镜技术包括共聚焦内窥镜（confocal laser endomicroscopy，CLE）、光学相干断层扫描（optical coherence tomography，OCT）、激光拉曼光谱（laser raman spectroscopy，LRS）等。

（三）经支气管肺穿刺活检

包括透视下经支气管肺活检术（transbronchial lung biopsy，TBLB）、超细支气管镜（外径 2.8～3.5mm，ultrathin bronchoscope，UB）、径向探头支气管内超声（radial probe endobronchial ultrasonography，RP-EBUS）、支气管超声导向鞘（endobronchial ultrasonography with a guide sheath，EBUS-GS）和导航支气管镜。后者包括电磁导航支气管镜（electromagnetic navigation bronchoscopy，ENB）、虚拟支气管镜导航（virtual bronchoscopynavigation，VBN）（包括 LungPoint® 系统和 Directpath® 系统），又衍生出经肺实质结节隧道（bronchoscopic transparenchymal nodule access，BTNA）。

（四）经皮肺穿刺活检（TTNA）

CT 引导下经皮肺穿刺活检诊断肺癌的敏感性为 0.90（95%CI: 0.88～0.91），特异性为 0.97（95%CI: 0.96～0.98），阳性预测值 0.01～0.02，阴性预测值 0.20～0.30。2006 年加利福尼亚、佛罗里达、密歇根及纽约的医保项目门诊手术数据库及住院患者数据库中有 15865 例肺结节接受了 CT 引导下肺穿刺活检技术：出血 1%（95%CI: 0.9～1.2），其中 18%（95%CI: 12～24）需要输血；气胸 15%（95%CI: 14～16），其中 7%（95%CI: 6～7.2）需要放胸腔闭式引流；发生这两种并发症需要放置引流管者住院时间明显延长（p<0.001），并且容易发展成需

要机械通气的呼吸衰竭（p＝0.02）；高龄、吸烟、有 COPD 者容易出现并发症。

中国《肺癌小样本取材相关问题的中国专家共识》和《胸部肿瘤经皮穿刺活检中国专家共识》相继发布。

一般来说，位于内 2/3 区域、大于 2cm 的病灶经支气管镜活检相对容易成功，小于 1cm、透视不能显示的外周病灶则较适合经皮肺穿刺活检。从 7 345 项研究记录中，9 篇选择经支气管镜活检和 15 篇选择经皮肺穿刺活检诊断率分别为 75%（95%CI：69～80）和 93%（95%CI：90～96），小于 2cm 的病灶，经皮肺穿刺活检诊断率为 92%（95%CI：88～95），优于经支气管镜活检的 66%（95%CI：55～76）；而对大于 2cm，但小于 3cm 的病灶，使用经支气管镜活检的诊断率提高到 81%（95%CI：75～85），且经皮肺穿刺活检的并发症高。

四、肿瘤标志物

标志物对诊断肺癌总体敏感性还不够高，往往在肿瘤负荷较重时才显著升高，限制了其早期诊断的临床价值。多个肿瘤标志物的联合检测可以部分弥补其不足，胸腔积液肿瘤标志物的诊断价值有时高于血清检查。

（一）血清肿瘤标志物

血清肿瘤标志物检测具有无创、快捷、简便等优点，成为肺癌筛查及其辅助诊断的主要手段。现阶段临床上常用的血清肺癌标志物包括癌胚抗原（CEA）、鳞状细胞癌相关抗原（squamous cell carcinoma-related antigen，SCC-Ag）、细胞角蛋白 21-1 片段（cytokeratin fragment antigen21-1，CYFRA 21-1）、神经元特异性烯醇化酶（NSE）、胃泌素释放肽前体（precursor of gastrin-releasing peptide，ProGRP）等，这些标志物单独用于肺癌早期诊断的敏感度和特异度均不高，多种标志物联合检测可提高诊断效率。

1. 细胞角蛋白 21-1 片段（CYFRA 21-1） 细胞角蛋白 21-1 片段（CYFRA21-1）是角蛋白 CK19 的两个可溶性片段，是一种新的上皮源性的肿瘤标志物，广泛分布于正常组织表面，如支气管上皮细胞等，肿瘤发生时因细胞溶解破坏而释放入血。

正常人及肺部有良性病变者血清 CYFRA21-1 多 ＜3.3ng/ml，其水平与年龄、性别和吸烟等因素均无关。有研究发现，原发肺癌患者血清 CYFRA21-1 浓度明显升高，若以大于 3.5ng/ml 为标准，肺癌患者 CYFRA21-1 的阳性率为 50%～60%。CYFRA21-1 诊断不同组织类型肺癌的敏感度也不同，其对肺鳞癌的敏感度最高，阳性率为 60%～80%，其次为腺癌，小细胞癌最低。血清

CYFRA21-1 水平随肿瘤分期的增加逐渐升高,其还能预示肺癌预后,并有助于判定手术疗效。

2. 鳞状细胞癌相关抗原　有研究发现,鳞状细胞癌相关抗原(squamous cell carcinoma antigen,SCC-Ag)阳性率约 60%,而其他类型肺癌阳性率不足 30%。SCC-Ag 阳性率还与肺鳞癌分期呈正相关,I 期、II 期阳性率较低,III 期、IV 期阳性率较高。因此,SCC-Ag 是肺鳞癌较特异的肿瘤标志物。另外,SCC-Ag 还有助于预测肺癌手术效果,患者接受根治性手术后,该抗原将在 72 小时内转阴,而接受姑息性切除或探查术者术后 SCC-Ag 仍高于正常值。术后肿瘤复发或转移时,SCC-Ag 会在复发的临床表现出现之前再次升高。在无转移或复发时,SCC-Ag 会持续稳定在正常水平。但 SCC-Ag 升高还可见于子宫颈癌、卵巢癌、子宫癌、食管癌等恶性肿瘤。患肝炎、肝硬化、肺炎、结核、肾衰竭等疾病时该抗原也可有一定程度的升高。

3. 神经元特异性烯醇化酶　烯醇化酶是催化糖原酵解途径中甘油分解的最后的酶,由 3 个独立的基因片段编码不同的亚基 α、β、γ,组成 5 种形式的同工酶 αα、ββ、γγ、αγ、βγ。二聚体是该酶分子的活性形式,α 亚基同工酶定位于胶质细胞,称为非神经元特异性烯醇化酶;γγ 亚基组成的同工酶仅存在于神经元、轴突和神经内分泌细胞内,称为神经元特异性烯醇化酶(neuron-specific enolase,NSE)。

NSE 是小细胞肺癌(small cell lung cancer,SCLC)的重要标志物。小细胞肺癌患者 NSE 阳性率为 60%～80%,非小细胞肺癌患者阳性率 <20%。因此,NSE 有助于小细胞肺癌的诊断及其与非小细胞肺癌的鉴别诊断。NSE 还是肺癌化疗效果观察和随访的有效指标,对化疗产生反应后此酶水平下降,病情完全缓解后其可达正常水平。患神经母细胞瘤、嗜铬细胞瘤、胰岛细胞瘤、甲状腺髓样癌、黑色素瘤、视网膜母细胞瘤等肿瘤时血清 NSE 也可增高。

4. 组织多肽抗原　组织多肽抗原(tissue polypeptide antigen,TPA)水平直接反映了细胞增殖、分化和肿瘤的浸润程度。血清 TPA 在各种组织类型的肺癌患者体内均增高,无明显组织特异性。一些研究提示,TPA 诊断肺癌的敏感性与 CYFRA21-1 相当,阳性率约 61%。将 110U/L 作为 TPA 临界值时其诊断肺癌的特异性约为 95%。治疗前患者血清 TPA 浓度与肺癌分期呈正相关,治疗后血清 TPA 浓度随患者对治疗的反应率增加而下降,TPA 水平越高,患者生存期越短。除肺癌外,膀胱癌、前列腺癌、乳腺癌、卵巢癌和消化道恶性肿瘤患者均会出现血清 TPA 升高。急性肝炎、胰腺炎、肺炎和胃肠道疾病以及妊娠的最后 3 个月也可见血清 TPA 升高。

5. 胃泌素释放肽前体 胃泌素释放肽是于 1978 年从猪的胃组织中分离出的一种具有促胃泌素分泌作用的脑肠肽,胃泌素释放肽前体(progastrin-releasing protide,ProGRP)是胃泌素释放肽(GRP)的前体结构,主要表达于胃肠道、呼吸道和中枢神经系统。

ProGRP 是近年来新发现的一种小细胞肺癌肿瘤标志物,可用于小细胞肺癌的早期诊断和判断治疗效果及早期发现肿瘤复发。其正常参考值为 0～46ng/L(ELISA 法测定)。小细胞肺癌患者血清 ProGRP 阳性率约为 68.6%,其病情也与血清 ProGRP 浓度变化密切相关。值得注意的是,部分慢性肾功能衰竭患者血清 ProGRP 也可升高,故临床检测时宜同时检查患者的肾功能。

6. 癌胚抗原 40%～80% 的肺癌患者可出现癌胚抗原(carcino-embryonic antigen,CEA)升高。血清 CEA 水平的动态变化能反映患者对治疗的反应和预后,其测量值进行性升高者多预后不良。

(二)呼出气中有机化合物(volatile organic compounds,VOC)

VOC 的组成及其浓度可以反映肺癌的疾病状况,建立和开发其数据库及预测模型对肺癌早期诊断具有重要的应用价值。多项研究结果提示,通过检测呼出气体冷凝物(exhaled breath condensate,EBC)中的肿瘤相关基因(主要包括 p53、p16、Bcl-2、KRAS 等)以及微卫星改变、细胞因子、氧化应激产物等可实现肺癌的早期诊断。近年来已有数个采用呼出气感应甚至是经训练的犬类来鉴别肺癌和正常人群的临床研究,其诊断肺癌的阳性率为 40%～80%。然而尚需大规模多中心临床研究证实其有效性。常用分析方法为气相色谱 - 质谱法(gas chromatography-mass spectrometer,GC-MS)。

(三)液体活检

通过检测体液中来源于肿瘤的循环肿瘤抗体谱、循环微小 RNA(microRNA,miRNA)、循环肿瘤 DNA(circulating tumor DNA,ctDNA)、循环游离 DNA(cell-free DNA,cfDNA)、循环肿瘤细胞(circulating tumor cell,CTC)和外泌体等生物标志物。

1. 循环肿瘤 DNA(ctDNA) ctDNA 是指血液循环中的肿瘤细胞凋亡后产生的双链或单链 DNA 片段,其基因改变与肿瘤组织的一致。血液中游离 DNA 的片段长度集中在 180bp～200bp 之间,片段长度提示这些 DNA 主要由细胞凋亡产生。ctDNA 的半衰期在 2 小时左右。检测方法包括蝎形探针扩增阻滞突变系统法(scorpion amplification refractory mutation system,

scorpion ARMS)～聚合酶链反应(polymerase chain reaction,PCR)法、Cobas-PCR 法、ddPCR 法、二代测序(next-generation sequencing technology,NGS)、基于小珠(Bead)乳浊液(Emulsion)扩增(Amplification)和磁性(Magnetic)的 BEAMing 法、PAP 法。其中 BEAMing 法的敏感性最高,可达 0.01%,其他方法的敏感性约为 1%。前瞻性临床研究(NCT02645318)表明非小细胞肺癌患者 ctDNA 检测的临床可行性。二代测序(NGS)包括针对 DNA 的全基因组测序(whole-genome sequencing,WGS)、针对 DNA 的全外显子组测序(whole exome sequencing,WES)、针对 RNA 的 RNA-seq 的全转录组测序和针对 DNA 和 RNA 的靶向靶标测序。

2.循环游离 DNA(cfDNA)　cfDNA 是外周血中游离存在、不包含在完整细胞结构内的 DNA。目前,cfDNA 可能来源于以下三种情况:①来自于细胞的凋亡进程中片段化的 DNA;②来自于坏死的细胞的 DNA 碎片;③来自于细胞分泌的 exosome。其中,cfDNA 主要来源于细胞凋亡。

3.循环肿瘤细胞(CTC)　CTC 是指进入了血液循环的肿瘤细胞。CTC 在血液中半衰期很短,只有几个小时,若无及时补充,在 24 小时之后,血液中的 CTC 在现有技术条件下将无法检测到。CTC 在血液中既有单个存在,也有多个聚集成簇存在,极少部分在发现时处于有丝分裂状态。平均每毫升血液只含 CTC1 个～10 个。常用分析方法有四种方法:一是核酸检测技术,即逆转录-聚合酶链反应(reverse transcription-PCR,RT-PCR)、配体靶向 PCR 法(ligandtargeted-PCR,LT-PCR);二是荧光显微技术:免疫荧光法(immunofluorescence,IF)、流式细胞术(flow cytometry,FCM),以及有自主知识产权的插入人端粒酶启动子(hTERT)和绿色荧光蛋白基因(GFP)的单纯疱疹病毒(HSV-1)法(oHSV1-hTERT-GFP);三是细胞免疫标记技术:酶联免疫斑点法(enzymelinked epithelial immunospot assay,ELISPOT);四是细胞计数法:CellSearch 系统法。2015 年 12 月启动了一项多中心研究 AIR 项目,全称是 circulating tumor cells as a potential screening tool for lung cancer,纳入超过 55 岁的 600 名吸烟者,吸烟量超过每年 30 包并且为慢性阻塞性肺病患者,这些患者在 3 年内每年进行一次 ISET 检测和胸部 CT 扫描。

4.循环微小 RNA(microRNA,miRNA)　miRNA 是一类高度保守的单链、长度为 19～25 个核苷酸的内源性非编码 RNA 分子,可通过靶向结合 mRNA 的 3' 非翻译区而致 mRNA 降解或翻译受到抑制,从而实现对靶基因表达的调控。通常存在于外周血中,被包裹于外核体、微粒和凋亡小体中,参与囊内运输，部分 miRNA 存在于脂蛋白等复合物中参与囊外运输。虽然血液中存在大量的核糖核酸酶，但是外周血中 microRNA 相当稳定，通过不同的极端条件（如高温、延长保存期、反复冻融等）处理 miRNA，发现其稳定性并没有明显改变，表明 microRNA 具有很强的抗 RNaseA 水解能力，其稳定性有助于功能的发挥。

5. 长链非编码 RNA（long noncoding RNA，lncRNA） lncRNA 是一类非编码蛋白、转录长度超过 200 个核苷酸的长链非编码 RNA 分子。检测方法包括指数扩增反应（exponential amplification reaction，EXPAR）、滚环扩增技术（rolling circle amplification，RCA）、酶辅助靶核酸分子再循环（enzyme assisted target recycle，EATR）、ddPCR。

6. 环状 RNA（circular-RNA，circRNA） circRNA 是一类不具有 5' 和 3' 末端头尾结构，以共价键形成环状结构的 RNA 分子。研究发现环状 RNA 不易被核酸外切酶 RNase R 降解，半衰期达到 48 小时以上，使得其能稳定存在于真核细胞细胞质中，且具有高度保守性和组织、时序、疾病特异性。

7. 外泌体（exosomes） 是起源于多泡体的纳米级脂质膜囊泡，其内含有蛋白质、脂膜结构和 RNA。外泌体在肺癌的发生与演进中发挥重要作用，其可促进肺癌微环境形成，增强肿瘤侵袭与转移能力，参与肿瘤免疫抑制及肿瘤放化疗抵抗，且对肺癌的早期诊断和治疗具有应用价值。脂膜结构对所包含的核酸分子起到良好的保护作用，具有更高的稳定性；RNA 包括 mRNA、微小 RNA（microRNA，miRNA）、长链非编码 RNA（lncRNA）和环状 RNA（circRNA）；蛋白质成分有胞内蛋白和表面蛋白如目前已发现的有 CD91、CD317、EGFR、NY-ESO-1、PLAP、EpCam 和 Alix 等。常用超速离心法、过滤离心、密度梯度离心法、免疫磁珠法、磷脂酰丝氨酸亲合法、色谱法等方法分离后；分析方法为基因芯片、Western blot、高通量测序法和定量即时聚合酶链反应（qRT-PCR）、核酸测序、ELISA 等。

（四）蛋白质组学（proteomics）

蛋白质组学作为一门方法学，用于鉴定出某一研究对象的全部蛋白。其目的是从整体的角度分析其蛋白质组成成分、表达水平与修饰状态，了解蛋白质之间的相互作用与联系，揭示蛋白质功能与细胞生命活动的规律，已经成为研究肿瘤生物学不可或缺的工具。常用分析方法有二维凝胶电泳、液相色谱和质谱法（如基质辅助激光解吸电离飞行时间质谱（matrix-assisted laser desorption/ionization time of flight mass spectrometry）MALDI-TOF-MS）等。

五、鉴别诊断

（一）肺结核

1. 结核球　易与周围型肺癌混淆。结核球多见于青年，一般病程较长，发展缓慢。病变常位于上叶尖后段或下叶背段。X 线片上块影密度不均匀，可见稀疏透光区和钙化点，肺内常有散在性结核灶。

2. 粟粒性肺结核　易与弥漫型细支气管肺泡癌混淆。粟粒性肺结核常见于青年，全身毒性症状明显，抗结核药物治疗可改善症状，治疗后病灶逐渐吸收。

3. 肺门淋巴结结核　在 X 线片上可能误诊为中心型肺癌。肺门淋巴结结核多见于青幼年，常有结核感染症状，很少咯血。应当注意，肺癌可以与肺结核合并存在。应结合临床症状、X 线片、痰细胞学及支气管镜检，早期明确诊断，以免延误治疗。

（二）肺部炎症

1. 支气管肺炎　早期肺癌引起的阻塞性肺炎易被误诊为支气管肺炎。支气管肺炎发病较急，感染症状比较重，全身感染症状明显。X 线片表现为边界模糊的片状或斑点状阴影，密度不均匀，且不局限于一个肺段或肺叶。经抗感染治疗后，症状迅速消失，肺部病变吸收也较快。

2. 肺脓肿肺癌　中央部分坏死液化形成空洞时，X 线片上表现易与肺脓肿混淆。肺脓肿在急性期有明显感染症状，痰量较多、呈脓性，在 X 线片上空洞壁较薄，内壁光滑，常有液平面，脓肿周围的肺组织常有浸润，胸膜有炎性变。

3. 炎性假瘤　是肺内肿瘤样炎性增生性病变，其临床表现、影像学所见易与肺癌、肺结核球混淆，而组织学表现为炎性增生性改变，或为与炎症结局相关的一系列较为复杂的病变，甚至有癌变可能。病因尚不清楚，可能与多种细菌或病毒感染有关，也可能与长期使用抗生素有关。有 4 种病理学类型：假乳头状瘤型、组织细胞瘤型、假性淋巴瘤型、浆细胞肉芽肿型。手术切除是治疗该病的首选方法。术式根据病变的大小、部位等确定。

（三）肺部其他肿瘤

1. 肺部良性肿瘤　如错构瘤、纤维瘤、软骨瘤等有时需与周围型肺癌鉴别。一般肺部良性肿瘤病程较长，生长缓慢，临床大多没有症状。X 线片上呈现为类圆形块影，密度均匀，可有钙化点。轮廓整齐，多无分叶。

2. 支气管腺瘤　是一种低度恶性的肿瘤。发病年龄比肺癌年轻，女性多见。临床表现与肺癌相似,有刺激性咳嗽、反复咯血。X 线表现可有阻塞性肺炎或有段或叶的局限性肺不张,断层片可见管腔内软组织影,纤维支气管镜可发现表面光滑的肿瘤。

(四)纵隔淋巴肉瘤

可与中心型肺癌混淆。纵隔淋巴肉瘤生长迅速,临床常有发热和其他部位的表浅淋巴结肿大,X 线片上表现为两侧气管旁和肺门淋巴结影增大。对放射治疗敏感,小剂量照射后即可见到块影缩小。

(刘宝东)

参 考 文 献

[1] 李运、陈克终,隋锡朝,等. 孤立性肺结节良恶性判断数学预测模型的建立 [J]. 北京大学学报(医学版),2011,43(3):450-453.

[2] 中华医学会放射学分会心胸学组. 肺亚实性结节影像处理专家共识 [J]. 中华放射杂志,2015,49(4):254-258.

[3] RIVERA MP, MEHTA AC, WAHIDI MM. Establishing the diagnosis of lung cancer: Diagnosis and management of lung cancer, 3rd ed: American College of Chest Physicians evidence-based clinical practice guidelines[J], Chest, 2013, 143 (5 Suppl): e142S-165S.

[4] 中华医学会呼吸病学分会,中国肺癌防治联盟. 肺癌小样本取材相关问题的中国专家共识 [J]. 中华内科杂志,2016,55(5):406-413.

[5] 中国抗癌协会肿瘤介入学专业委员会,中国抗癌协会肿瘤介入学专业委员会青年委员会 [J]. 胸部肿瘤经皮穿刺活检中国专家共识. 中华医学杂志,2018,98(23);1822-1831.

[6] HAN Y, KIM HJ, KONG KA, et al. Diagnosis of small pulmonary lesions bytransbronchial lung biopsy with radialendobronchial ultrasound and virtualbronchoscopic navigation versus CT-guidedtransthoracic needle biopsy: A systematicreview and meta-analysis[J]. PLoS One, 2018, 13 (1): e0191590.

[7] 姜格宁,陈昶,朱余明,等. 上海市肺科医院磨玻璃结节早期肺腺癌的诊疗共识(第一版)[J]. 中国肺癌杂志,2018,21(3):147-159.

第三节 肺癌的病理诊断

2015 年,世界卫生组织(World Health Organization,WHO)公布了第 4 版肺、胸膜、胸腺和心脏肿瘤分类(以下简称第 4 版分类)。较之 2004 版,第

4 版分类在将免疫组织化学应用于肿瘤分类、引入分子遗传学检测以协助个体化治疗、依据 2011 年国际肺癌研究协会 / 美国胸科学会 / 欧洲呼吸学会（International Association for the Study of Lung Cancer/American Thoracic Society/European Respiratory Society，IASLC/ATS/ERS）所推荐的分类方式建立新的活检标本和细胞学标本分类、重新将鳞状细胞癌分类以及将神经内分泌肿瘤整合为同一类别等方面做出诸多改变，而其中最显著的改变则是依据 2011 年 IASLC/ATS/ERS 分类对肺腺癌的分类做出全方位修改。本节将以第 4 版分类为蓝本，对肺癌的病理诊断做一简要叙述。

一、腺癌

腺癌定义为具有腺体结构和 / 或能够产生黏液的癌，在亚洲国家，腺癌一直是最常见的肺癌类型，而近年来，随着男性人群中腺癌的发病率逐渐提高，腺癌也已经成为北美和欧洲人群中最常见的肺癌类型。

多数肺腺癌为周围型，部分也可以是中央型，反之，大多数周围型肺癌均为腺癌。肺腺癌的典型大体表现为灰白色、质韧、分叶状肿块，常可见中央瘢痕和炭末沉积，部分肿瘤边界不清，位于脏层胸膜下的肿瘤可引起胸膜皱缩。

（一）浸润前病变

在 2004 版分类中，曾经对细支气管肺泡癌的诊断标准做出严格规定，即细支气管肺泡癌是指肿瘤细胞沿肺泡呈贴壁样生长，无间质、脉管或胸膜浸润，组织学分为黏液型和非黏液型。但多种腺癌的类型中都可以出现细支气管肺泡癌的特征，包括微浸润性腺癌、浸润性腺癌以及广泛播散的高分期腺癌等，这些低度和高度恶性的腺癌都可能被诊断为细支气管肺泡癌，这给临床治疗和科研带来了极大的混乱，因此在第 4 版分类中，废除了"细支气管肺泡癌"这一术语，代之以原位腺癌（adenocarcinoma in situ，AIS）、微小浸润腺癌（minimally invasive adenocarcinoma，MIA）的概念。而 AIS 和不典型腺瘤样增生（atypical adenomatous hyperplasia，AAH）共同归为浸润前病变的范畴。

1. 不典型腺瘤样增生（AAH）　AAH 是指肺内小的（通常≤0.5cm）、局限性Ⅱ型肺泡细胞和 / 或 Clara 细胞异型增生性病变。增生细胞呈圆形、立方形、低柱状或鞋钉样，有轻～中度异型性，核内包涵体常见，细胞间常有空隙，沿肺泡壁生长，有时累及呼吸性细支气管壁。

2. 原位腺癌（AIS）　AIS 定义为一类局限的、小的（≤3cm）腺癌，在诊断中应严格掌握其标准，即：①癌细胞呈完全贴壁生长，无腺泡、实性、乳头或微乳头等生长方式，无胶样、肠型、胎儿型或浸润性黏液腺癌等结构；②无间质、脉管或胸膜浸润；③气道内无癌细胞播散。AIS 分为非黏液性和黏液性两类，但实际上多数 AIS 都是由Ⅱ型肺泡细胞和／或 Clara 细胞组成的非黏液性癌（见彩图 3-3-1 原位腺癌）。黏液性 AIS 罕见，由高柱状细胞组成，细胞质充满黏液，有时类似杯状细胞，细胞核位于基底部，异型性不明显。AIS 特别是非黏液性 AIS 间质经常因为硬化而增宽。需要注意的是，当肿瘤 >3cm，但其在形态学上完全符合 AIS 的诊断标准时，应使用"具有贴壁型生长方式的腺癌，倾向于原位腺癌"这一诊断术语。符合 AIS 诊断标准的肿瘤全部切除后预后很好，几乎具有 100% 的无病生存和无复发生存。

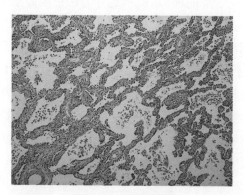

图 3-3-1　原位腺癌
原位腺癌肿瘤细胞呈完全贴壁生长，无其他生长方式，无间质、脉管或胸膜浸润，气道内无肿瘤细胞播散

（二）微小浸润腺癌

MIA 是指一类小的（通常≤3cm）、局限性腺癌，癌细胞以贴壁生长方式为主，任一视野下间质浸润的最大直径≤5mm。如果存在多处间质浸润，则推荐的测量方式是：以浸润成分在癌灶中的占比乘以癌灶的最大径（例如：癌灶最大径为 2cm，其中 90% 为贴壁生长方式，10% 为贴壁生长方式以外的浸润成分，则浸润的最大直径 =2cm×0.1=0.2cm）。

MIA 浸润成分的判断指标包括：出现贴壁生长以外的腺癌类型，如腺泡、实性、乳头、微乳头、胶样、肠型、胎儿型及浸润性黏液腺癌等结构，抑或癌细胞浸润肌纤维母细胞间质。当癌细胞侵犯淋巴管、血管、胸膜，或者出现肿瘤性坏死，抑或癌细胞沿气道播散，则不能诊断为 MIA，而是直接诊断为浸润性腺癌。与 AIS 相似，当肿瘤 >3cm，但其在形态学上完全符合 MIA 的诊断标准时，应使用"具有贴壁型生长方式的腺癌，倾向于微小浸润腺癌"这一诊断术语。目前认为 MIA 手术切除后预后较好，但若浸润成分为实性、微乳头等分化较差的腺癌类型时，其预后情况尚待进一步观察。

（三）浸润性腺癌

按照 2004 版分类，超过 90% 的浸润性腺癌被归类为混合型浸润性腺癌，但由于混合的成分和比例不同，混合型浸润性腺癌的生物学行为和预后存在很大差异，比如贴壁型生长方式为主的腺癌预后较好，而实性型和微乳头型生长方式为主的腺癌预后较差。因此在第 4 版分类中，对"混合型腺癌"进行了细化分类，即使用"5% 递增"这一半定量方法记录肿瘤中存在的每一种组织学亚型，从而筛选出肿瘤的最主要类型，并按照此种类型对肿瘤进行命名；同时，其他次要类型所占比例只要大于 5%，也要依次列举于诊断中。

1. 贴壁型腺癌 贴壁型腺癌在形态学上与 AIS 和 MIA 相似，但至少一个视野下浸润灶最大直径 >5mm。浸润成分的判定标准与 MIA 相同，即出现贴壁生长以外的腺癌类型，如腺泡、实性、乳头、微乳头、胶样、肠型、胎儿型及浸润性黏液腺癌等结构，抑或癌细胞浸润肌纤维母细胞间质。若癌细胞侵犯淋巴管、血管、胸膜或者出现肿瘤性坏死、癌细胞沿气道播散，则无论浸润灶大小，均直接诊断为贴壁型腺癌。需要注意的是，贴壁型生长方式也可以出现在浸润性黏液腺癌中，但第 4 版分类中贴壁型腺癌的诊断仅用于非黏液性腺癌。Ⅰ期的贴壁型腺癌预后较好，无复发生存率可达 90%。

2. 腺泡型腺癌 腺泡型腺癌主要成分为具有中心管腔的圆形或卵圆形腺体，癌细胞胞质和管腔内可含有黏液，有时癌细胞可聚集呈圆形结构、细胞核极性朝向外周而中央管腔不明显。同时，第 4 版分类将具有筛状结构的腺癌归为腺泡型腺癌。

3. 乳头型腺癌 乳头型腺癌主要由具有纤维血管轴心的分支乳头构成，此结构需要与 AIS 中肺泡壁的横向切面相鉴别，如果腺癌呈贴壁生长方式而肺泡腔内充满乳头结构，则该肿瘤应归类为乳头状腺癌。

4. 微乳头型腺癌 微乳头型腺癌是指肿瘤细胞形成无纤维血管轴心的乳头状细胞簇，与肺泡壁连接或彼此分离或呈腺样结构"漂浮"于肺泡腔内（彩图 3-3-2）。癌细胞小，呈立方形，具有核异型性，脉管腔或间质侵犯常见，可见砂粒体形成。微乳头型腺癌预后差，即使早期诊断治疗预后仍然不良，有资料显示微乳头型腺癌Ⅰ期患者 5 年无病生存率仅为 67%。

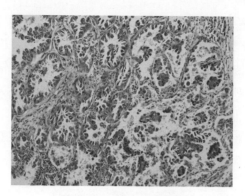

图 3-3-2 微乳头型腺癌

微乳头型腺癌肿瘤细胞形成无纤维血管轴心
的乳头状细胞簇,"漂浮"于肺泡腔内

5. 实性腺癌伴黏液产生 实性腺癌伴黏液产生主要由片状多角形细胞组成,缺乏可辨认的腺癌结构,如腺泡、乳头、微乳头或贴壁结构等。肿瘤呈完全性实性生长,每 2 个高倍视野中至少有 5 个癌细胞含有黏液,黏液可以通过组织化学染色证实。实性腺癌需要与鳞状细胞癌和大细胞癌鉴别,后二者罕见细胞质内黏液产生。

(四)少见的浸润性腺癌亚型

1. 浸润性黏液腺癌 浸润性黏液腺癌由含有黏液的杯状细胞或柱状细胞组成,细胞核常位于基底部,异型性不明显,肺泡腔隙常充满黏液。当浸润性黏液腺癌混合有贴壁、腺泡、乳头、微乳头或实性等非黏液腺癌成分,且非黏液腺癌成分≥10% 时,则应诊断为混合性浸润性黏液型和非黏液型腺癌,并进一步标明非黏液腺癌的组织学类型。浸润性黏液腺癌除与黏液型 AIS 和黏液型 MIA 相鉴别外,还应注意与转移性黏液腺癌鉴别,但由于浸润性黏液腺癌多不表达甲状腺转录因子 -1(thyroid transcription factor 1,TTF-1)或天冬氨酸肽酶 A(NapsinA),故而在鉴别中应注意结合临床及影像学特征进行综合判断。浸润性黏液腺癌常呈多中心、多肺叶生长,甚至双肺累及。

2. 胶样腺癌 胶样腺癌的特征性组织学表现是出现大量细胞外黏液,从而形成黏液湖,癌细胞通常包含有柱状细胞或杯状细胞,细胞异型性不明显,可漂浮于黏液湖中。类似于浸润性黏液腺癌,胶样腺癌应与消化道及生殖系统来源的转移性黏液腺癌相鉴别。

3. 胎儿型腺癌 胎儿型腺癌可以分为低级别和高级别两种类型,其中低级别类型具有 β-catenin 的异常核表达,被认为与 Wnt 信号通路相关联。组织学表现上，低级别胎儿型腺癌具有分支状腺管结构，被覆假复层柱状上皮，细胞核小、相对均匀一致，细胞质富于糖原，肿瘤性腺体被疏松的纤维黏液间质包绕，形成桑椹样结构；肿瘤细胞表达 TTF-1、突触素和嗜铬粒素 A。高级别胎儿型腺癌则具有明显的细胞异型性，缺乏桑椹样结构，坏死易见。

4. 肠型腺癌　原发于肺的肠型腺癌在组织学上具有与转移性结直肠癌相同的表现，同时免疫表型常为 TTF-1、NapsinA 阴性，而 CDX2 阳性，故肠型腺癌的诊断一定要结合临床和影像学，在排除了结直肠腺癌转移后方可做出。

二、鳞状细胞癌

鳞状细胞癌多发生于主支气管、叶支气管或段支气管内，因此最常表现为中央型肿物。临床上患者常出现气道梗阻症状，包括咳嗽、喘息、咳痰量增加，甚至咯血，少部分患者由于咳痰受阻，也可表现为阻塞性肺炎和黏液分泌受阻。

大体上，鳞状细胞癌因其含有纤维成分的多少不同，而呈现白色到灰色，并可有中央空洞形成。中央型鳞状细胞癌常在管腔内呈息肉样生长，可累及支气管壁；周围型鳞状细胞癌的癌结节或肿块大小不一，可呈膨胀性生长，伴有卫星灶，有或无中央坏死。

（一）角化型鳞状细胞癌

角化型鳞状细胞癌较为常见，癌细胞胞质丰富、嗜酸性，细胞核染色质深，罕见核仁。角化珠、单细胞角化现象及细胞间桥在此亚型中常见。

（二）非角化型鳞状细胞癌

由于缺乏角化特征，非角化型鳞状细胞癌在诊断上与其他低分化癌较难鉴别，其主要组织学表现包括细胞核呈空泡状、核仁明显，然而在其他低分化癌中上述表现亦不罕见，因此免疫表型成为鉴别诊断的主要依据。在非角化型鳞状细胞癌中，P40、CK5/6 及 P63 均有所表达，其中以前二者更具特异性；而低分化腺癌通常表达 TTF-1 和 NapsinA，黏液染色阳性，P40 和 CK5/6 则呈阴性；P63 特异性稍差，在大约 1/3 的腺癌中也可见阳性表达。

（三）基底细胞样鳞状细胞癌

基底细胞样鳞状细胞癌在组织学表现上特点较为鲜明：其肿瘤细胞呈实性片状或小梁状排列，外周肿瘤细胞则排列呈栅栏状；细胞界限清楚，体积较小，胞质少，细胞核染色质深，核仁不明显，核分裂易见；常伴有粉刺样坏死，偶见菊形团样结构。基底细胞样鳞状细胞癌可同时伴有角化型或非角化型鳞状细胞癌成分，仅当基底细胞样结构＞50%时方可做出诊断，否则应诊断为角化型或非角化型鳞状细胞癌伴有基底细胞样特征。大细胞神经内分泌癌和小细胞癌有时在组织学表现上具有部分类似于基底细胞样鳞状细胞癌的特征，包括细胞质稀少、细胞核染色质深、核分裂易见及伴有粉刺样坏死等，此时需要依靠突触素、嗜铬粒素A和CD56的阳性表达加以判定。

三、腺鳞癌

腺鳞癌是一种不常见的混合型非小细胞肺癌，其发生率近年来呈上升趋势。腺鳞癌的大体特征类似于其他类型肺癌，肿瘤通常为周围型，常见中央瘢痕。

组织学上，腺鳞癌包含腺癌和鳞状细胞癌成分，每种成分占肿瘤成分比例须≥10%。腺鳞癌中各自的组织学类型可以是单一的，也可以是多样的，不同的肿瘤类型可单独排列或相互混合（彩图3-3-3）。肿瘤细胞分别表达TTF-1和P40可作为腺鳞癌的诊断依据。

由于诊断标准中要求至少每种肿瘤成分所占比例≥10%，因此在支气管镜活检或粗针穿刺活检中，无法明确诊断，但可提示腺鳞癌的可能。

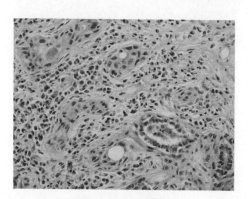

图3-3-3　腺鳞癌
腺鳞癌包含腺癌和鳞状细胞癌成分，呈腺泡
型生长方式的腺癌区域和呈巢状排列的鳞状
细胞癌区域相互混合存在

四、大细胞癌

肺大细胞癌被定义为一种"未分化的非小细胞肺癌"，缺乏小细胞癌、腺样或鳞状细胞分化的细胞学和组织学特征。肺大细胞癌分化差，通常为周围型,常见胸膜和胸壁浸润。

　　大体上,大细胞癌与其他非小细胞肺癌相似,切面灰白色至灰褐色,偶见出血,但通常不形成空洞。组织学上,肿瘤细胞常排列呈巢片状,细胞为多角形,胞质中等;细胞核大,圆形或卵圆形,核染色质不规则,核仁大,且往往可有多个核仁(彩图 3-3-4)。肿瘤无腺癌或鳞状细胞分化,既无腺泡、乳头、微乳头、胶样、肠型、胎儿型或浸润性黏液腺癌等结构,亦无单细胞角化、角化珠形成或细胞间桥。免疫表型方面,大细胞癌的诊断须同时对肺腺癌的免疫标志物(TTF-1、NapsinA)、黏液染色及鳞状细胞癌的免疫标志物(P40、CK5/6、P63)呈阴性表达。

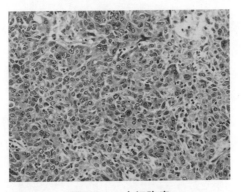

图 3-3-4　大细胞癌

大细胞癌的肿瘤细胞常排列呈巢片状,细胞为多角形,胞质中等;细胞核大,圆形或卵圆形,核染色质不规则,核仁大

五、神经内分泌肿瘤

　　第 4 版分类对于神经内分泌肿瘤做出的最重大改变是将大细胞神经内分泌癌从大细胞癌的亚型中分离出来,将其与小细胞癌、类癌和不典型类癌一并归入神经内分泌肿瘤范畴。

(一) 小细胞癌

　　小细胞癌约占所有肺癌的 20%,主要表现为肺门肿块伴广泛的淋巴结肿大,仅 20% 左右的肺小细胞癌为周围型。小细胞癌预后差,临床症状与肿瘤部位、大小、扩散程度有关,症状包括咳嗽、呼吸困难、咯血、体重减轻或其他全身症状,10% 的患者可有上腔静脉综合征。

　　大体上,小细胞癌多为中央型肿瘤,支气管多不受累,但常累及肺门淋巴结,切面通常为灰白至灰褐色,出血及坏死常见。组织学上,小细胞癌的特点为卵圆形至梭形细胞,核浆比例高,胞质很少或几乎缺失,可以观察到核的形态,细胞边界不清;核染色质呈细颗粒状("椒盐样"),无核仁或核仁不明显;核分裂 > 10 个 /2mm²,通常超过 50～60 个 /2mm²;坏死,包括梗死样坏死或单细胞坏死经常可见(彩图 3-3-5)。在支气管镜活检小标本中,小细胞癌可显示明显的人工挤压现象,此时要与淋巴瘤、基底细胞样鳞状细胞癌等加以鉴别。

小细胞癌通常呈细胞角蛋白阳性,其特点为点灶状阳性模式。多数病例神经内分泌标志物如突触素、嗜铬粒素 A、CD56 阳性,其中 CD56 最为敏感。TTF-1 多数为阳性表达,而 NapsinA 通常为阴性。

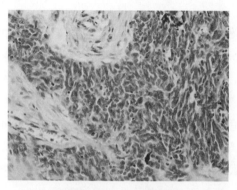

图 3-3-5 小细胞癌

小细胞癌的肿瘤细胞呈卵圆形至梭形,核浆比例高,胞质很少或几乎缺失,可以观察到核的形态,细胞边界不清;核染色质呈细颗粒状("椒盐样"),核仁不明显

(二)大细胞神经内分泌癌

大细胞神经内分泌癌是指非小细胞癌伴有神经内分泌形态学特征,且表达神经内分泌标志物,当突触素、嗜铬粒素 A 或 CD56 其中之一在超过 10%的肿瘤细胞中呈阳性表达时,即可作为诊断依据。大细胞神经内分泌癌与小细胞癌的鉴别必须建立在细胞形态学的基础上,其主要鉴别点见表 3-3-1。

大约 10%～20% 的肺腺癌、鳞状细胞癌和大细胞癌不具备神经内分泌的形态学特征,但具有神经内分泌免疫标志物的表达,此类肿瘤被诊断为非小细胞癌伴有神经内分泌分化。而具有神经内分泌形态学特征但神经内分泌标志物阴性表达的大细胞癌,则称为大细胞癌伴有神经内分泌形态,归入大细胞癌。

表 3-3-1　小细胞癌与大细胞神经内分泌癌的组织学特点比较

内容	肺小细胞癌	大细胞神经内分泌癌
细胞大小	细胞较小	细胞较大
细胞形态	卵圆形或梭形	多角形
核染色质	深染，颗粒状	泡状
核仁	不明显或无	通常存在，且核仁大
胞质	少，大标本中可见	中等量
核构型	常见	无或少见

（三）类癌

类癌占所有肺恶性肿瘤的 1%～2%，分为典型类癌（typical carcinoid，TC）和不典型类癌（atypical carcinoid，AC）。其中 TC 定义为核分裂 <2 个 /2mm² 并且无坏死的类癌，而 AC 定义为核分裂 2～10 个 /2mm² 或伴有坏死的类癌。

1. 典型类癌　TC 通常为中央型，但也可以为周围型，肿瘤直径一般为 2～4cm，切面灰黄色至灰褐色；肿瘤可突入气道内生长，偶尔会阻塞气道，无出血或坏死。组织学上，TC 肿瘤细胞常为多边形，大小较为一致，细胞核居中，染色质呈细颗粒状，胞质较为丰富，呈嗜酸性，核仁多不明显；有时细胞核异型性较为明显，但并不能以此作为 AC 的诊断依据。肿瘤细胞最常见的生长方式为器官样和小梁样排列，间质富于血管，其他生长方式则包括乳头状、假腺样、滤泡样和菊形团样。免疫组织化学方面，TC 多表达细胞角蛋白、CK7、CK20 多为阴性，TTF-1 大部分阴性，而神经内分泌标记物突触素、嗜铬粒素 A 和 CD56 则通常为强阳性；NapsinA 尚未发现在该类肿瘤中呈阳性表达。

2. 不典型类癌　AC 在大体形态上与 TC 相似，但更多为周围型，在有些 AC 病例中，病灶内可见灶状出血，而一般 TC 中则不出现。组织学上，AC 肿瘤细胞常为圆形或多边形，大小相对一致，染色质呈细颗粒状，胞质中等，大部分 AC 的生长方式亦呈器官样，与 TC 相类似。AC 区别于 TC 的可靠依据是出现坏死及核分裂 2～10 个 /2mm²，坏死常位于器官样排列的癌巢中央，呈灶状或点状，偶尔亦可见大片的梗死样坏死。由于坏死多呈点灶状，因此在穿刺活检或支气管镜活检标本中通常不易见到，有可能漏诊。AC 的鉴别诊断包括 TC、小细胞癌和大细胞神经内分泌癌，其鉴别主要依据组织学形态及核分裂计数，免疫组织化学的作用微乎其微。

六、肉瘤样癌

肉瘤样癌是一组分化差、含有肉瘤或肉瘤样（梭形细胞或巨细胞或两者同时存在）分化的非小细胞癌，共分为五种亚型，即多形性癌、梭形细胞癌、巨细胞癌、癌肉瘤和肺母细胞瘤。肉瘤样癌可以为中央型，也可以为周围型，切面灰白色，常伴有出血及坏死。肉瘤样癌在临床上十分罕见。

（一）肉瘤样癌的组织学特征

1. 多形性癌　多形性癌是一类由分化差的鳞状细胞癌、腺癌或大细胞癌混合有梭形细胞或巨细胞成分组成的肿瘤，其中梭形细胞或巨细胞的成分至少占肿瘤的 10%。梭形细胞可呈上皮样或间叶性表现，而恶性巨细胞则呈多角形，细胞核具有多形性，可为单核或者多核，并且肿瘤常伴有大血管浸润及坏死。

2. 梭形细胞癌　一类仅由梭形肿瘤细胞组成的非小细胞癌，梭形肿瘤细胞与多形性癌的梭形肿瘤细胞成分相同，呈不规则束状排列。梭形细胞具有明显的恶性特征，包括核染色质深、核仁明显等。肿瘤组织内无腺癌、鳞状细胞癌、大细胞癌或巨细胞癌成分。

3. 巨细胞癌　巨细胞癌极为罕见，由具有奇异、多形性细胞核的肿瘤性巨细胞组成，巨细胞形态与多形性癌中的巨细胞相同。巨细胞癌的肿瘤细胞失去黏附性，伴有明显的炎细胞（多为中性粒细胞）浸润，肿瘤细胞胞质丰富，常可见"伸入现象"（即中性粒细胞伸入肿瘤性巨细胞胞质中）、吞噬尘肺色素现象或呈透明球样改变；细胞核染色质深或呈泡状，核仁明显，也可呈多核状。

4. 癌肉瘤　一种伴有癌和分化的肉瘤成分的混合性恶性肿瘤，最常见的癌的成分依次为鳞状细胞癌、腺癌和大细胞癌，而最常见的肉瘤成分则依次为分化差的横纹肌肉瘤、软骨肉瘤和骨肉瘤。通常在病灶内能见到不止一种分化的肉瘤成分，肿瘤往往以肉瘤成分为主，癌的成分通常较少。癌肉瘤多见 TP53 突变，而 KRAS 突变或 EGFR 突变相对罕见。

5. 肺母细胞瘤　一类罕见的具有双向分化特点的肺恶性肿瘤，肿瘤主要由富含糖原的管状结构及间叶性始基成分组成。管状结构被覆假复层柱状上皮，无纤毛，胞质透明或略呈嗜酸性，形态似子宫内膜样腺体，腺细胞因含有糖原而呈核下或核上空泡；少部分腺腔内可含有黏液，但胞质内一般不出现黏液。间叶成分含有胚芽细胞样结构，间叶细胞可以呈圆形、卵圆形或梭形，有时可见局灶分化的肉瘤样成分，如横纹肌肉瘤、骨肉瘤或软骨肉瘤。

（二）肉瘤样癌的免疫组织化学特征

肉瘤样癌常联合表达细胞角蛋白、波形蛋白、癌胚抗原和平滑肌肌动蛋白，含有软骨肉瘤成分时，可表达 S-100 蛋白，而含有横纹肌肉瘤成分时，可表达肌源性标记物。肺母细胞瘤中上皮样成分表达细胞角蛋白、上皮细胞膜抗原、癌胚抗原和 TTF-1，神经内分泌标记物如突触素、嗜铬粒素 A 等可呈局灶阳性；肉瘤样基质则表达波形蛋白和平滑肌肌动蛋白，细胞角蛋白可局灶阳性，若存在肌性或软骨样基质，则表达结蛋白、肌红蛋白及 S-100 蛋白。

七、涎腺型癌

肺原发的涎腺型癌属于生长缓慢的低级别肿瘤，非常罕见，肿瘤起源于气管树黏膜下腺体，形态学及基因异常与涎腺相对应的肿瘤相似。由于肺涎腺型癌与头颈部涎腺腺癌转移在形态学上无法鉴别，因而详细了解临床病史对于其鉴别诊断有着十分重要的意义。肺原发的涎腺型癌主要包括黏液表皮样癌、腺样囊性癌和上皮 - 肌上皮癌。

（一）黏液表皮样癌

MEC 通常为中央型，位于大气管内，呈无蒂息肉状或带柄肿块，高级别 MEC 通常可呈浸润性生长。构成 MEC 的特征性成分包括 3 种细胞类型，即黏液样细胞、鳞状细胞及中间型细胞。低级别 MEC 主要由囊性区域并混杂有实性区域构成，其中囊性区域由柱状黏液细胞、杯状细胞、立方状细胞、透明细胞或嗜酸性细胞构成（彩图 3-3-6）；高级别 MEC 则主要由实性区域构成，角化珠不常见，黏液外渗区域周围间质可出现水肿、透明变性、钙化、骨化及肉芽肿反应。

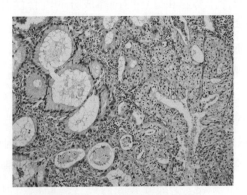

图 3-3-6　低级别黏液表皮样癌
低级别黏液表皮样癌的肿瘤细胞以柱状黏液
样细胞为主，混杂有鳞状细胞及中间型细胞

（二）腺样囊性癌（adnoid cystic carcinoma，ACC）

ACC 是发生于气管及主支气管比较常见的肿瘤，发生率仅次于鳞状细胞癌，肺的 ACC 常在支气管内形成息肉样病变，大多数肿瘤界限清楚，但也有部分病例肿瘤浸润到支气管周围软组织或肺实质内。ACC 常见生长方式有筛状、小管状及实性分布，筛状型可见被肿瘤细胞包绕的囊性结构，其内含嗜碱性、阿尔新蓝染色阳性的黏多糖物质。肿瘤细胞胞质少、核染色质深，呈椭圆形或多角形，核分裂罕见。免疫组织化学方面，ACC 表达导管上皮及肌上皮标记物，其中导管上皮细胞表达广谱细胞角蛋白及低分子量细胞角蛋白，而肌上皮细胞则表达波形蛋白、平滑肌肌动蛋白、钙调蛋白等。

八、NUT 癌

睾丸核蛋白（nuclear protein in testis，NUT）基因重排相关性癌又称 NUT 癌，是一种具有高侵袭性的分化差的癌。大约 70% 的病例由 15q14 上的 NUT 基因与 19p13.1 上的 BRD4 基因发生易位所导致。NUT 癌是第 4 版分类中新加入的类型，目前在世界范围内报到仅不足 100 例，好发于儿童和年轻人，中位生存期仅 7 个月。

组织形态学方面，肿瘤通常表现为小到中等未分化肿瘤细胞呈巢片状排列，细胞核不规则，核染色质粗糙或呈颗粒状，常有突然角化现象。免疫组织化学方面，超过 50% 的肿瘤细胞可表现为 NUT 抗体斑点状细胞核阳性。此外有报道称，部分病例中肿瘤细胞具有 P40 或 P63 的表达，提示其可能来源于鳞状细胞。

（王 玮 滕梁红）

参 考 文 献

[1] TRAVIS WD, BRAMBILLA E, BURKE AP, et al. WHO classification of tumours of lung, pleura, thymus and heart[M]. 4th ed. Lyon: IARC Press, 2015.

[2] TRAVIS WD, BRAMBILLA E, NICHOLSON AG, et al. The 2015 World Health Organization Classification of Lung Tumors-Impact of Genetic, Clinical and Radiologic Advances Since the 2004 Classification[J]. J ThoracOncol, 2015, 10: 1243-1260.

[3] PETERSEN I, WARTH A. Lung cancer: developments, concepts, and specific aspects of the new WHO classification[J]. J Cancer Res Clin Oncol, 2016, 142: 895-904.

[4] 张杰，邵晋晨，朱蕾. 2015 版 WHO 肺肿瘤分类解读 [J]. 中华病理学杂志，2015，44：619-624.

第四节 肺癌的分子病理诊断

肺癌主要病理类型包括：腺癌、鳞状细胞癌、神经内分泌肿瘤、大细胞癌和腺鳞癌等，各类型肺癌都有其独特的临床病理和分子生物学特征。近年来，分子病理在肺癌的诊断与分型、分级与分期、指导靶向治疗、预测治疗反应及预后评价等方面都发挥了重要作用。精准医疗是精准诊断与靶向治疗的结合，肿瘤治疗能够实现"个体化靶向"，也有赖于肿瘤基因改变的分子病理学检测。本节主要阐述了常见和罕见肺癌的分子病理学改变，如 EGFR、KRAS、ALK 和 MET 等基因与肺癌组织病理学的联系，同时介绍了常见的分子病理学技术方法及应用，包括荧光原位杂交、PCR、高通量测序和液体活检等。

一、肺癌中常见的分子遗传学改变

肺癌具有显著的形态结构异质性和临床个体差异，基因组学的发展已极大影响了肺癌的诊断和治疗。随着分子生物学技术飞速发展，病理学也在从传统的单一组织学形态向形态与分子相结合的方向推进。

（一）肺腺癌

随着二代测序技术的广泛开展，我们对肺癌基因组也有了更为深入的理解。如表 3-4-1 所示，肺腺癌中普遍存在特定致癌驱动基因变异，并且与对相关靶向药物的反应有关。肺腺癌最常见致癌基因包括 Kirsten 大鼠肉瘤病毒癌基因（kirsten rat sarcoma viral oncogene homolog，KRAS）、表皮生长因子受体（epidermal growth factor receptor，EGFR）和间变性淋巴瘤激酶（anaplastic lymphoma kinase，ALK）。尤其在亚裔肺腺癌患者中，EGFR 的突变更为常见（40%～50%）。EGFR 和 ALK 基因的异常主要见于非吸烟者，常伴有其他癌基因（包括 ROS1、RET、BRAF、ERBB 2 和 MET）活化，与靶向药物治疗反应有关，并且已有的大量临床试验也证明患者可以从相应的靶向治疗中获益。这也促使目前的诊疗指南中将对所有晚期肺腺癌患者进行 EGFR、ALK 和 ROS1 基因检测作为 I 级推荐。

此外，约 50% 肺腺癌中还存在 TP53 突变，且常与多种其他致癌基因变异共存。其他肺腺癌中检测到的基因还包括 STK11、KEAP1、NF1、PIK3CA 和 PTEN 等，虽然这些基因往往并不是驱动基因，但仍具有一定预后和预测价值。如 STK11 与吸烟人群中与 KRAS 突变同时存在，且与较差预后有关。

PIK3CA、PTEN 和 AKT 突变仅存在于少数 EGFR 变异的肺腺癌，与 EGFR 酪氨酸酶抑制剂抵抗有关。

表 3-4-1　肺腺癌中具有治疗意义的癌基因

基因	变异类型	频率	临床特征
KRAS	热点错义突变：密码子 12, 13, 61	25%	吸烟者 >> 非吸烟者
EGFR	错义：外显子 18-21 插入 - 缺失突变 >90% Ex19del, L858R 突变	15%（亚裔人群 40%~50%）	非吸烟者 >> 吸烟者 女性 > 男性 亚裔常见
ALK	重排：EML4-ALK 最常见	5%	非吸烟者 >> 吸烟者 女性 ≈ 男性 年轻患者
ROS1	重排：CD74-ROS1，SCL34A2-ROS1，EZR-ROS1，FIG-ROS1	1%~2%	非吸烟者 >> 吸烟者 女性 ≈ 男性 年轻患者
RET	重排：KIF5B-RET，CCDC6-RET，NCOA4-RET	1%~2%	非吸烟者 >> 吸烟者 女性 ≈ 男性 年轻患者
BRAF	V600E 和外显子 11 及 15 错义突变	4%	吸烟者 > 非吸烟者
ERBB2	外显子 20 插入突变	2%	非吸烟者 >> 吸烟者
MET	外显子 14 跳跃突变 扩增	3%	吸烟者 > 非吸烟者 女性 ≈ 男性 老年患者

（二）鳞状细胞癌

除了肺腺癌，其他肺部恶性肿瘤靶向治疗现状仍不乐观。除了可表现出高频的 TP53 突变外，鳞状细胞癌中存在的致癌基因突变还包括：成纤维细胞生长因子受体（fibroblast growth factor receptors，FGFR）家族成员、PI3K/PTEN/AKT 通路和盘状体结构域受体 2（discoidin domain receptor 2，DDR2）；特别是 FGFR1 扩增被认为是 FGFR 抑制剂治疗的标志物。体外研究发现伴有 FGFR1 扩增的肺癌，对多种靶向药物敏感，但关于这些药物的临床研究尚较少。还有研究发现 FGFR1 基因 mRNA 和蛋白表达水平相比基因拷贝数能够更好预测其对 FGFR 抑制剂的敏感性。免疫检查点抑制剂如 PD-1 抑制剂 Lizumab 和 Nivolumab，也为肺鳞癌患者治疗带来新的希望。

（三）神经内分泌肿瘤

神经内分泌肿瘤包括类癌、非典型类癌、小细胞癌和大细胞神经内分泌癌。小细胞肺癌（small cell lung cancer，SCLC）好发于有重度吸烟史人群，仅2% SCLC 发生在从不吸烟者。SCLC 中也存在着与吸烟密切相关的 TP53 和视网膜母细胞瘤 1（Retinoblastoma，RB1）基因失活。3%～7% 的 SCLC 存在MYC 家族癌基因的扩增，体外研究表明虽然这可以作为一个靶向突变，但靶向 MYC 的药物临床疗效研究甚少。

大细胞神经内分泌癌曾被认为是非小细胞癌的一种，其预后介于非小细胞癌和 SCLC 之间。目前基因组学研究发现大细胞神经内分泌癌与 SCLC 关系密切，伴有 TP53 和 RB1 缺失，且拷贝数相似。

（四）其他少见肿瘤

1. 大细胞癌 根据第四版 WHO 分类，大细胞癌被定义为一种"未分化的非小细胞肺癌"，缺乏小细胞癌、腺样或鳞状细胞分化的细胞学和组织学特征。随着分子病理学发展，对大细胞癌分类更严格。临床上，大细胞癌与吸烟密切相关，TP53 突变在大细胞肺癌常见，约 40% 的大细胞癌存在 KRAS 突变，其他突变还包括 BRAF 和 NRAS 突变。

2. 腺鳞癌 组织学上，腺鳞癌包含腺癌和鳞状细胞癌成分，每种成分占肿瘤成分比例必须≥10%。基因组学研究表明腺鳞癌更接近腺癌，因为存在相似的 EGFR 突变。小的活检标本中，若只是取材到鳞状细胞癌成分可能会将其误诊为鳞状细胞癌。当前指南通常不推荐对鳞状细胞癌进行 EGFR 和ALK 检测，但该检测可能适用于从不吸烟或轻度吸烟者以防止漏诊。

3. 多形性癌 多形性癌是一类由分化差的鳞状细胞癌、腺癌或大细胞癌混合有梭形细胞或巨细胞成分组成的肿瘤，属于肉瘤样癌。Liu 等通过全外显子测序发现 22% 肺部肉瘤样癌存在 MET 外显子 14 跳跃突变，20% 存在 KRAS突变。另外，亚裔多形性癌存在 EGFR 突变，北美及欧洲人种则较罕见。但是，即使存在 EGFR 突变，靶向药物 EGFR 酪氨酸激酶抑制剂仍对这一肿瘤疗效欠佳。与之相反，MET 靶向抑制剂对 MET 外显子 14 跳跃突变肿瘤疗效尚可。

4. 肺淋巴上皮瘤样癌 肺淋巴上皮瘤样癌常发生于亚裔人群，并且与 EB 病毒感染有关。大约 75% 的肺淋巴上皮瘤样癌存在程序性死亡配体 1（programmed death-ligand-1，PD-L1）过表达，这与 EB 病毒在其他恶性肿瘤中促进 PD-L1过表达一致。与其他非小细胞癌类型不同，亚裔人群中肺淋巴上皮瘤样癌EGFR 突变罕见，不伴有 KRAS 和 ALK 基因改变。

5. NUT 癌睾丸核蛋白（nuclear protein in testis，NUT）基因重排相关性癌 又称 NUT 癌，是一种具有高侵袭性且分化差的癌。NUT 癌对传统化疗不敏感且中位生存期仅 3 个月。明确诊断非常重要，可通过免疫组化检测 NUT 蛋白过表达或者分子检测 NUTM1 融合突变。NUTM1 常与 BRD3 或者 BRD4 基因融合，导致表观遗传失调。溴区结构域（bromodomain，BET）和组蛋白去乙酰化酶（histone deacetylase，HDAC）抑制剂对 NUT 癌细胞有效，目前正处于临床试验阶段。

6. 涎腺型癌　肺原发的涎腺型癌属于生长缓慢的低级别肿瘤，包括黏液表皮样癌、腺样囊性癌和上皮 - 肌上皮癌。其分子改变与起源于头颈部涎腺的肿瘤相似：如黏液表皮样癌 MAML2 重排，腺样囊性癌 MYB 重排，透明细胞癌和肌上皮癌 EWSR1 重排。

二、肺癌分子病理检测方法及应用

传统分子病理诊断技术包括免疫组织化学（immunohistochemistry，IHC）、荧光原位杂交（fluorescence in situ hybridization，FISH）、一代测序等。IHC 在肺癌领域主要用于检测 ALK、ROS1 等蛋白表达。FISH 是目前检测肺癌靶向基因 ALK、ROS1 基因重排最常用的方法。一代测序由于只能检测丰度 25% 以上的点突变、重排，因此应用越来越少。新型分子生物学诊断技术主要包括核酸分子绝对定量技术数字 PCR 和二代测序（表 3-4-2）。

表 3-4-2　常用的肺癌相关基因检测技术

基因	分子技术	细胞遗传学技术	免疫组化技术
KRAS	PCR 测序	N/A	N/A
EGFR	PCR PCR + CE 测序	不推荐采用 FISH 检测 EGFR 扩增来筛选 EGFR TKIs 适用的患者	EGFR 免疫组化不能预测患者对 TKIs 反应 突变抗体特异性高，但敏感性低，不能作为独立检测
ALK	RT-PCR 大规模平行测序杂交捕获 锚定多重 PCR	Breakapart FISH	ALK 免疫组化初筛，FISH 验证，ALK（D5F3）免疫组化试剂盒可作为 Crizotinib 治疗研究的独立检测手段
ROS1		Breakapart FISH	*ROS1*（D4D6）免疫组化初筛，推荐 FISH、RT-PCR 或测序验证
RET		Breakapart FISH	RET 免疫组化敏感性和特异性均不适用于临床检测

续表

基因	分子技术	细胞遗传学技术	免疫组化技术
BRAF	PCR 测序	N/A	BRAF V600E 免疫组化可作为初筛方法，与分子检测一致性较高
ERBB2	PCR 检测外显子 20 插入突变 测序	*ERBB2* 扩增少见	与 ERBB2 活化突变不相关
MET	测序检测 MET 内含子 13～14 区域 RT-PCR 检测外显子 14 缺失	FISH 检测 MET 扩增	MET 蛋白过度表达 MET 扩增变相关

（一）免疫组织化学检测

IHC 是利用抗原 - 抗体的特异性结合反应原理，以抗原或抗体来检测和定位组织中的待测物质的一种技术方法，具有较高的敏感性和特异性。IHC 为检测蛋白水平的表达提供了一种相对快速、低廉的方法，并可替代部分更昂贵和技术要求更高的分子生物学检测。在肺癌的诊断中，目前主要利用 IHC 对 ALK 和 ROS1 重排进行初筛。联合使用 IHC、FISH 和二代测序，还能够筛出 FISH 无法检测出的样本，并有助于分辨 FISH 假阳性和假阴性结果。IHC 检测肺癌 ROS1 重排敏感性高，但特异性较低。ROS1 在巨噬细胞和肺泡上皮等一些良性细胞中表达，也干扰了结果的判读，因此阳性结果应采用 FISH、RT-PCR 或 NGS 等技术再次验证。

（二）基于聚合酶链式反应技术的单基因检测

聚合酶链式反应（polymerase chain reaction，PCR）是一种在体外特异性扩增已知 DNA 片段的方法，可以对极其微量的待检测 DNA 片段进行扩增。实时定量 PCR（real time quantitative PCR，real time-qPCR）在 PCR 扩增过程中，通过荧光信号，对 PCR 进程进行实时检测。由于在 PCR 扩增的指数时期，模板的 Ct 值和该模板的起始拷贝数存在线性关系，可以作为定量依据。数字 PCR 是一种基于单分子模板的 PCR 扩增，适用于稀有突变检测、核酸序列的绝对定量及拷贝数变异等检测。与 Real-time PCR 不同，数字 PCR 技术对分子绝对定量，无需参考样本或标准曲线，即可获得准确的检测结果。数字 PCR 具有绝对定量和高灵敏度的特性，可用于 EGFR、ALK、ROS1、KRAS、BRAF 基因突变检测，也可进行循环肿瘤 DNA（circulating tumor DNA，ctDNA）监测。

（三）荧光原位杂交

FISH 技术原理是将荧光素直接或间接标记的核酸探针与待测样本中的核酸序列按照碱基互补配对的原则进行杂交，经洗涤后直接在荧光显微镜下观察。目前 FISH 被认为是检测 ALK 重排的金标准，经批准的商用探针检测可以作为 Crizotinib 治疗的辅助诊断手段。对 ROS1 和 RET 重排的检测，FISH 也是最常用的检测手段。FISH 是检测拷贝数变化的有效方法，相对于高通量测序、定量 PCR 或比较基因组杂交（comparative genomic hybridization，CGH）等分子技术，FISH 可以在单细胞水平上进行分析，精确地定量拷贝数的变化，在高度污染的肿瘤标本中可能更敏感。同时也可以检测到肿瘤内部基因拷贝数差异的异质性。

（四）测序技术

1. 一代测序（Sanger Sequencing）　Sanger 法是在 DNA 聚合酶催化下，以单链或双链 DNA 为模板，采用 DNA 引物引导新链 DNA 的合成，并通过聚丙烯酰胺凝胶电泳分辨出具有特定末端不同长短的 DNA 片段。一代测序技术的主要特点是测序读长可达 1 000bp，准确性高，但其测序成本高且通量低等不足，限制了其大规模的应用。一代测序只能检测丰度 25% 以上的点突变、重排，且敏感性较低，也限制了其应用。

2. 二代测序（next generation sequencing，NGS）　是近年来发展较迅速的一种测序技术，与一代测序相比，NGS 具有通量大、灵活性好、精确度高和同时检测多个基因等优势，可用于肿瘤分子分型、耐药后多基因的检测、监测 ctDNA 及检测肿瘤突变负荷（tumor mutational burden，TMB）等。临床分子病理实验室 NGS 样本可采用甲醛固定石蜡包埋（formalin-fixed paraffin-embedded，FFPE）组织、新鲜组织、各种体液上清液、体液离心细胞块石蜡包埋标本和血浆 / 血液标本等。

随着越来越多靶向药物应用于临床，通过二代测序进行多基因检测，寻找更多靶向治疗的机会。最新的非小细胞肺癌 NCCN 指南中也推荐 TP53、EGFR、KRAS 等多基因检测，用于指导临床用药及肿瘤风险评估。

（五）液体活检

液体活检技术是利用癌症患者体液中的循环生物标志物来提供有关癌症遗传信息的技术，具有创伤小、易于操作等优点，可动态监测肿瘤基因组变异及个体对治疗的反应，正逐步应用于肺癌精准医疗。目前液体活检主要包括：检测和分离循环肿瘤细胞（circulating tumor cells，CTCs）、循环肿瘤 DNA （circulating tumor DNA，ctDNA）和外泌体，相关技术的进步有助于增强对肿瘤异质性的理解，协助肺癌早期诊断，实现肿瘤个体化治疗。

1. 循环肿瘤细胞　　CTCs 是指从肿瘤原发或转移灶上脱落下来、并释放到外周血液循环中的肿瘤细胞。在肺癌早期即可进入外周血液循环，且具有原发性肿瘤的分子和遗传学特征，被认为是肺癌早期诊断的生物标记物。临床中 CTCs 检测联合胸部低剂量 CT 扫描，可作为肺癌早期筛查诊断的有效手段。此外，还有研究发现，非小细胞肺癌患者中 CTCs 的数目与肺癌临床分期呈正相关，CTCs 水平较低的患者经治疗后生存期更长。因此外周血中 CTCs 水平可用于评估肺癌患者的手术效果及复发的风险，若 CTCs 数量减少后回升则提示肿瘤复发的可能性较大。因此，CTCs 不仅有助于肺癌早期诊断、帮助肺癌分期，还可作为潜在的预后指标。目前的主要问题是如何合理有效地富集足够数量的、最佳条件的 CTCs，以及如何将 CTCs 检测技术标准化以进一步应用到临床日常实践。

2. 循环肿瘤 DNA　　ctDNA 是指从肿瘤原发或转移灶的肿瘤细胞上脱落下来、并释放到外周血和体液中的单链或双链 DNA 片段，长度通常为 160～180bp。目前常用的 ctDNA 检测技术包括实时 PCR、数字 PCR、磁珠乳液扩增方法、NGS 等。

ctDNA 可以弥补肿瘤异质性的问题，且易于从体液样本中获取，实现不同阶段肺癌基因异常的动态监测。ctDNA 检测也为动态监测肿瘤耐药性提供了可能，研究发现肺癌患者不同阶段的 ctDNA 浓度和基因突变不同。通过监测 ctDNA 中肿瘤特异性基因，如 EGFR 基因 T790M 耐药突变，实时评估耐药情况并及时调整治疗方案，更好地指导个性化用药。虽然 ctDNA 分析为早期肺癌诊断提供了一个可行的选择，现有技术手段仍无法克服敏感性的难关，检测成本、所需 DNA 的质量以及生物信息学支持也是目前面临的主要问题。

总之，液体活检因其无创、易行、易普及和便于动态监测等优点，具有重要应用前景。但是在广泛应用于肿瘤早期筛查和诊断之前，相关技术的敏感性和特异性仍有待于提高，并需要多中心大样本人群队列临床研究进一步验证。

（熊艳蕾　滕梁红）

参 考 文 献

[1] CHALELA R，CURULL V，ENRIQUEZ C，et al. Lung adenocarcinoma: from molecular basis to genome-guided therapy and immunotherapy[J]. J ThoracDis 2017，9: 2142-2158.

[2] RODRIGUEZ EF，MONACO SE. Recent advances in the pathology and molecular genetics of lung cancer：A practical review for cytopathologists[J]. J Am Soc Cytopathol，2016，5：252-265.

[3] KRIS MG，JOHNSON BE，BERRY LD，et al. Using multiplexed assays of oncogenic drivers in lung cancers to select targeted drugs[J]. JAMA，2014，311：1998-2006.

[4] SHOLL LM. The Molecular Pathology of Lung Cancer[J]. Surg Pathol Clin，2016，9：353-378.

[5] SHOLL LM，WEREMOWICZ S，GRAY SW，et al. Combined use of ALK immunohistochemistry and FISH for optimal detection of ALK-rearranged lung adenocarcinomas[J]. J ThoracOncol，2013，8：322-328.

[6] ROLFO C，MACK PC，SCAGLIOTTI GV，et al. Liquid Biopsy for Advanced Non-Small Cell Lung Cancer（NSCLC）：A Statement Paper from the IASLC[J]. J ThoracOncol，2018，13：1248-1268.

第四章 肺癌的治疗

第一节 | 肺癌的分期

目前已经达成肺癌治疗前需要分期的共识,准确的分期对治疗方案的准确制定十分必要。

一、肺癌的 TNM 分期史

1944 年 Denoix 首先提出对恶性肿瘤进行解剖学分期。1953 年,国际抗癌联盟(International Union Against Cancer,UICC)正式提出根据原发肿瘤(tumor,T)、淋巴结转移(lymph node,N)和远处转移(metastasis,M)的情况对肿瘤进行分期。此后,许多国家分别进行了大规模的临床研究,基于这些研究,UICC 于 1968 年提出了"恶性肿瘤 TNM 分期法"第 1 版,明确了 23 个不同部位恶性肿瘤的 TNM 分期标准。基于 Denoix 的研究,肺癌的 TNM 分期方法最早于 1973 年被美国癌症联合会(American Joint Committee on Cancer,AJCC)所采用,并于 1974 年收录于 UICC 和 AJCC 联合发表的第 2 版恶性肿瘤 TNM 分期法中。1982 年进行了 1 次修订,到目前为止共进行了 6 次修订,分别为 1987 年第 4 版、1997 年第 5 版、2002 年第 6 版、2009 年第 7 版和 2017 年第 8 版肺癌 TNM 分期系统。

二、第 8 版 TNM 分期

IASLC 数据库收集了 1999—2010 年 94 708 新确诊的肺癌患者,包括原先已建立的数据库(90 014 例)和通过电子数据收集系统(electronic data capture system,EDC)提交给癌症研究及生物统计学 CRAB 的数据(4 667 例)。通过 EDC 收集的数据包含了肺癌 TNM 分期所有必需的元素,尽管数据库规模稍小,但细节更多,使得研究人员对不同描述的分析及改进成为可能。患者来源于 16 个国家的 35 个中心，其中欧洲提供了 46 560 例患者，亚洲 41 705 例患者，北美 4 660 例患者，澳大利亚 1 593 例患者和南美 190 例患者。欧洲仍然是提供病例最多的地区，亚洲由于日本的巨大贡献而紧随其后，相对于以前的数据库，来自北美洲和澳洲的病例数减少了，南美洲首次提供了病例。CRBA 在已经建立的 TNM 分期基础上对经过筛选后的 77 156 例（70 967 例非小细胞肺癌，由原来的 84% 提高到 92%；6 189 例小细胞肺癌，由原来的 16% 降低到 8%）进行分析，形成第 8 版肺癌 TNM 分期，并于 2017 年 1 月正式开始实施。与第 7 版肺癌 TNM 分期相比，第 8 版分期能够更好地反映病情和估计预后（表 4-1-1～表 4-1-3）。国际肺癌研究协会（International Association for the Study of Lung Cancer，IASLC）公布的第 8 版肺癌分期系统已被国际抗癌联盟（Union for International Cancer Control，UICC）和美国癌症联合委员会（American Joint Committee on Cancer，AJCC）采纳，于 2017 年 1 月 1 日在欧洲和亚洲采纳，并于 2018 年 1 月 1 日正式在全球推广。

表 4-1-1　肺癌第 7 版、第 8 版 TNM 分期变更比较

TNM 定义	第 7 版	第 8 版
微浸润腺癌	—	T1mi
肿瘤最大径≤1cm	T1a	T1a
肿瘤最大径 >1cm，≤2cm	T1a	T1b
肿瘤最大径 >2cm，≤3cm	T1b	T1c
肿瘤最大径 >3cm，≤4cm	T2a	T2a
肿瘤最大径 >4cm，≤5cm	T2a	T2b
肿瘤最大径 >5cm，≤7cm	T2b	T3
肿瘤最大径 >7cm	T3	T4
侵犯主支气管，但未侵及隆嵴（浅表弥漫型，不论大小）	—	T1
支气管受累距隆嵴 <2cm，但不侵犯隆嵴	T3	T2
伴有全肺不张 / 肺炎	T3	T2
纵隔胸膜	T3	—
侵犯膈肌	T3	T4
远处器官单发转移灶	M1b	M1b
多个或单个器官多处转移	M1b	M1c

表 4-1-2　肺癌第 7 版、第 8 版 TNM 分期组合变更比较

TNM 分期组合	第 7 版	第 8 版
T1aN0M0	Ⅰa1 期	Ⅰa1 期
T1bN0M0	Ⅰa2 期	Ⅰa2 期
T1cN0M0	—	Ⅰa3 期
T1N1M0	Ⅱa 期	Ⅱb 期
T3N1M0	Ⅱb 期	Ⅲa 期
T3N2M0	Ⅲa 期	Ⅲb 期
T3～4N3M0	Ⅲb 期	Ⅲc 期
任何 T，任何 N，M1a、M1b	Ⅳ 期	Ⅳa 期
任何 T，任何 N，M1c	Ⅳ 期	Ⅳb 期

表 4-1-3　肺癌第 8 版 TNM 分期

T/M	亚组	N0	N1	N2	N3
T1	Tia（mis）	Ⅰa1			
	T1a≤1cm	Ⅰa1	Ⅱb	Ⅲa	Ⅲb
	1cm<T1b≤2cm	Ⅰa2	Ⅱb	Ⅲa	Ⅲb
	2cm<T1c≤3cm	Ⅰa3	Ⅱb	Ⅲa	Ⅲb
T2	3cm<T2a≤4cm	Ⅰb	Ⅱb	Ⅲa	Ⅲb
	4cm<T2b≤5cm	Ⅱa	Ⅱb	Ⅲa	Ⅲb
T3	5cm<T3≤7cm	Ⅱb	Ⅲa	Ⅲb	Ⅲc
	$T3_{Inv}$	Ⅱb	Ⅲa	Ⅲb	Ⅲc
	$T3_{Satell}$	Ⅱb	Ⅲa	Ⅲb	Ⅲc
T4	7cm<T4	Ⅲa	Ⅲa	Ⅲb	Ⅲc
	$T4_{Inv}$	Ⅲa	Ⅲa	Ⅲb	Ⅲc
	$T4_{Ipsi\ Nod}$	Ⅲa	Ⅲa	Ⅲb	Ⅲc
M1	M1a	Ⅳa	Ⅳa	Ⅳa	Ⅳa
	M1b	Ⅳa	Ⅳa	Ⅳa	Ⅳa
	M1c	Ⅳb	Ⅳb	Ⅳb	Ⅳb

注：Inv: Invasion，侵犯；Satell: satellite，卫星；Ipsi: ipsilateral，同侧

（一）T 分期

肿瘤最大径≤3cm 及 >3cm 生存差异很大，因此仍将 3cm 作为 T1、T2 的分界点；对于肿瘤最大径 >5cm，但≤7cm 的患者生存率变化不大，因此将其

统称为 T3；肿瘤最大径＞7cm 患者预后与第 7 版肺癌 TNM 分期的 T4 患者生存率类似，因此第 8 版分期将＞7cm 归为 T4。累及主支气管且距离隆嵴≥2cm 与其他因素 T2 预后一致，生存差异并无统计学意义，而累及主支气管且距离隆嵴＜2cm 但未累及隆嵴者，预后明显好于其他因素 T3，因此第 8 版分期对于主支气管受累，只要未侵犯隆嵴，无论距离隆嵴多远均归为 T2。合并部分肺不张或阻塞性肺炎的患者预后与其他因素的 T2 预后一致，但合并全肺不张或阻塞性肺炎患者预后明显好于其他因素的 T3，因此第 8 版分期无论肺不张或阻塞性肺炎范围大小、累及全肺与否均归为 T2。侵犯膈肌的患者要比其他 pT3 患者预后更差，类似于 pT4 患者，因此第 8 版分期将侵犯膈肌归为 T4。与壁层胸膜不同，纵隔胸膜受累没有明显征象，当发现纵隔胸膜受累时，往往肿瘤已越过胸膜侵犯到胸膜内组织或脏器，而且病理界定有一定困难，在病理分期中极少见仅单独纵隔胸膜受侵而没有浸润到纵隔内组织的情况，因此将纵隔胸膜受累纳入临床分期并不可靠，故而在新版分期中删除了纵隔胸膜受累的 T 分期因素。

（二）N 分期

历史上第一张肺癌区域淋巴结分布图是 Naruke 于 1967 年制订的，最初被应用于北美、欧洲和日本。美国胸科学会（American Thoracic Society，ATS）将 Naruke 分布图进行了修改，并对区域淋巴结解剖部位做了更为精确的描述，形成了 ATS 淋巴结分布图，并被广泛应用于北美地区。1996 年，Mountain 和 Dresler 修订了 ATS 淋巴结分布图（MD-ATS 图），并被 AJCC 和 UICC 所采用，之后被北美和欧洲地区广泛采用。Naruke 分布图和 MD-ATS 分布图对肺癌区域淋巴结分类的定义存在较大差异：Naruke 分布图的第 1 组对应 MD-ATS 分布图的第 1 组和第 2 组；Naruke 分布图的第 2、3、4R 和 4L 组对应 MD-ATS 分布图的 4R 和 4L 组；MD-ATS 分布图第 7 组（隆嵴下淋巴结）对应 Naruke 分布图的第 7 组和 10 组，导致部分肺癌按 MD-ATS 分布图分期为 N2，而按 Naruke 分布图分期则为 N1。

1. IASLC 淋巴结站解剖学定义　国际肺癌研究协会（The International Association for the Study of Lung Cancer，IASLC）组织的国际分期委员会（International Staging Committee，ISC）对数据库淋巴结分期资料进行分期分析，ISC 设计出新的肺癌淋巴结分布图，兼顾 MD-ATS 分布图和 Naruke 分布图，并且为每组淋巴结规定了精确的解剖学定义（表 4-1-4）。

表 4-1-4　IASLC 淋巴结图中每组淋巴结的解剖学定义

淋巴结站	解剖学范围
#1：下颈部，锁骨上及胸骨切迹淋巴结	上界：环状软骨下缘 下界：双侧锁骨，正中为胸骨切迹上缘 气管中线将此区域淋巴结分为 1R 和 1L
#2：上段气管旁淋巴结	#2R：上界为右肺尖和胸膜顶，中间为胸骨切迹上缘，下界为无名静脉与气管交叉处下缘，内界为气管左侧缘 #2L：上界为左肺尖和胸膜顶，中间为胸骨切迹上缘，下界为主动脉弓上缘
#3：血管前后气管后淋巴结	#3a：血管前 右侧：上界为胸膜顶，下界为隆嵴水平，前界为胸骨后，后界为上腔静脉前缘 左侧：上界为胸膜顶，下界为隆嵴水平，前界为胸骨后，后界为左颈总动脉 #3p：气管后 上界为胸膜顶，下界为隆嵴水平
#4：下段气管旁淋巴结	#4R：包括右侧气管旁和气管前淋巴结 上界：无名静脉与气管交叉处下缘 下界：奇静脉下缘 #4L：气管左侧缘和动脉韧带之间 上界：主动脉弓上缘 下界：左肺动脉干上缘
#5：主动脉弓下（主肺动脉窗）淋巴结	动脉韧带外侧淋巴结 上界：主动脉弓下缘 下界：左肺动脉干上缘
#6：主动脉弓旁淋巴结（升主动脉或膈神经）	升主动脉和主动脉弓前外侧淋巴结 上界：经主动脉弓上缘切线 下界：主动脉弓下缘
#7：隆嵴下淋巴结	上界：气管隆嵴 下界：左侧为下叶支气管上缘，右侧为中间干支气管下缘
#8：食管旁淋巴结（隆嵴以下）	除外隆嵴下淋巴结，位于食管表面 上界：左侧为下叶支气管上缘，右侧为中间干支气管下缘 下界：膈肌
#9：肺韧带淋巴结	肺韧带内淋巴结 上界：下肺静脉 下界：膈肌
#10：肺门淋巴结	紧邻主支气管和肺门血管（包括肺静脉和肺动脉干） 上界：右侧为奇静脉下缘，左侧为肺动脉上缘 下界：双侧叶间区域

淋巴结站	解剖学范围
#11：叶间淋巴结	叶支气管起始部之间
	#11s：右侧上叶和中间干支气管之间
	#11i：右侧中叶和下叶支气管之间
#12：叶淋巴结	紧邻叶支气管
#13：段淋巴结	紧邻段支气管
#14：亚段淋巴结	紧邻亚段支气管

该淋巴结的解剖学定义有以下几个特点：

首先，解剖学上明确所有淋巴结的位置，特别是区分了上下界，如以前认为锁骨上窝和胸骨切迹的淋巴结不是一个淋巴结区域，现在被划分为第 1 组淋巴结。

其次，将"分界线"从 MD-ATS 分布图的气管中线移至气管左缘，意味着该处出现的淋巴结对右肺癌视为 N2，而左肺癌视为 N3。主要原因在于右侧气管旁和气管前淋巴结可以被整块切除，而左侧气管旁淋巴结沿气管后缘和左喉返神经分布，独立于其他气管周围淋巴结。

再次，隆嵴下间隙扩大了，包括气管分叉处的淋巴结以及沿两侧主支气管向下分布的淋巴结，右侧至中间干支气管下缘，左侧至下叶支气管上缘。隆嵴下间隙的扩大意味着会将一部分 N1 或 N3 纳入 N2 范畴。

2. "淋巴结区"的概念分析发现周围区 N1 与肺门区 N1 生存没有差异；右上叶肿瘤伴或不伴 N1 的 N2 生存无差异，而左上叶有轻度差异；不同区域的 N1 或 N2 预后没有差异；累及 5 和 6 组淋巴结的左上叶肿瘤和累及其他单组 N2 的其他肺叶肿瘤无差异。于是为了方便分析预后，将淋巴结分为 7 个区，即锁骨上区、上区、主—肺动脉区、隆嵴下区、下区、肺门区与周围区。肺门与周围区淋巴结转移为 N1，上区、主—肺动脉区、隆嵴下区与下区为 N2，锁骨上区为 N3。淋巴结区受累的数量影响预后：病理单区 N1 受累好于病理多区 N1 受累（5 年生存率：48% vs 35%，$P < 0.009$），病理单区 N2 受累好于病理多区 N2 受累（5 年生存率：34% vs 20%，$P < 0.000\,1$），病理多区 N1 与病理单区 N2 受累重合。

由于以往不同 N 分期之间生存率差异已经能够很好地反映肺癌患者分期与预后的关系，因此第 8 版分期建议继续沿用原来第 7 版 N 分期。但是研究发现对于同一级别的 N 分期中，临床分期与病理分期生存率差异较大，而病理分期往往能够更真实地反映分期情况,研究发现淋巴结转移站数及是否存在跳跃性转移对预后会产生重要影响,伴有多站转移及存在跳跃性转移的患者预后明显变差,因此推荐将原来的 N1 细分为 N1a(单站转移)和 N1b(多站转移);N2 分为 N2a1(无 N1 转移,直接跳跃到 N2 的淋巴结)、N2a2(有 N1 淋巴结转移,同时发生单站 N2 淋巴结转移)和 N2b(多站 N2 淋巴结转移)。

(三)M 分期

由于寡转移概念的引入,将 M 分期进一步细分为 M1a、M1b 和 M1c,其中 M1a 与第 7 版定义一致,将 M1b 细分,单器官转移独列为新的 M1b。

(四)TNM 分期组合

第 8 版 TNM 分期将原来的ⅠA 期进一步细分为Ⅰa1、Ⅰa2、Ⅰa3 期,T1N1 由Ⅱa 期改为Ⅱb 期;T3N1 由Ⅱb 期改为Ⅲa 期;T3N2 由Ⅲa 期改为Ⅲb 期;T3~4N3 更新为Ⅲc 期;M1a 和 M1b 更新为Ⅳa,M1c 更新为Ⅳb。

三、TNM 分期展望

1. 入选人群的代表性　第 8 版肺癌 TNM 分期虽然增加了亚洲病例的比例,但主要来自日本,中国作为肺癌大国,病例数较少,而且主要为上海和广东的病例,不具有代表性。另外,虽然首次将南美洲病例纳入研究,但仍然缺乏来自非洲、俄罗斯及印度的病例。因为不同地域的肺癌病例生物学行为存在差异,对治疗的反应不一样,因此预后也不同。所以,在将来的分期研究中病例要有人群的代表性。

2. 数据收集的前瞻性　第 8 版肺癌 TNM 分期的数据库主要来自 IASLC 数据库,属于回顾性病例。将来的分期研究中需要增加病例的前瞻性研究,进一步确认新版分期的可行性。

3. 分期手段的多样性　薄层高分辨 CT、PET-CT、纵隔镜、支气管内超声引导针吸活检(EBUS-TBNA)、电磁导航支气管镜(ENB)等的广泛应用使肺癌的形态学分期越来越精确化,但是在将来的分期研究中应该对微转移的问题需要进一步研究,如液体活检,检测包括循环肿瘤细胞(circulating tumor cells,CTC)、循环肿瘤 DNA(circulating tumor DNA,ctDNA)、循环游离 DNA(circulating free DNA,cfDNA)。

4. 生物特征的精确性　在过去的几十年里,由于基因分析和分子诊断技术的不断发展,基于基因特征的肺癌分期研究也相继开展。但是目前已知驱动基因的非小细胞肺癌比例不足 50%,随着二代测序(next-generation sequencing,

NGS）等检测技术的推广运用，可以发现更多未知突变基因。在将来的分期研究中，肺癌的驱动基因突变状态和程序性死亡受体配体（programmed death ligand-1，PD-L1）表达水平等生物学特征应该有所体现，即肿瘤的生物学行为将应用于基于形态学为特征的肺癌分期系统，逐步过渡到成熟的肺癌形态 - 生物分期系统。

总之，第 8 版肺癌 TNM 分期最主要的变更内容是对 T 分期和 M 分期的改变，与第 7 版肺癌 TNM 分期相比能更好地反映不同分期肺癌患者的预后。但是肺癌分期必将由基于形态学为特征的肺癌分期系统，逐步过渡到肺癌形态—生物分期系统。

四、分期方法

理想的 TNM 分期方法是既能够反映患者临床的真实情况，又不会产生明显的安全性问题，同时又有较高的敏感性和特异性。各种分期方法由于其敏感性和特异性的原因，分期存在着高估（overstaged）和低估（downstaged）的问题，可能使部分患者失去手术时机或接受不必要的开胸手术。非小细胞肺癌的 TNM 分期主要有无创和有创两种方法，前者包括常规的胸部 X 线、胸部 CT、头颅 MRI、骨扫描、腹部超声等检查，后者包括纤维支气管镜、经皮肺穿刺活检、TBNA、超声内镜引导下经食管针吸活检术（endoscopic ultrasound guided fine needle aspiration，EUS-FNA）、纵隔镜、胸腔镜等。

（一）T 分期

一旦被确诊为恶性肿瘤，要想进行 T 分期，必须评估原发肿瘤的一些特征，包括肿瘤大小，是否有卫星结节，肺不张的程度，是否侵犯邻近结构。CT 是评价这些特征的最好手段，增强 CT 扫描可以更好地评估潜在的血管受累。MRI 在评估肿瘤侵犯纵隔方面比 CT 敏感，包括臂丛神经和锁骨下血管等。FDG-PET 具有更高的敏感性和特异性，且可以用于评价有无全身转移。确定支气管浸润对于 T2 或 T3 正确分期重要，然而 CT 的敏感性与特异性均低。

（二）N 分期

1. CT 价廉、解剖学优于其他无创手段，可以作为评估纵隔淋巴结的初筛手段。纵隔淋巴结在 CT 上分为 4 型。A 型：淋巴结侵犯纵隔，包绕血管、气管，淋巴结大小不可测量，该型影像学即可确诊；B 型：纵隔淋巴结增大，淋巴结大小可测，该型需要病理学确诊；C 型：中心型肿瘤或可疑 N1，导致 N2、N3 尽管大小正常，但转移比例较高（20%～25%），需进一步确诊；D 型：周围型临床Ⅰ期肿瘤，远处和纵隔淋巴结受累比例相当低，不需要进一步确诊。正常纵隔淋巴结平均直径＜10mm，有些隆嵴下淋巴结直径可达13mm。因此，一般将淋巴结短轴≥1cm作为CT诊断淋巴结转移的标准。在43项研究中，可评价患者7 368例，中位纵隔淋巴结转移率约30%，CT诊断纵隔淋巴结转移的中位敏感性和特异性分别为55%和81%，中位阳性和阴性预测值分别为58%和83%。

2. PET或PET-CT　PET在肺癌临床的重要意义在于改变治疗方案，对那些确诊的肺癌患者首先除外远隔转移，然后是确定有无纵隔淋巴结转移，使治疗不当的比率下降。研究表明，在判断纵隔淋巴结转移方面，PET要优于CT。在45项研究中，可评价患者4 105例，中位纵隔淋巴结转移率约28%，PET诊断纵隔淋巴结转移的中位敏感性和特异性分别为80%和88%，中位阳性和阴性预测值分别为75%和91%。

由于PET空间分辨率差，难以解剖性定义转移淋巴结，因此2000年以来，临床上开始应用PET-CT。在19项研究中，可评价患者2 014例，中位纵隔淋巴结转移率约22%，PET-CT诊断纵隔淋巴结转移的中位敏感性和特异性分别为62%和90%，中位阳性和阴性预测值分别为63%和90%。但是目前还不清楚为什么PET-CT的敏感性较PET降低。

3. 纵隔镜　电视纵隔镜检查的最佳适应证是各种原因引起的纵隔淋巴结肿大，它在评价肺癌的纵隔淋巴结转移上较CT和PET具有更高的准确性，一般作为确定纵隔淋巴结有无转移（如N3或多组N2病变，淋巴结外侵犯和侵犯纵隔脏器的T4期肿瘤）的金标准。非小细胞肺癌的纵隔淋巴结转移具有一定的规律：因此右上纵隔淋巴结的转移发生率较高，而经颈电视纵隔镜的最佳适应证就是气管右旁淋巴结的活检。纵隔镜判断左肺癌右纵隔淋巴结转移达到100%。纵隔镜有其局限性，一般对气管旁、右肺门、隆嵴下前组淋巴结及突向右侧并紧邻气管的前纵隔肿瘤有较好的可视性和可操作性，但是对位于左肺门，包括主肺动脉窗的淋巴结，需要行胸骨旁电视纵隔镜检查术；对位于后纵隔和下纵隔的淋巴结，可考虑进行胸腔镜检查术等。

（1）经颈纵隔镜：在26项研究中，可评价患者9 276例，中位纵隔淋巴结转移率约33%，传统纵隔镜评价纵隔淋巴结转移的中位敏感性和特异性分别为78%和100%，中位阳性和阴性预测值分别为100%和91%。部分研究假阴性率高达42%～57%，主要原因是纵隔镜没有到达准确的位置。在7项研究中，可评价患者955例，纵隔淋巴结中位转移率为31%，电视纵隔镜评价纵隔淋巴结转移的中位敏感性和特异性分别为 89% 和 100%，中位阳性和阴性预测值分别为 100% 和 92%。在 2 项研究中，可评价患者 386 例，中位纵隔淋巴结转移率约 31%，经颈纵隔镜纵隔淋巴结清扫评价纵隔淋巴结转移的中位敏感性和特异性分别为 94% 和 100%，中位阳性和阴性预测值分别为 100% 和 98%。因此，在 35 项研究中，可评价患者 10 648 例，中位纵隔淋巴结转移率约 34%，纵隔镜评价纵隔淋巴结转移的中位敏感性和特异性分别为 81% 和 100%，中位阳性和阴性预测值分别为 100% 和 91%。

（2）胸骨旁纵隔镜：在 4 项研究中，可评价患者 238 例，中位纵隔淋巴结转移率约 26%，胸骨旁纵隔镜评价纵隔淋巴结转移的中位敏感性和特异性分别为 71% 和 100%，中位阳性和阴性预测值分别为 100% 和 91%。

（3）扩大经颈纵隔镜：在 5 项研究中，可评价患者 456 例，中位纵隔淋巴结转移率约 19%，扩大经颈纵隔镜评价纵隔淋巴结转移的中位敏感性和特异性分别为 71% 和 100%，中位阳性和阴性预测值分别为 100% 和 91%。

4. 胸腔镜 在 4 项研究中，可评价患者 246 例，中位纵隔淋巴结转移率约 63%，胸腔镜评价纵隔淋巴结转移的中位敏感性和特异性分别为 99%（58%～100%）和 100%，中位阳性和阴性预测值分别为 100% 和 96%（88%～96%）。

电视胸腔镜手术（video-assisted thoracoscopic surgery，VATS）可以为外科医生提供一个全景式的胸膜腔，不仅可以对胸内淋巴结进行活检，也可对周围型肺结节以及胸膜、纵隔肿物等病变进行诊断，同时活检的组织质量要高于纵隔镜。但就肺癌治疗前纵隔淋巴结分期而言，胸腔镜手术与纵隔镜手术比较仍有诸多不足，操作相对复杂、需全身麻醉、双腔气管插管、单肺通气、检查范围局限于单侧胸膜腔和纵隔。术后并发症发生率平均 2%（0%～9%），术后住院天数明显高于纵隔镜组。但胸腔镜手术似乎应作为纵隔镜手术的一种辅助检查手段，更适合于纵隔镜难以到达或同时需胸膜腔内多处活检的纵隔病变，以及曾行过纵隔检查，纵隔内纤维化妨碍再次纵隔镜检查者。主要适用于 2、4、5、6、7、8、9 组淋巴结。

5. 穿刺活检

（1）经皮纵隔淋巴结穿刺活检：在 5 项研究中，可评价患者 215 例，中位纵隔淋巴结转移率约 84%，经皮纵隔淋巴结穿刺活检评价纵隔淋巴结转移的中位敏感性为 94%（72%～100%）。

（2）TBNA：在 27 项研究中，可评价患者 2 408 例，中位纵隔淋巴结转移率约 81%，TBNA 评价纵隔淋巴结转移的中位敏感性和特异性分别为 78%

（14%～100%）和100%，中位阳性和阴性预测值分别为100%和77%。

（3）EUS-FNA：EUS-FNA对纵隔淋巴结的评价尤其适合9、8、7、4L、5组淋巴结。操作的并发症发生率低，没有死亡病例。在26项研究中，可评价患者2 433例，中位纵隔淋巴结转移率约58%，EUS-FNA评价纵隔淋巴结转移的中位敏感性和特异性分别为89%和100%，中位阳性和阴性预测值分别为100%和86%。

（4）EBUS-TBNA：EBUS-TBNA活检探查的纵隔淋巴结范围与纵隔镜检查完全相同，除主动脉弓旁及弓下纵隔淋巴结（第5、6、8和9组）以外，其余各站纵隔淋巴结均可探及（第1、2、4和7组）。此外，由于超声内镜探头外径仅6.9mm，可深入主支气管甚至叶支气管内，因此第10、11组以及部分第12组淋巴结也可被探及。并发症发生率0.07%（包括气胸、焦虑、咳嗽、渗血），随着技术的广泛应用，会有一些关于严重并发症的报道，如需要进行闭式引流的气胸、支气管囊肿感染、肺气肿、肺/纵隔脓肿以及纵隔血肿等。但目前为止，与EBUS-TBNA技术相关的死亡只报道过1例。穿刺成功率不受淋巴结大小、位置的影响，受制于麻醉、ROSE、标本少（22G）。学习曲线陡峭。在26项研究中，可评价患者2 757例，中位纵隔淋巴结转移率约58%，EUS-TBNA评价纵隔淋巴结转移的中位敏感性和特异性分别为89%（46%～97%）和100%，中位阳性和阴性预测值分别为100%和91%。

（5）联合EBUS和EUS：EUS可以达到某些EBUS不能达到的部位（第8、9组纵隔淋巴结），两者可以起到相互补充的作用。从而对大部分纵隔淋巴结进行穿刺，达到完全代替纵隔镜的效果。在7项研究中，可评价患者811例，中位纵隔淋巴结转移率约33%，EUS-FNA评价纵隔淋巴结转移的中位敏感性和特异性分别为91%和100%，中位阳性和阴性预测值分别为100%和96%。

6. 纵隔分期　各种方法的比较（表4-1-5）：纵隔分期包括纵隔镜、经支气管针吸活检（transbronchial needle aspiration，TBNA）、支气管内超声引导下经支气管针吸活检（endobronchial ultrasound guided transbronchial needle aspiration，EBUS-TBNA）和内窥镜超声针吸活检（endoscopic ultrasound needle aspiration，EUS-NA）。MEDIASTrial研究了采用支气管内超声针吸引术（EBUS-NA）和内窥镜超声针吸引术（EUS-NA）进行纵隔淋巴结取样分期。如果活检结果阴性，不再做纵隔镜检查，没有出现不能接受的手术切除时未预见到的N2期病变；此外，省去了全身麻醉和住院。但是纵隔镜在肺癌分期的金标准地位仍然无法撼动。但是美国胸科医师协会（ACCP），欧洲胸外科医师学会（European

Society of Thoracic Surgeons，ESTS），欧洲呼吸学会（European Respiratory Society，ERS）和欧洲胃肠内窥镜学会（European Society of Gastrointestinal Endoscopy，ESGE）批准的 EBUS-NA，EUS-NA 或联合手术是纵隔分期的首选检查方法。

表 4-1-5　纵隔分期各种方法的比较

分期方法	例数	敏感性	特异性	阳性预测值	阴性预测值
CT	7 368	55	81	58	83
PET	4 105	80	88	75	91
PET-CT	2 014	62	90	63	90
TTNA	215	94	100	100	—
TBNA	2 408	78	100	100	77
EBUS-TBNA	2 756	89	100	100	91
EUS-FNA	2 443	89	100	100	86
EUS/EBUS	811	91	100	100	96
纵隔镜	10 648	81	100	100	91
VATS	246	99	100	100	96

注：数据来自 ACCP 肺癌诊断与处理第 3 版

（三）M 分期

在非小细胞肺癌的分期中，PET 具有重要的作用，它可以检测出在常规检查认为正常的患者中有 6%～37% 存在远隔转移，对转移灶具有较高的敏感性和准确性（>90%），优于其他无创检查手段。当然转移灶的确诊最后以病理为准。

1. M1a　有 1/3 的非小细胞肺癌在诊断时存在胸腔积液，其中大部分是恶性。通过临床、胸腔积液实验室检查（外观、常规、细胞学、生化、CEA、微生物学及免疫学检查）、胸膜穿刺活检、CT 扫描、MRI、PET 显像可及支气管镜活检等方法，大部分胸腔积液的病因可以明确，但仍有 20%～30% 的胸腔积液患者无法确诊病因。大多数学者认为，经胸壁胸膜穿刺活检的阳性率仅30%，并且穿刺组织小、定位不明确、穿刺有盲区，而对位于心包、纵隔表面等壁层胸膜即使在 CT 下穿刺，也不可能做到。电视胸腔镜下对胸腔积液的诊断与治疗优点如下：①观察视野清晰，可直接观察胸膜腔病变，可到达纵隔、膈面和肋膈窦等。②分离胸内粘连，充分吸净胸内积液，并就所得到的胸腔积液送病检及做相应的检查。③能对可疑病灶在直视下多部位反复活检，克服了针刺胸膜活检的盲目性。尤其是对发现的肺内或胸膜，膈肌的病变，可同时切除送病检,以此明确病因,指导进一步治疗。④取材大,术中可以冰冻,组织学检查阳性率高。⑤可以借助胸腔镜的引导,直接将灭菌滑石粉或碘伏等化学物质均匀喷布在肺表面,使得胸膜腔广泛粘连,防止胸膜渗出,避免胸腔积液复发。⑥操作简便、安全,胸腔镜检查导致死亡极为罕见,其病死率与支气管镜活检相当。

2. M1b　远处转移在非小细胞肺癌中的发病率为 25%～33%,转移最常见的部位主要有脑 10%、骨骼 7%、肝脏 5%、肾上腺 3%。腺癌发生远处转移的概率高。

(1)脑转移:脑转移有部分患者没有症状。在 18 项研究中,可评价患者1 830 例,中位脑转移率约 3%(0%～21%),CT 评价脑转移阴性的中位预测值97%(79%～100%)。在另外 9 项研究中,中位脑转移率约 14%(6%～32%),CT 评价脑转移的合并敏感性和特异性分别为 73%(95%CI 60～83)和 85%(95%CI 72～92),假阴性率 3%,假阳性率 11%,主要原因是脑脓肿、脑胶质瘤和其他病变,因此必要时需要活检确诊。颅脑 MRI 的敏感性优于 CT。PET在诊断肺癌脑转移方面较 CT/MRI 差,主要是由于脑部生理性摄取 FDG 高。

(2)骨转移:多数骨转移会伴有临床症状和实验室检查异常。锝 -99m- 亚甲基二磷酸(Tc-99m-MDP)骨扫描的敏感性大于 90%。全身骨扫描是诊断全身骨骼转移灶的常规检查,其灵敏度高,但特异性较差。对于骨扫描可疑阳性者,需行 MRI 检查、定期随访或活检进一步明确。PET 在诊断骨骼转移方面与全身骨扫描的灵敏度相近,但是准确性更高(96% 对骨扫描 73%)。

(3)肝转移:孤立性肝转移少见。上腹部超声或 CT 可以明确诊断。PET可能等效或略优于 CT,敏感性为 97%,准确性 92%,高于 CT。

(4)肾上腺转移:肾上腺是肺癌较常见的转移部位,尸检资料提示肺癌有35%～38% 出现肾上腺转移,以双侧多见。CT 和 MRI 是评估肾上腺肿瘤的有效手段。PET 能很好地检测肾上腺转移灶,同时还有助于除外一些非转移性良性肿块,肾上腺区较大病灶,未见 FDG 浓聚者,可除外转移的可能。必要时经皮肾上腺穿刺活检或切除。

(刘宝东)

参 考 文 献

[1] RAMI-PORTA R, BOLEJACK V, CROWLEY J, et al. The IASLC lung cancer staging project: proposals for the revisions of the T descriptors in the forthcoming eighth edition of

the TNM classification for lung cancer[J]. J ThoracOncol, 2015, 10（7）: 990-1003.

[2] EBERHARDT WE, MITCHELL A, CROWLEY J, et al. The IASLC lung cancer staging project: proposals for the revision of the M descriptors in the forthcoming eighth edition of the TNM classification of lung cancer[J]. J ThoracOncol, 2015, 10（11）: 1515-1522.

[3] NICHOLSON AG, CHANSKY K, CROWLEY J, et al. The International association for the study of lung cancer staging project: proposals for the revision of the clinical and pathologic staging of small cell lung cancer in the forthcoming eighth edition of the TNM classification for lung cancer[J]. J ThoracOncol, 2016, 11（3）: 300-311.

[4] GOLDSTRAW P, CHANSKY K, CROWLEY J, et al. The IASLC lung cancer staging project: proposals for revision of the TNM stage groupings in the forthcoming（eighth） edition of the TNM classification for lung cancer[J]. J ThoracOncol, 2016, 11（1）: 39-51.

[5] DETTERBECK FC, MAROM EM, ARENBERG DA, et al. The IASLC lung cancer staging project: background data and proposals for the application of TNM staging rules to lung cancer presenting as multiple nodules with ground glass or lepidic features or a pneumonic type of involvement in the forthcoming eighth edition of the TNM classification[J]. J ThoracOncol, 2016, 11（5）: 666-680.

[6] DETTERBECK FC, NICHOLSON AG, FRANKLIN WA, et al. The IASLC lung cancer staging project: summary of proposals for revisions of the classification of lung cancers with multiple pulmonary sites of involvement in the forthcoming eighth edition of the TNM classification[J]. J ThoracOncol, 2016, 11（5）: 639-650.

[7] DETTERBECK FC, BOLEJACK V, ARENBERG DA, et al. The IASLC lung cancer staging project: background data and proposals for the classification of lung cancer with separate tumor nodules in the forthcoming eighth edition of the TNM classification for lung cancer. J ThoracOncol, 2016, 11（5）: 681-692.

[8] DETTERBECK FC, FRANKLIN WA, NICHOLSON AG, et al. The IASLC lung cancer staging project: background data and proposed criteria to distinguish separate primary lung cancers from metastatic foci in patients with two lung tumors in the forthcoming eighth edition of the TNM classification for lung cancer[J]. J ThoracOncol, 2016, 11（5）: 651-665.

[9] TRAVIS WD, ASAMURA H, BANKIER AA, et al. The IASLC lung cancer staging project: proposals for coding T categories for subsolidnodules and assessment of tumor size in part-solid tumors in the forthcoming eighth edition of the TNM classification of lung cancer[J]. J ThoracOncol, 2016, 11（8）: 1204-1223.

[10] DETTERBECK F，CHANSKY K，GROOME P，et al. The IASLC lung cancer staging project：methodology and validation used in the development of proposals for revision of the stage classification of NSCLC in the forthcoming（eighth）edition of the TNM classification of lung cancer[J]. J ThoracOncol，2016，11（9）：1433-1446.

[11] BOUSEMA JE，DIJKGRAAF MGW，PAPEN-BOTTERHUIS NE，et al. MEDIASTinal staging of non-small cell lungcancer by endobronchial and endoscopicultrasonography with or without additionalsurgical mediastinoscopy（MEDIASTrial）：study protocol of a multicenter randomizedcontrolled trial[J]. BMC Surg，2018，18（1）：27.

第二节　肺癌的外科治疗

肺癌是世界上发病率最高的恶性肿瘤，近20年来，肺癌的发病率和死亡率呈逐年上升的趋势。据2014年全球恶性肿瘤发病与死亡调查显示，肺癌是世界范围内男性新发病例、死亡病例最高的肿瘤，发展中国家男性肺癌新发病例数远超排在第二位的肝癌。我国各地区男性肺癌发病率、死亡率均排名第一。我国女性肺癌发病率排名第二，但在西部地区肺癌发病例数仍居第一位，所有地区女性肺癌死亡率排名第一。

自1933年Graham完成世界第一例成功的肺癌切除术至今，肺癌的外科治疗取得了巨大进步。20世纪90年代初，以电视胸腔镜手术（video-assisted thoracic surgery，VATS）为主的微创胸外科的兴起，又使得肺癌外科治疗再次快速发展。

一、临床分期与手术适应证

当今，外科手术仍是肺癌治疗的首选疗法，它是唯一可能治愈肺癌的方法。多年来经过肺癌多中心随机对照研究，将肺癌外科治疗推向更科学、更合理的治疗阶段。

肺癌临床分期是决定治疗方法的基础，只有正确分期才能合理选择正确的治疗方案。2017年国际抗癌联盟颁布了第8版肺癌TNM分期标准，并推广实施。根据第8版肺癌分期标准，最适合手术治疗的肺癌是Ⅰ期、Ⅱ期和部分Ⅲa期（如T3-T4N1M0）NSCLC；Ⅲb期和Ⅳ期肺癌不建议手术治疗。大多数学者认为，肺癌的绝对手术适应证是T1-3N0-1M0期的病变；相对适应证是部分T4N0-1M0期的病变；对于包括T3N2M0以后分期的病变，是否手术争议较大。

（一）Ⅰ期 NSCLC 患者的综合治疗

①首选外科手术治疗，包括肺叶切除加系统性肺门和纵隔淋巴结清除术，可采用 VATS 或开胸等术式；②对于高龄或低肺功能的部分ⅠA 期 NSCLC 患者可考虑行解剖性肺段或楔形切除术加系统性肺门、纵隔淋巴结清除或采样术；③完全切除的ⅠA、ⅠB 期 NSCLC 患者不推荐常规应用术后辅助化疗、放射治疗及靶向药物治疗等，但具有高危险因素的ⅠB 期患者可选择性考虑行辅助化疗；④切缘阳性的Ⅰ期肺癌推荐再次手术，任何原因无法再次手术的患者，推荐术后化疗联合放疗；⑤对于有严重的内科并发症、高龄、拒绝手术的患者可采用大分割根治性放射治疗。

（二）Ⅱ期 NSCLC 患者的综合治疗

①首选外科手术治疗，解剖性肺切除加系统性肺门和纵隔淋巴结清除或采样术；②对高龄或低肺功能的患者可考虑行解剖性肺段或楔形切除术加系统性肺门和纵隔淋巴结清除或采样术；③完全性切除的Ⅱ期 NSCLC 患者推荐术后辅助化疗；④当肿瘤侵犯壁层胸膜或胸壁时应行整块胸壁切除，切除范围至少距病灶最近的肋骨上、下缘各 2cm，受侵肋骨切除长度至少应距肿瘤5cm；⑤切缘阳性的Ⅱ期肺癌推荐再次手术，任何原因无法再次手术的患者，推荐术后化疗联合放疗。

（三）Ⅲ期 NSCLC 患者的综合治疗

局部晚期 NSCLC 是指 TNM 分期为Ⅲ期的患者。多学科综合治疗是Ⅲ期NSCLC 的最佳选择。局部晚期 NSCLC 分为可切除和不可切除两大类。

（1）可切除的局部晚期 NSCLC 患者：①T3N1 期的 NSCLC 患者，首选手术治疗，术后行辅助化疗。②N2 期 NSCLC 患者，影像学检查发现单组纵隔淋巴结肿大且直径<3cm 或两组纵隔淋巴结肿大但未融合，并且估计能完全切除的患者，应接受以外科手术治疗为主的综合治疗；有条件的医院推荐行术前纵隔镜、超声内镜引导下的经支气管针吸活检（EBUS-TBNA）或超声内镜引导下细针穿刺活检术（EUS-FNA），明确 N2 分期后行术前新辅助化疗，然后行手术治疗。对于纵隔淋巴结融合、固定的患者，应行放疗、化疗或同步放化疗；治疗后 N2 降期特别是降至 N0、且经重新分期评估排除远处转移者，结合患者的机体状况，推荐手术治疗。③部分 T4N0～1 期的 NSCLC 患者：a. 相同肺叶内存在卫星结节的患者：首选治疗为手术切除，也可选择术前行新辅助化疗，术后行辅助化疗；b. 其他可切除的 T4N0～1 期 NSCLC 患者：可酌情首选新辅助化疗，也可选择手术切除。如为完全性切除，考虑术后辅助化疗。如

切缘阳性,术后行放疗和辅助化疗。④肺上沟瘤的治疗:部分可手术患者,建议可考虑先行术前新辅助同步放化疗,经再评估,有手术指征的患者给予手术治疗和术后辅助化疗;对于不能手术的肺上沟瘤患者,则行根治性放疗联合化疗。

(2)不可切除的局部晚期 NSCLC 患者:①影像学检查提示纵隔融合状肿大淋巴结,纵隔镜、EBUS-TBNA 或 EUS-FNA 检查证实为阳性的 NSCLC;②T4N2~3 期 NSCLC 患者;③胸膜转移结节、恶性胸水和恶性心包积液的患者,新分期已归类为 M1,不适于手术切除的患者,部分病例可采用胸腔镜胸膜活检或胸膜固定术;④不可切除的局部晚期 NSCLC 患者首选治疗为同步放化疗。

二、手术适应证与手术方式的选择

目前,非小细胞肺癌(non-small-cell lung cancer,NSCLC)手术方式主要包括 VATS 及开胸手术。肺叶切除伴淋巴结清扫术为目前广泛认可的标准手术方法。手术适应证主要根据患者自身情况及尽可能精确的临床和或病理分期决定,目前公认的标准为肺癌 TNM 分期中较早期如Ⅰ、Ⅱ期及部分Ⅲa 期的患者。值得关注的是,近年来随着微创治疗理念的不断深入、外科手术器械的不断改进及麻醉手术设施和技术的完善,肺癌外科治疗更趋普及,肺癌手术适应证较前明显扩大。

由于不同医院胸外科发展水平不一,手术者对各种手术方式的熟悉程度存在差异,肺癌手术方式的选择方面尚无统一标准。随着早期病变特别是 GGO病变的逐渐增多,多数胸外科医生认为 VATS 将逐渐成为胸外科手术的主角,传统开胸手术将成为其补充,目前的实际工作中也证明了这一点,2015 年全国胸外科肺癌手术中,微创手术比例达到了 73.7%,这一比例也显著高于欧美同期水平。目前多数学者认为 VATS 适用于肿瘤直径不超 5cm 及部分未侵犯肺部大血管和叶支气管起始部的中心型肺癌。对于部分老年患者,因心肺功能较差不能耐受常规开胸手术或常规检查未能明确病理诊断者,VATS 姑息性肿瘤切除或肺取材活检术可作为理想的选择。有报道 VATS 用于大肿瘤的肺叶切除是可行的,但目前此类相关文献报道较少,很多术者对此仍持怀疑态度。不过,相信随着手术经验、技巧的积累,相关手术器械的改进,VATS 用于大于 5cm 肿瘤的手术切除将不再是难题。

三、肺癌切除范围

在过去的十几年中，肺叶切除加区域淋巴结清扫被认为是早期肺癌最佳的治疗方案，而亚肺叶切除术包括肺段切除术和肺楔形切除术等则作为一种补充的手术方式，主要用于不能耐受肺叶切除的心肺功能不佳的老年肺癌患者。亚肺叶切除术可以保存更多的肺功能，但存在肿瘤切除不彻底导致手术后局部复发的风险。一项来自日本的回顾性研究发现，在年轻的肺癌患者中，进行亚肺叶切除术（平均年龄 68 岁）后患者的五年生存率明显低于标准的肺叶切除术（平均年龄 64 岁）（64.0% vs 90.9%，P＜0.000 1）；然而在老年患者中（平均年龄分别为 78 岁和 77 岁）并没有观察到有显著差异（67.6% vs 74.3%，P＝0.92）。解剖性肺段切除术或肺楔形切除术的指征为：①患者高龄或低肺功能，或有行肺叶切除术的主要风险；② CT 提示肺内周围型病变（指位于肺实质外侧 1/3），且病变直径≤2cm，并具备以下任一特征：病理证实为腺癌；CT 随诊 1 年以上高度可疑癌；CT 提示磨玻璃样影中实性成分≤50%；③切除肺组织切缘距离病变边缘≥2cm 或切缘距离≥病变直径，术中快速病理检查结果为切缘阴性；④在决定行亚肺叶切除术前，应对肺门和纵隔淋巴结进行系统采样。目前，早期肺癌亚肺叶切除术尚处于临床研究阶段。

早期病变（Ⅰ期），特别是实性成分少于 50% 的 GGO 病变，目前有一些研究是单纯行肺段切除或楔形切除（亚肺叶切除），远期生存与肺叶切除没有显著差异。但是在还没有大型临床研究证实之前，肺叶切除加系统性纵隔淋巴结清扫仍是非小细胞肺癌标准术式。

解剖性肺段切除术或肺楔形切除术的指征为：①患者高龄或低肺功能，或有行肺叶切除术的主要风险；② CT 提示肺内周围型病变（指位于肺实质外侧 1/3），且病变直径≤2cm，并具备以下任一特征：病理证实为腺癌；CT 随诊 1 年以上高度可疑癌；CT 提示磨玻璃样影中实性成分≤50%；③切除肺组织切缘距离病变边缘≥2cm 或切缘距离≥病变直径，术中快速病理检查结果为切缘阴性；④在决定行亚肺叶切除术前，应对肺门和纵隔淋巴结进行系统采样。目前，早期肺癌亚肺叶切除术尚处于临床研究阶段，鼓励参与临床研究，不能作为标准术式推广。

四、肺癌切除手术方式

解剖性肺叶切除是目前 VATS 肺叶切除的公认标准。

通常情况下术中应依次处理肺静脉、肺动脉，最后处理支气管，或依据术中实际情况决定处理顺序。刘伦旭等研究了肺叶切除中处理血管的不同顺序，证明首先处理静脉组在 5 年 OS 及 DFS 指标优于先处理动脉组。再一次证实了传统手术顺序的意义。

由于不同术者操作习惯的不同，具体手术方式也各具特色。一种为经肺裂操作模式：先打开肺裂，经肺裂间肺实质显露肺血管，随即处理肺动脉、静脉，最后处理支气管，完成解剖性肺叶切除。但该术式并不适用于多数尤其是肺裂发育不良的患者且术中出血及术后肺漏气发生率高。另一种是避开肺裂操作模式：先避开发育不全的肺裂处理肺门结构，最后再处理发育不全的肺裂。

肺段切除术多适用于不能耐受肺叶切除术者，如高龄、心肺功能较差、合并心血管系统疾病等，部分早期周围型肺结节可考虑肺段切除，但肺段切除操作比肺叶切除更复杂，VATS 术前精确定位仍是需要解决的难题。

亚肺叶切除的标准方法是使用切割缝合器，近期有研究报道使用 2μm 铥激光适形肺切除，取得了与切割缝合器近似的效果，尤其适用于肺内深部结节、纵隔面肺结节等不适合直线切割缝合器切除的病例。

支气管袖状肺叶切除术是在术中快速病理检查保证（包括支气管、肺动脉或静脉断端）切缘阴性的情况下，尽可能保留更多肺组织及肺功能所行的切除范围，术后患者生活质量优于全肺切除术患者。支气管袖式成形术一直被认为是一项高难度、高风险，对术者要求极高的手术方式，VATS 用于支气管袖式成形甚至是不可能的，多数医疗中心多选择常规开胸术式。但随着腔镜设备、手术器械的改进及腔镜下吻合技巧的改良，越来越多的医疗单位开始尝试与探索 VATS 支气管袖式成形术，国外学者 Gonzalez-Riva 等甚至报道了单孔胸腔镜支气管肺动脉双袖式肺叶切除术。

五、淋巴结清扫

淋巴结清扫是标准肺癌手术的重要组成部分，完全性切除手术（R0 手术）除完整切除原发病灶外，应常规进行系统性肺门和纵隔各组淋巴结（N1 和 N2 淋巴结）切除，并标明位置送病理。系统性淋巴结清扫能更彻底切除淋巴结，提高肿瘤分期准确性，减轻肿瘤负荷，控制因微转移而致局部复发及远处转移的发生率。同时系统性淋巴结清扫与淋巴结采样相比，术后并发症及死亡率无明显统计差异。虽然目前已有较多相关临床研究报道肺癌系统淋巴结清扫优于淋巴结采样。

最少对 3 个纵隔引流区（N2 站）的淋巴结进行清扫或采样，尽量保证淋巴结整块切除。建议右胸淋巴结清除范围为：2R、3a、3p、4R、7～9 组淋巴结和周围软组织，左胸淋巴结清除范围为：4L、5～9 组淋巴结和周围软组织。

一项回顾性研究提出与微创手术相比，开放手术清扫的淋巴结数目更多。该研究分析了 2008—2012 年间共 129 例行肺叶切除的 cN0 肺癌患者，其中 69 例（53.5%）接受开放手术，60 例（46.5%）接受微创手术。结果显示前者清扫的淋巴结数目显著多于微创手术[(14.7 ± 1.3) vs (9.9 ± 0.8)，$P = 0.003$]；开放手术组中，24.6% 的患者术后病理升期为 pN1 或 pN2，而微创组仅为 10%（$P = 0.05$）然而，更多人认为两者在清扫的淋巴结数目上没有差别，比如一研究共纳入 157 例行肺叶切除的 cN0 期 NSCLC 患者，且术后病理证实为 pN2，其中 67 例接受微创手术，90 例接受放手术。结果显示，两种手术方式清扫的总淋巴结数目相似[(17.4 ± 6.1) vs (18.1 ± 7.2)，$P = 0.78$]，且纵隔淋巴结清扫数目也无差异[(11.7 ± 5.6) vs (12.0 ± 5.1)，$P = 0.84$]。随着微创技术的成熟，VATS 手术在淋巴结清扫方面已经不存在争议。

六、电视胸腔镜手术（Video-assisted thoracoscopic surgery VATS）与达芬奇机器人手术（robot-assisted thoracic surgery, RATS）

随着肺癌早期筛查的不断普及，临床上可手术的早期肺癌患者不断增多，VATS 作为早期肺癌的标准治疗手段之一而快速发展。与传统开胸手术相比，VATS 具有创伤小、出血少、术后疼痛轻、对心肺功能影响较小、恢复快及符合美容要求等优点。

VATS 手术切口的改变：胸腔镜肺叶切除术因切口数量的不同主要分为 3 孔 VATS、单操作孔 VATS（single utility port VATS，SUP-VATS）、单孔 VATS（single port VATS，SP-VATS）及多孔 VATS（4 孔及以上），所有操作均在胸腔镜下完成，不撑开肋骨，实施解剖性肺叶切除和淋巴结清扫或采样。3 孔 VATS 作为经典胸腔镜设计方案，更符合 VATS 特点，操作简便易掌握，目前应用最为广泛。单操作孔 VATS（single utility port VATS，SUP-VATS）目前很多单位在开展。单孔 VATS（single port VATS，SP-VATS）也逐渐增多。近远期效果未见差异，但是单孔 VATS（single port VATS，SP-VATS）术后疼痛感轻于其他术式。

自 1992 年 Roviaro 首次报道了完全腔镜肺叶切除术至今,学者们对 VATS 从手术切口与手术方式上进行了不断地优化与改进。其主要适应于周围型非小细胞肺癌,病程处于早期者疗效更佳,甚至部分肿瘤直径大于 5cm 的非小细胞肺癌行全胸腔镜下肺叶切除也是合理可行的。

在临床工作上,一般选择 3 个孔进入胸腔,进入胸腔后,在高清电视影像技术下,可以清楚找到肿瘤位置,术者利用超声刀依次分离肺叶间主要血管、支气管等组织。超声刀的应用明显减少了术野组织渗血、出血,保持术野清晰,从而可以尽可能地避免伤及肺血管及周围健康肺组织。充分分离肺叶相邻间、血管、支气管等重要组织,一次性直线切割缝合器、支气管及血管闭合器的应用,致使手术更加简单化,肺部漏气及术后大出血等严重并发症减少。为了提高远期效果与更好地进行指导性治疗,术程中彻底清扫纵隔、肺门淋巴结,并送病理检查,若化验结果提示阳性,术后还应行放化疗等综合性治疗。

单孔胸腔镜与 2~3 孔胸腔镜:传统开胸肺癌根治术视野为三维直视立体视野,允许多角度观察胸腔内脏器及周围毗邻,并且可以直接触觉病灶情况,利于术者更好地完成手术。而电视辅助胸腔镜手术(多孔),术者视野则为二维视野,且容易在屏幕中形成假像,对于不熟练胸腔镜手术的医生来说,视觉适应成为一个障碍,进而可能增加手术时间。另外,单孔电视辅助胸腔镜手术(SPVATS)肺叶切除,器械与胸腔镜头平行置入,提供了与开胸手术相同的视觉角度,相同的矢状面,利于术者适应屏幕视觉转换,手术器械直接指向靶组织,对于年轻且熟悉开胸手术的医生更容易掌握与学习。近些年,3D 胸腔镜逐渐应用于微创肺癌手术中,它不仅观察局部微小结构更清晰,定位更准确,而且可减少出血、误伤神经或各类手术并发症。2015 年有学者报道了世界上首例裸眼 3D(不需要 3D 眼镜)胸腔镜肺癌手术。单孔电视胸腔镜手术治疗肺癌是微创胸外科的进一步提升,也是对传统胸腔镜手术方式的有益补充。对医生来说,单孔下操作可以减少手术参与者,节约人力资源及手术物品资源,充分体现微创理念。对患者来说,单一切口,可以减轻病人的心理负担,利于术后更好的恢复。对于像高龄伴心肺等脏器功能减退不适合开胸手术的患者,单孔微创下手术,更利于患者术后康复。许多文献资料研究分析,单孔 VATS 产生更少的术后疼痛和感觉异常。更微小的切口,更短时间的康复,也体现了快速康复外科的理念。但单孔 VATS 容易产生器械打架,靶组织暴露不完全,淋巴结清扫困难,进而可能增加手术时间。单孔胸腔镜手术治疗肺癌正逐步发展，已全球普及，单孔胸腔镜出现创新思路，如剑突下和胚胎自然腔道内镜手术，辅助非插管手术，复合手术室图像引导和电磁导航支气管镜的应用等，这些新技术促进了单孔胸腔镜技术的发展。

单孔胸腔镜下进行操作更容易学习，随着技术发展，三维图像系统不断改进，使成像更加立体，更加接近自然视觉，也更容易适应。

胸腔镜下肺段切除较肺叶切除复杂，这可能跟每一肺段的解剖特点有着直接关系，比如背段、左上叶舌段切除跟传统式开胸手术一样，技术上操作易行，而上叶固有段、下叶前基底段及下叶其他基底段切除相对难度较大，因此胸外科医生应重视肿瘤的具体位置及解剖特点。由于环境空气的质量逐渐下降和长期大量吸烟，高龄肺癌患者增多，可能同时合并慢性支气管炎和肺气肿等疾病，因此近年来美国 NCCN 指南对非小细胞肺癌治疗（肺段或肺楔形切除）作出明确规定：肺功能差或因其他重要合并症不能耐受肺叶切除者；周围结节直径≤2cm 并至少符合以下标准其中 1 项：组织学类型为单纯细支气管肺泡癌（2B 类），CT 检查显示结节≥50% 表现为毛玻璃样改变（2B 类），影像学检查证实肿瘤倍增时间较长（≥400 天，2B 类）。必要时行肺癌根治术。全胸腔镜下肺段切除也应作为胸外科常规手术。

胸腔镜下全肺切除术主要适用于部分中央型非小细胞肺癌，肿瘤累及肺门及各肺叶，往往需采用全肺切除才能达到根治。全肺切除术手术风险较高，因此很多医疗中心会选择传统式开胸手术或胸腔镜辅助下小切口手术。围术期死亡率较高，远期疗效不佳。目前国内一些医疗中心也开展全胸腔镜下全肺切除术，但仍较局限。这可能与应用胸腔镜技术熟练程度有较大关联，并且此项循证依据也较少。目前越来越多中心在评估可行性、安全性前提下选择腔镜下全肺切除。

自从 2000 年达芬奇机器人手术（robot-assisted thoracic surgery，RATS）系统获得了美国食品药品监督管理局（Food and Drug Administration，FDA）批准并大量应用于临床各个领域，微创外科历史掀开了崭新的一页。2012 年 Park 等一项针对 325 例 RATS 手术患者的多中心研究中报告，5 年生存率为 80%（Ⅰa 期 91%、Ⅰb 期 83%、Ⅱ期 49%），这是比较好的一组结果，表明机器人胸外科手术安全有效，其 5 年生存率与其他手术相似。与 VATS 手术比较，RATS 优势在于：三维视野下定位精确，手术姿态稳定；符合人体工学的手术器械，器械再定位容易，过滤手颤抖，移动度缩小，可完成精确的缝合，结扎；其缺点包括：术中缺乏大局观和触觉感，费用高，设备安装耗时等。

七、开胸手术

近年来，以 VATS 为主的微创胸外科迅速发展，但传统开胸手术并未因电视胸腔镜的应用而完全退出。对于部分局部晚期肺癌患者，VATS 难度较大，常规开胸手术依然是最佳选择。此外，开胸手术作为 VATS 手术意外的补救措施仍不可或缺。

传统后外侧切口为常规开胸术的经典手术入路，但因手术时需切断背阔肌、前锯肌、切断肋骨等，手术创伤大，严重影响患者术后的康复，目前已不作为首选；而据此改良的后外侧小切口开胸术，不切断背阔肌，游离前锯肌，因切口较小，使用较为广泛，即由腋前线与腋后线之间沿肋骨方向逐层切开皮肤、皮下，长约 10cm，沿背阔肌前缘筋膜纵行切开，游离背阔肌和胸大肌，钝性分离前锯肌纤维，沿肋骨上缘切开肋间肌后进胸，采用小撑开器缓慢牵开肋骨。有学者通过比较小切口开胸与传统开胸术治疗肺癌的临床效果后认为前者具有较高的临床应用价值。

八、术前新辅助化疗

近年来多项随机临床研究结果提示：术前新辅助化疗可以控制和缩小局部病灶，有效地提高手术切除率和术后 5 年生存率。然而，其中得出的有效率差异则较大，这可能与不同研究机构所选择的入组人群、治疗方案及疗效判定的不同有关，因而新辅助治疗目前还存在一定争议。

新辅助治疗是否增加全肺切除手术风险的问题在业内存在很大争议。最早 Fowler 等报道了一项回顾性研究，13 例局部进展期 NSCLC 患者经新辅助放化疗后接受肺叶切除或者全肺切除，结果显示术后有 6 例肺叶切除无一例出现术后死亡，但 7 例全肺切除术后有 3 例死亡（43%），且全肺切除术后的并发症率也高达 62%。研究认为，新辅助治疗明显增加全肺切除术的术后并发症率和死亡率。日本学者 Matsubara 等也得到相似结论，新辅助化疗后术后并发症率和死亡率分别为 63.2% 和 7.0%。但有些学者得到相反的结论。2001 年，Siegenthaler 等发现新辅助化疗后的 8 例全肺切除无一例死亡，而 28 例单纯全肺切除者有 3 例死亡，且前者术后并发症率明显低于单纯手术（P = 0.026）。另一项回顾性研究，共纳入 298 例行全肺切除的 NSCLC 患者，其中 60 例为新辅助化疗组（20.1%），238 例为单纯手术组（79.9%）。结果显示，新辅助化疗组和单纯手术组的术后 30d 死亡率分别为 6.7% 和 5.5%（P = 0.458），术后 90d

死亡率分别为 11.7% 和 10.9%（P=0.512）；两组术后并发症率如脓胸（1.7% vs 2.1%，P=0.458），支气管胸膜瘘（1.7% vs 5.5%，P=0.188），急性呼吸窘迫综合征（3.3% vs 3.4%，P=0.675）均无统计学差异。相比于肺叶切除术而言，新辅助治疗可能没有增加全肺切除术的死亡风险和合并症发生的风险。

对于部分中心型肺癌，为最大限度地保留残余肺功能，新辅助治疗后可采用袖式肺叶切除，从而避免行全肺切除。有研究认为新辅助化疗并没有增加袖式肺叶切除术的并发症率及死亡率。Gonzalez 等同样认为诱导化疗或诱导放化疗后袖式切除的围术期死亡率和术后并发症率都与非诱导治疗组相似，并且前者并没有带来较多的吻合口并发症。Storelli 等更是认为，新辅助治疗后的袖式切除即使不进行吻合口包裹处理也是安全的。

一项系统综述和荟萃分析纳入 27 个研究，分析比较新辅助治疗后全肺切除术 30 天及 90 天死亡率和合并症的发生情况。结果显示，新辅助治疗后行全肺切除术总体 30 天及 90 天死亡率分别为 7% 和 12%，左全肺切除和右全肺切除的 30 天死亡率分别为 5% 和 11%，最主要的死因是肺部并发症如支气管胸膜瘘等。荟萃分析显示，与左全肺切除相比，右全肺切除的 30d 死亡率显著升高（OR=1.97；95%CI：1.11～3.49，P=0.02），同样右全肺切除的 90 天死亡率也显著升高（OR=2.01；95%CI：1.09～3.72，P=0.03）；该研究显示，新辅助治疗后右全肺切除的死亡风险明显高于左全肺切除，而且全肺切除术后 30d 及 90d 的死亡率差异（5%）明显超出预期，提示术后 30d 死亡率并不能完全反映出围术期的死亡情况。因此在新辅助化疗后如仍需行右全肺切除术应格外慎重。

Scagliotti 等设计一项前瞻性的随机对照研究——CHEST（早期肺癌化疗试验）。研究入组 270 例 I 期（T1N0 除外）、II 期及部分 IIIa 期（T3N1：除外肺上沟瘤）NSCLC 患者，随机分为术前 3 周期新辅助化疗组和单纯手术组。化疗药物为顺铂和吉西他滨。结果显示，新辅助化疗组的无进展生存期（progression-free survival，PFS）（HR=0.70，P=0.03）和总生存期（overall survival，OS）（HR=0.63，P=0.02）明显延长。但是亚组分析显示，对于 I b/IIa 期患者，两组的 PFS（HR=1.06，P=0.83）和 OS（HR=1.02，P=0.94）均无明显差异。新辅助化疗的生存优势主要体现于 IIb/IIIa 期患者（3 年 PFS 率：55.4% vs 36.1%，P=0.002；OS：HR=0.42，P<0.001）。该研究结果提示新辅助化疗更适于分期较晚（IIb 或 IIIa 期）的可切除 NSCLC，而对于更早期患者，目前的临床上不倾向于行新辅助化疗。

Ⅲ期 NSCLC 患者术后会发生远处转移和局部肿瘤复发,可以给予新辅助化疗即诱导治疗,该化疗方法是在恶性肿瘤局部治疗(手术或放疗)前给予化疗,也就是将全身治疗提前到局部治疗之前进行,以提高局部治疗疗效。Marquez-Medina D 等人研究了年龄对局部进展期 NSCLC 患者诱导化疗的治疗功效和患者耐受力的影响,对比分析 70 岁以上患者(n = 44)与 70 岁以下患者(n = 64)的无疾病生存期(DFS)与总体生存期(OS),在手术前或放疗前接受了诱导化疗的患者中发现,70 岁以下患者与 70 岁以上患者 DFS 分别为 27.29 个月和 27.94 个月(P = 0.942);OS 为 35.47 个月和局部晚期肺癌(T4)的扩大手术治疗 41.11 个月(P = 0.826),差异无统计学意义。表明年龄的增长不会使局部晚期的非小细胞肺癌患者对诱导疗法(IT)的耐受力下降,也不会使其得到的治疗功效降低。

九、局部晚期非小细胞肺癌外科治疗

我国目前就诊的患者中,局部晚期肺癌仍占有一定的比例,特别是北方和偏远地区,巨大肿瘤时有发现,有学者认为,对部分侵犯心脏大血管的局部晚期肺癌患者行手术根治切除,同样能获得较好的近期和远期疗效。

局部晚期非小细胞肺癌(locally advanced nonsmall cell lung cancer, LANSCLC)是指已伴有纵隔淋巴结和锁骨上淋巴结转移、侵犯肺尖部或纵隔重要结构,但用现有的检查方法未发现有远处转移的 NSCLC。由于其手术根治切除率低和术后远期效果差,传统上多被视为外科禁忌证。肺癌的扩大手术治疗是指在常规手术基础上切除原发肿瘤及其相邻器官,如胸壁、膈肌、脊柱,以及纵隔器官,如气管、食管、隆突、心包、心房、大血管(包括无名静脉、上腔静脉、肺动静脉干、胸主动脉)等的受侵部分,同时加以修复、重建或置换。经过对此类患者的严格筛选,这类非常规手术可以完全切除肿瘤,并已得到越来越普遍的认同,特别是在结合多学科综合治疗基础上引起了广泛的重视。可查及的文献普遍存在病例数少、综合治疗手段缺乏计划性和可比性,且大多为回顾性分析,多数是术者的实践积累总结,因此治疗结果参差不齐。虽然 LANSCLC 的扩大手术治疗是肺癌外科研究最活跃的领域,但 LANSCLC 手术并非适合所有患者,要达到理想的治疗效果,如何恰当的选择手术指征是关键,但是目前并没有统一标准。因此,开展符合循证医学规范的随机、多中心、对照研究正是这种发展的必然要求。除了患者自身因素外,术者所在医院的设备和条件是否具备完成扩大切除重建手术、术者是否具备相应的理论知识和手术技能,也是影响此类患者外科疗效的关键因素。

十、肺癌寡转移外科治疗

Ⅳ期非小细胞肺癌(non-small cell lung cancer,NSCLC)被认为是全身性疾病,因此其标准治疗方案为化疗。1995 年,Hellman 及其同事提出了寡转移的概念,即介于局限期和广泛转移之间的一种状态。局限期、寡转移和广泛转移采取不同的治疗策略可能使患者获益最大化。单纯手术治疗或放疗 / 联合全身治疗,可能为寡转移患者提供治愈的机会。

据报道,孤立性脑转移手术治疗后 5 年生存率约为 15%,肾上腺转移治疗后 5 年生存率约为 25%。同侧不同肺叶转移患者的 5 年生存率约为 13%。这些结果可能支持对孤立性脑、肾上腺或肺转移患者采取手术治疗。但相关研究不多,临床争议较大。尽管对肺癌所致的孤立性肺、脑或肾上腺转移的外科治疗已有很多报道,但多为回顾性研究。鉴于此,来自日本的学者开展了一项前瞻性多中心研究,进一步阐明发生寡转移而无 N2 淋巴结转移的NSCLC 患者接受手术治疗的结局。研究结果发表在 ATS 杂志上。入组标准:既往未经治疗、单器官转移的临床 T1-2N0-1 期肺癌,或经完整切除术后异时性单器官转移的病理 T1-2N0-1 期肺癌,伴有同时性或异时性单器官转移的肺癌患者。将转移病灶分为 3 组:A 组包含除脑转移或肺转移外的单器官转移灶;B 组包含同时性脑转移灶;C 组包含肺转移灶。治疗方法为手术切除异时性转移灶,或同时切除肺癌原发灶及同时性转移灶。

该研究发现,2002 年 12 月—2011 年 6 月共招募 36 例患者。其中 2 例患者不符合入组标准,对剩余 34 例患者进行了分析。6 例(18%)为良性病变,无转移;5 例(15%)患者接受了肺癌原发灶不完全切除;20 例(59%)患者实现了肺癌原发灶及转移灶的完全切除,这 20 例患者的 5 年生存率为 44.7%。所以,研究者认为,临床 T1-2N0-1 期伴单器官转移的肺癌患者适宜接受手术切除。预计 5 年生存率可达 40% 左右,与Ⅱ期非小细胞肺癌的预后相当。

十一、肺内多发磨玻璃结节的外科治疗

(一)孤立性磨玻璃结节

关于肺内单发结节的诊疗指南很多,也有很大差别。Fleischner 协会 2013年提出了磨玻璃结节的诊疗指南。对于≤5mm 的纯 GGN 不需要随访,对于>5mm 的纯 GGN 应在 3 个月后复查 CT,如果 GGN 仍然存在且没有变化,则

每年 CT 随访, 至少持续 3 年。对于部分实性结节, 应在 3 个月后复查 CT, 如果仍然存在, 且实性成分 <5mm, 则每年 CT 随访, 至少持续 3 年; 如果实性成分≥5mm, 则推荐活检或手术治疗。2017 年 Fleischner 协会更新了指南, 新指南将 5mm 的临界值提高为 6mm, 且延长了随访间隔。新指南认为临床工作中, <6mm 的结节很难判断是否存在实性成分, 所以通常不需要随访。在 2017 年的 NCCN 肺癌筛查指南中, 对于 20mm 以下的纯 GGN, 建议每年随访, 对于 20mm 以上的纯 GGN, 建议 6 个月内行 LDCT 复查。20mm 以下的纯 GGN 即使随访中变大, 也可以继续随访, 只有 >20mm 的纯 GGN 随访中增大, 才可以考虑活检或手术。对于部分实性 GGN, 以实性成分 6mm 和 8mm 为界, 采取不用的随访策略。只有实性成分≥6mm 且高度怀疑肺癌时才建议行活检或手术切除。2013 年的美国胸科医师学会(American College of Chest Physicians, ACCP)肺部结节评估指南提出: 对于≤5mm 的纯 GGN, 不建议进一步评估, 对于 >5mm 的纯 GGN, 建议每年进行随访, 至少持续 3 年; 对于≤8mm 的部分实性结节, 第 3 个月、12 个月、24 个月随访, 随后 1～3 年每年随访, 对于 >8mm 的部分实性结节, 第 3 个月复查 CT, 如果持续存在, 可进一步检查[正电子发射型断层显像(positron emission tomography, PET-CT)、非手术活检或手术切除]。日本国立癌中心牵头开展了一项多中心前瞻性研究, 入组标准为 GGN≤3cm, 实性成分≤5mm, 研究平均随访时间为(4.3±2.5)年。研究将 GGN 分为三种类型: 纯 GGN、异质性 GGN(仅肺窗可见实性成分)、部分实性 GGN(纵隔窗可见实性成分)。入组时有 1 046 例纯 GGN, 81 例异质性 GGN, 102 例部分实性 GGN。1 046 例纯 GGN 种, 13 例(1.2%)发展为异质性 GGN, 56 例(5.4%)发展为部分实性 GGN, 平均变化时间为(3.8±2.0)年。81 例异质性 GGN 中 16 例(19.8%)发展为部分实性 GGN, 平均变化时间为(2.1±2.3)年。

在 2018 版肺结节诊治中国专家共识中, pGGN 直径≤5mm 者: 建议在 6 个月随访胸部 CT, 随后行胸部 CT 年度随访。pGGN 直径 >5mm 者: 建议在 3 个月随访胸部 CT, 随后行胸部 CT 年度随访; 如果直径超过 10mm, 需非手术活检和 / 或手术切除。单个 mGGN 直径≤8mm 者: 建议在 3、6、12 和 24 个月进行 CT 随访, 无变化者随后转为常规年度随访, mGGN 直径 >8mm 者: 建议在 3 个月重复胸部 CT 检查, 适当考虑经验性抗菌治疗。若结节持续存在, 随后建议使用 PET-CT、非手术活检和 / 或手术切除进一步评估。对于 6mm 及以上实性成分的 mGGN, 应考虑 3～6 个月行 CT 扫描随访来评估结节。对于具有特别可疑形态（即分叶或囊性成分）、连续生长或实性成分 > 8mm 的 mGGN，建议采用 PET-CT、活检或切除术。

总之，对于单发磨玻璃结节，特别是小于 5～8mm 结节，一般建议随访，且多数存在一个长达数年的安全随访期。

（二）多发磨玻璃结节

随着低剂量胸部 CT 普查的增加，肺内多发磨玻璃结节在临床越来越多见。随访在临床工作中已广泛开展，薄层 CT 扫描配合三维重建，以及定期动态 CT 观察对鉴别良恶性 GGO 有重要的临床意义。在普查中发现的 GGO 部分是炎症或纤维灶，需要在动态观察中鉴别诊断。文献回顾分析 23 例肺多发 pGGO 患者，术后病理为细支气管肺泡癌，18 例患者部分 pGGO 切除，随访 40 个月。其余 pGGO 在随访中无变化。回顾性分析 89 例患者 122 个 pGGO（3～20mm）低剂量 CT 随访，平均随访 59 个月，有 90% 的 pGGO 在随访过程中无变化，所以 pGGO 肺结节的处理策略是长时间随访，发现生长者手术切除。肺多发 pGGO 的体积倍增时间 volume-doubling time，VDT）较慢，平均 VDT 为 769～880 天，所以需要长时间随访。最新认为，多发磨玻璃结节病灶，对于预后影响最大的是主导病灶。对于主导病灶定义，一般认为 mGGO 的实性成分 > 5mm，或 pGGO > 10mm 但伴有胸膜凹陷征或伴空泡征等恶性影像学特征，可视为主导病灶。对有主导病灶的多发 GGO，首次检查后 3 个月复查 CT，若肺内病灶仍存在，建议对较大病灶进一步给予更积极的诊断和处理，尤其是对内部实性成分 > 5mm 的病灶，应当积极的行 VATS 切除病灶。Stiles 等研究发现同侧肺主导结节切除后病理诊断为腺癌，同期在同侧肺切除其他结节的恶性率是 39%。而对侧肺结节随访后切除或同期切除的恶性率小于 4.8%。故同侧胸腔同一肺叶或多个肺叶的多发 GGO，应尽可能在 VATS 下一起切除干净。可考虑胸腔镜微创楔形切除主病灶和次要病灶，快速冰冻病理检查，若是非典型腺瘤样增生，原位癌或良性病变，手术结束；若主病灶是浸润腺癌则行肺叶切除和纵隔淋巴结清扫。其余肺结节根据快速病理结果结合肺功能行楔形、肺段或肺叶切除，不能切除的术后定期随访。Stiles 等回顾分析 25 例肺癌伴发多发 pGGO 患者，共有 pGGO 结节 207 个，17 处经外科切除，13 例病理是不典型腺瘤样增生，3 例细支管肺泡癌，1 例局灶性纤维化；其余 120 个 pGGO 随访 61.5 个月，113 个（94.2%）病灶没有变化，1 个缩小，6 个消失。双侧肺多发结节，若在一侧肺有主导病灶，可考虑胸腔镜微创手术楔形切除主病灶. 快速冰冻病理是浸润腺癌则行肺叶切除和纵隔淋巴结清扫。

对侧结节定期随访,随访中发现结节增大或出现实性成分可再次行胸腔镜微创手术。若两侧肺均有主导病灶,在肺功能许可的情况下可行胸腔镜同期或分期两侧肺手术。

2018 版肺结节诊治中国专家共识:评估中发现有 1 个占主导地位的结节和 / 或多个小结节者,建议单独评估每个结节。对于多发性 pGGN,至少 1 个病变直径 > 5mm,但 < 10mm,又没有特别突出的病灶,推荐首次检查后 3 个月再行 CT 随访;如无变化,其后至少 3 年内每年 1 次 CT 随访,其后也应长期随访,如果结节增多、增大、增浓,应缩短随访周期,或通过评估病灶部位、大小和肺功能情况,选择性局部切除变化明显的病灶。

结　语

非小细胞肺癌的外科治疗发展至今,经历了开胸手术到微创手术,微创手术从不普及到今天大大普及的发展过程。目前新的革命性的手术器械尚未出现,纯外科技术方面似乎遇到了一定的瓶颈,单纯手术技术改进带来的生存获益不大,更多的生存获益是建立在内科治疗手段的变化基础上,特别是分子靶向药物和免疫治疗的突破。在这种大环境下,就要求外科医生不能仅仅拿好"手术刀",而要紧跟学科发展的步伐,做一个全面人才,针对不同的患者、不同的分期、不同的需求,制订最佳方案。

(张　毅　王若天)

参 考 文 献

[1] WANQING C, KEXIN S, RONGSHOU Z, et al. Cancer incidence and mortality in China, 2014[J]. Chin J Cancer Res, 2018, 30(1): 1-12.

[2]【CSTCVS2018】刘伦旭:我国微创胸外科的现状与展望, 2018 年 10 月 11-13 日.

[3] 佟宏峰. 非小细胞肺癌胸腔镜手术治疗新进展 [J/CD]. 中华临床医师杂志:电子版, 2013, 7(18): 8099-8101.

[4] 卜梁, 李运, 杨帆, 等. 直径大于 5cm 非小细胞肺癌患者行全胸腔镜肺叶切除手术与开胸手术疗效的对比研究 [J]. 北京大学学报:医学版, 2011, 43(6): 866-872.

[5] SCOTT WJ, HOWINGTON J, FEIGENBERG S, et al. American Col-lege of Chest Physicians. Treatment of non-smallcell lung cancer stage Ⅰ and stage Ⅱ: ACCP evidence-based clinical practice guidelines(2nd edi-tion)[M]. Chest, 2007, 132(3 Suppl): 234S-242S.

[6] OKADA M, KOIKE T, HIGASHIYAMA M, et al. Radical sublo-bar resection for small-

sized non-small cell lungcancer: a multicenter study[J]. J ThoracCardiovascSurg, 2006, 132 (4): 769-775.

[7] OKAMI J, ITO Y, HIGASHIYAMA M, et al. Sublobar resection provides an equivalent survival after lobectomy in elderly patients with early lung Cancer[J]. Ann ThoracSurg, 2010, 90 (5): 1651-1656.

[8] 支修益, 杨跃, 王长利, 等. 原发性肺癌诊疗规范 (2015 年版): 外科部分 [J]. 中国医学前沿杂志 (电子版), 2015, 7 (2): 28-31

[9] 张毅, 王若天, 钱坤, 等. 铥激光在胸腔镜下肺结节切除手术中的应用. 中华胸心血管外科杂志, 2017, 33: 360-362.

[10] GONZALEZ-RIVAS D, DELGADO M, FIEIRA E, et al. Double sleeve uniportal video-assisted thoracoscopic lobectomy for non-small cell lung cancer[J]. Ann Cardiothorac-Surg, 2014, 3 (2): E2.

[11] ALEMZADEH H, RAMAN J, LEVESON N, et al. Adverse events in robotic surgery: A retrospective study of 14 years of FDA data[J]. PLoS One, 2016, 11 (4): e0151470.doi: 10.1371/journal.pone.0151470.

[12] PARK BJ, MELFI F, MUSSI A, et al. Robotic lobectomy for non-small cell lung cancer (NSCLC): long-term oncologic results[J]. J ThoracCardiovascSurg, 2012, 143 (2): 383-389.doi: 10.1016/j.jtcvs.2011.10.055.

[13] XIE D, CHEN C, JIANG GN. Evolution and development trend of lung cancer surgical incision[J]. Zhongguo Fei Ai Za Zhi, 2016, 19 (6): 343-346.

[14] [谢冬, 陈昶, 姜格宁. 肺癌外科手术切口的演变与发展趋势 [J]. 中国肺癌杂志, 2016, 19 (6): 343-346.]doi: 10.3779/j.issn.1009-3419.2016.06.08.

[15] 赵刚. 小切口开胸术治疗肺癌的临床价值分析 [J]. 中国医学工程, 2014, 22 (10): 54-55.

[16] SCAGLIOTTI GV, PASTORINO U, VANSTEENKISTE JF, et al. Randomized phase Ⅲ study of surgery alone or surgery plus preoperative cisplatin and gemcitabine in stages IB to ⅢA non-small-cell lung cancer[J]. J Clin Oncol, 2012, 30 (2): 172-178.

[17] MARQUEZ-MEDINA D, MARTIN-MARCO A, OJANGUREN-GARRANZ A. Age Does Not Worsen the Efficacy Nor Tolerance toCombined Induction Therapies in Locally AdvancedNon-small Cell Lung Cancer[J]. Anticancer Research, 2014, 34 (8): 4373-4376.

[18] CHIAKI E, TOHRU H, YUJI M, et al. A Prospective Study of Surgical Procedures for Patients With Oligometastatic Non-Small Cell Lung Cancer[J]. Ann ThoracSurg, 2014, 98 (1): 258-264.

第三节　肿瘤热消融技术

肿瘤消融的概念是 1997 年北美放射学会（Radiological Society of North America，RSNA）首先提出的，是指在影像引导下直接将化学物质或热能作用于单个或多个肿瘤，以根除肿瘤组织。肿瘤热消融技术是针对某一脏器中特定的一个或多个肿瘤病灶，利用热产生的生物学效应直接导致病灶组织中的肿瘤细胞发生不可逆损伤或凝固性坏死的一种治疗技术。一般在局部麻醉下进行，以肿瘤为靶心最大限度地灭活靶区的肿瘤细胞及周围 0.5～1cm 的正常组织，又最大限度地保护正常肺组织；具有微创、安全、适形、并发症少、操作简单、患者恢复快、效果可靠、可以重复治疗等优点，现已成为一种有前途的肿瘤第四大治疗手段。目前，常用的肿瘤热消融技术包括射频消融（radiofrequency ablation，RFA）、微波消融（microwave ablation，MWA）、冷冻消融（cryoablation）、激光消融（laser ablation）和高强度聚焦超声（high-intensity focused ultrasound，HIFU），激光消融和 HIFU 在我国较少用于肺癌的消融治疗。对于直径≤3cm 的肿瘤，三种消融方式均可获得良好的治疗效果。射频电极的适形性好，可以通过调节消融电极来保护邻近脏器，但是受血流和气流的影响较大；对于直径 >3cm，尤其是直径 >5cm 的肿瘤，微波因其消融时间短、消融范围大，明显优于其他两种消融方式，且微波消融受到血流灌注的影响小，更加适合治疗邻近大血管的肿瘤。冷冻消融形成的"冰球"边界清晰，易于监测，可应用于邻近危险脏器的肺部肿瘤。在肺部肿瘤消融中，射频消融在临床应用最广，积累的经验最多。微波消融有逐渐增多的趋势。

一、肿瘤热消融能量源及原理

射频用电极（electrodes）、微波用天线（antennas）、激光用光纤（fibers）、冷冻消融用探针（cryoprobes）来描述能量源（表 4-3-1，表 4-3-2）。

表 4-3-1　不同热消融治疗技术的特点

项目	RFA	MWA	ILP	冷冻消融
原理	交变电流电阻加热，450～500kHz	电磁波震荡极性分子产热，1～2GHz	单色激光产热，1 064nm	气体通过低压探针快速膨胀降温
引导与监测	CT	CT	CT、MRI	CT、MRI

续表

项目	RFA	MWA	ILP	冷冻消融
阻抗	是	否	否	否
电极干扰	可能	否	否	否
测温	否	否	可能	否
皮肤电极	需要（双极不需要）	否	否	否
热沉降或对流	是	否（结果矛盾）	否	否
临床效果	局部控制	类似（尚待进一步研究）	类似（尚待进一步研究）	类似（尚待进一步研究）
并发症	非靶区加热	非靶区加热	非靶区加热	非靶区加热
优点	设备常见，广泛接受	高和均匀的温度，靶体积大，消融时间短	实时MRI监测，靶体积更大	邻近重要结构和血管更有效，疼痛轻
缺点	存在阻抗和非靶区加热问题	设备不稳定，易断针	需要同轴系统插入激光光纤，光纤粗、治疗时间长，增加气胸和出血的风险	消耗血小板

注：RFA：射频消融；MWA：微波消融；ILP：组织间激光凝固

表4-3-2　不同肿瘤热消融凝固性坏死区大小比较

方法	能量源	理论（cm）	实际（cm）	备注
单发生器	RFA、MWA、ILP	1.6	0.8～1.6	
多阵列	RFA、MWA、ILP	4.0	3.0～5.0	技术受限
钩型阵列	RFA	4.0	2.0～4.0	多发生器
灌注型	RFA	4.1	1.2～3.9	形态不规则
内冷却型	RFA、MWA、ILP	4.5	1.8～3.6	
集束型	RFA	6.5	4.2～7.0	
脉冲	RFA、ILP	4.5	2.8～4.2	

注：RFA：射频消融；MWA：微波消融；ILP：组织间激光凝固

（一）射频消融

1. 原理　通常把频率在100MHz以下的电磁波统称为射频（radiofrequency），临床上的射频治疗常用频率为3～30MHz，射频消融最常用的频率通常在375～500kHz之间。肿瘤射频消融是一种原位肿瘤灭活技术，即借助于CT、MRI、超声波或内镜等影像引导，将电极针插入肿瘤内，通过射频电流使肿瘤组织内极性分子发生高速震荡，互相摩擦，将射频能转化为热能，最终发生凝固性坏死。40℃以下对组织细胞无损伤；42～45℃时对放化疗敏感；46℃加热60分钟时可引起不可逆的细胞损伤；50～52℃持续4～6分钟可致细胞不可逆的损伤；60～100℃瞬间可致细胞内线粒体和溶酶体损伤，导致组织细胞蛋白质凝固性坏死；温度达105℃以上，组织可发生汽化和碳化，阻抗增大，热沉积减少（表4-3-3）。温度是细胞死亡的客观标准，阻抗或热量传导下降不是代表细胞死亡的客观标准。射频消融主要应用于肝脏肿瘤、乳腺肿瘤、肾脏肿瘤、骨转移瘤、骨样肿瘤、肺部肿瘤、妇科子宫肌瘤以及其他部位实体肿瘤的治疗。2009年以来非小细胞肺癌NCCN指南、中国《原发性肺癌诊疗规范（2011年版）》（卫办医政发〔2011〕22号）、中国《原发性肺癌诊疗规范（2015年版）》均推荐射频消融可以用于早期不能耐受手术切除肺癌患者的治疗。

表4-3-3　组织细胞对热损伤的病理反应

温度（℃）	细胞损伤
<40	没有明显的细胞损伤
42～45	对放化疗敏感性增加
46	数小时内不可逆的细胞损伤
50～52	4～6分钟不可逆的细胞损伤（变性）
60～100	即刻组织凝固性坏死（胶原转化为糖原）
>105	组织汽化和碳化（细胞内外的水分被蒸发）

2. 优缺点　肿瘤发生凝固性坏死是射频消融的主要目标，早在2000年前，Goldberg就提出了以下公式：肿瘤的凝固性坏死＝热沉积×组织间相互作用－热量丢失。

（1）优点：周围肺组织的"热沉降效应"减少了周围组织包括血管的损伤，即损伤的自限性，降低了并发症的发生；低导电性和高阻抗性使肿瘤周围形成"烤箱效应"，能够加速热量在肿瘤的沉积，提高消融效果，缩短消融时间。

（2）缺点：射频消融产热是通过电传导途径，为使肿瘤组织完全消融，理论上必须使消融区的温度达到50～100℃并维持至少4～6分钟，由于肺血管和气管支气管肺泡（直径>3mm）的"热沉降效应（heat sink effect）"，限制了肿瘤周围正常组织的消融范围；肺组织的低导电性和高阻抗性也限制了消融范围；焦痂或干燥组织影响电流传导。因此在实际操作过程中，温度常设在90～100℃，时间一般设为10～30分钟，以弥补上述因素导致的热量丢失。为克服热沉降效应,可以通过药物降低血流、在消融前进行靶肿瘤栓塞供应动脉等;增加热沉积的方法包括内冷却系统和脉冲系统;提高组织间相互作用的方法包括组织内灌注盐水等化合物,增加导电性。

(二)微波消融

1. 原理　通常把频率从300~30 000MHz的电磁波统称为微波(microwave),而临床意义上的微波治疗常用频率从100~3 000MHz,微波消融最常用的微波频率为915~2 450MHz。微波电磁场作用下,肿瘤组织内离子相互摩擦、碰撞而产热,局部温度可达60~120℃。组织被加热至60℃以上时,可引起细胞凝固性坏死。由于发生器将微波能集中在一定范围内,故而能有效地辐射到所需靶区,微波热辐射在肺内有更高的对流性和更低的热沉降效应。

2. 优缺点

(1)优点:①微波能量不以电流形式发生,因此不受碳化或干燥的组织影响,受热沉降效应影响小,消融体积更大、更均匀;②瘤内温度高(约130℃),加热速度快,消融时间短;③没有电路回流,不需要皮肤电极,可同时使用多个电极,因而减少了皮肤灼伤。

(2)缺点:设备不完善,稳定性差,临床研究还比较少。

(三)冷冻消融

目前临床常用氩氦刀冷冻消融。

1. 氩氦刀的工作原理　氩氦刀是根据 Joule-Thomson 定律,利用常温高压氩气在刀尖急速膨胀,可使靶区组织的温度在10~20秒内迅速降至−165~−120℃,后又可借氦气在刀尖急速膨胀,使温度升至45℃,快速将冰球解冻及急速复温和升温。治疗过程可分为3个阶段:温度降低→冰晶形成→复温解冻,每周期的冷冻时间以15~20分钟为宜。由于氩氦刀制冷和/或加热只限于超导刀尖端2cm范围内,刀杆有很好的热绝缘效果,不会对穿刺路径的正常组织造成大的损伤。

2. 氩氦刀治疗肿瘤的原理

(1)对肿瘤细胞杀伤机制:细胞内外快速冰晶形成,对细胞膜和细胞器产生剪切损伤,对细胞产生机械性破坏;渗透性改变导致细胞内液向细胞外转移而产生细胞脱水,最终导致细胞的变性、坏死。

(2)对肿瘤血管的损伤机制:由于冰晶形成,微静脉、微动脉内产生血栓,局部缺血,营养缺乏,导致细胞坏死。

(3)对机体的免疫调节:冷冻后的坏死细胞碎片在3周左右被吸收,吸收后的灭活肿瘤组织具有调控肿瘤抗原,激活肿瘤免疫反应的作用。

(4)诱导凋亡:发现当温度降至 −10℃时,就可以辨认出细胞凋亡现象,同时指出这种细胞凋亡与细胞内线粒体破坏密切相关。

3. 氩氦刀治疗肿瘤的优缺点

(1)优点:①出血少或者无出血,冷冻可使小血管收缩甚至凝结,有较好的止血作用;②疼痛不明显甚至无痛;③防止或减少术中癌细胞扩散;④冷冻免疫效应,有研究证明冷冻有增强机体免疫反应的作用,从而抑制残癌细胞;⑤消融体积较射频消融;⑥可同时使用多个电极;⑦不需要皮肤电极,因而减少了皮肤灼伤;⑧CT 显示的冰球大小形状与实际冰球完全一致。

(2)缺点:①有特殊的并发症:可出现心动过缓、低血压、室性早搏、心房纤颤,甚至心脏骤停、哮喘发作、冷休克等;②消融时间长;③需要较大的氩气和氦气压力箱。

二、适应证

(一)治愈性消融

治愈性消融(curative ablation)是指通过射频消融治疗能够使肺部肿瘤病灶组织完全坏死,并有可能达到治愈和延长寿命的目的。

1. 原发性 NSCLC Ⅰ期　周围型 NSCLC(肿瘤最大径≤5cm,最好在 3cm以下,无淋巴结转移及远处转移),因心肺功能差、高龄或拒绝手术的。

2. 肺转移瘤　原发灶得到有效控制者,同时转移瘤单侧肺部≤3 个,双侧肺转移瘤总数≤5 个,肿瘤最大径≤5cm,最好在 3cm 以下。

(二)姑息性消融

姑息性消融(palliative ablation)是指通过射频消融治疗,最大限度地诱导肿瘤凝固性坏死,达到减轻肿瘤负荷、缓解症状的目的。

1. 原发性肺癌

(1)早期周围型 NSCLC 肿瘤最大径 >5cm,需要进行多针、多点或多次治疗,或联合其他治疗方法。

(2)中晚期周围型 NSCLC。

(3)中心型 NSCLC。

(4)原发性肺癌术后肺内孤立性转移或复发。

(5)原发性肺癌放化疗或分子靶向药物治疗后肺部肿瘤复发。

(6)周围型 SCLC 经过放化疗后肺部肿瘤复发。

（7）合并恶性胸腔积液的周围型肺癌在胸膜活检固定以后。

（8）减状手术是指对肺部肿瘤侵犯肋骨或胸椎椎体引起的难治性疼痛进行消融，可达到减轻疼痛的效果；甚至对咯血等也有疗效。

2．肺转移瘤数量和大小超过根治性消融限制者。

三、禁忌证

（一）绝对禁忌证

1．有严重出血倾向、血小板＜$50×10^9$/L 和凝血功能严重紊乱者（凝血酶原时间＞18s，凝血酶原活动度＜40%）。抗凝治疗和/或抗血小板药物应在消融前至少停用 5～7 天。

2．活动性感染或菌血症。

（二）相对禁忌证

1．靶肿瘤邻近心脏大血管等重要结构（＜1cm），此时可考虑冷冻消融。

2．靶肿瘤没有安全的穿刺通路。

3．有广泛肺外转移者，预期生存＜3 个月。

4．有严重合并症、免疫功能低下、肾功能不全者。

5．心脏起搏器植入、金属物植入者禁忌，此时可考虑双极射频电极或其他热消融手段。

6．对碘对比剂过敏，无法通过增强CT扫描评价疗效，此时可考虑用 PET-CT 或 MRI 评估。

7．美国东部肿瘤协作组（eastern collaborative oncology group，ECOG）体力状态评分大于 2 分。

8．剧烈咳嗽或严重躁动不配合者。

四、并发症及处理

射频消融是一种相对安全的局部治疗手段，其并发症分级参照美国介入放射学学会（Society of Interventional Radiology，SIR）影像引导肿瘤消融国际工作组（International Working Group on Image-Guided Tumor Ablation）的标准（表 4-3-4）。严重并发症定义为是导致重大的发病和致残的事件，提升护理级别或住院或延长住院时间。这包括以下任何情况下，需要输血或胸腔闭式引流。其他的并发症是轻微的。需要强调的是，一些并发症，如气胸或肿瘤种植，根据严重程度，既可以是严重的，也可能是轻微的并发症。针对肿瘤种植,取决于异位肿瘤病灶能否成功消融或其他处理。肺癌射频消融的病死率为 0～5.6%。在样本量大于 100 例的文献中,射频消融的病死率为 0～2.2%,严重并发症和轻微并发症发生率分别 3%～24.5% 和 21.3%～64.9%,其死亡原因有出血、肺炎、肺间质纤维化恶化、肺栓塞、急性心力衰竭、呼吸衰竭等。按照发生时间分为即刻并发症(消融后≤24 小时)、围术期并发症(消融后 24 小时至 30 天)及迟发并发症(消融后 >30 天)。

表 4-3-4　SIR 并发症的定义与分级

并发症分类	定义
副作用	疼痛
	消融后综合征
	无症状胸腔积液
	无不良后果的邻近结构损伤
轻微并发症	没有不良结果,不需要治疗
	没有不良结果,仅是名义上的治疗,包括仅需要过夜观察
严重并发症	需要住院进行小的治疗 <48 小时
	需要留院进行大的治疗 >48 小时,提升护理级别,延长住院时间
	导致永久不良后遗症
	死亡

注:SIR,美国介入放射学学会

五、疗效评价

(一) CT 和 PET-CT 随访常规

射频消融后立即进行影像学随访,观察是否有效或者复发,但是基线检查和随访间隔时间目前还没有定论。基线检查可以在治疗前,常用 PET-CT 检查;也可以在治疗后 24～48 小时,常用 PET-CT 或 CT 检查;还可以在治疗后 1 个月,常用 CT 检查。术后 2 年内 CT 每 3 个月复查一次,2 年后每 6 个月复查一次;由于 PET-CT 评价疗效至少在消融后 3 个月,因此可以在消融后 3 个月或 6 个月第一次复查 PET-CT,以后每 6 个月复查一次,2 年后每年复查一次。

(二) CT 改变和转归

1. CT 改变　Gadaleta 等详细描述了肺部肿瘤射频消融的 CT 变化。美国加州大学洛杉矶分校(UCLA)医学中心放射科胸部影像组 Abtin 等通过 CT 及

PET-CT 随访目标肿瘤射频消融术后影像学特征,表现为以下 3 个阶段变化:

(1) 前期改变:是指消融后期到消融后 1 周内的影像学表现。消融区表现为独特可重复的三层同心圆模式:中心或第一层是凝固性坏死区,代表了肿瘤和肿瘤周围肺实质坏死,影像学上表现为蜂窝状或空泡样低密度影;中间或第二层由低密度 GGO 组成,代表了肿瘤周围组织坏死;外层或第三层由高密度 GGO 组成,代表了周围组织充血和出血,但肿瘤仍然有活性。存在完全或部分环形(肿瘤靠近胸膜)、宽至少 5mm 的 GGO 表示肿瘤完全消融。这一期间由于炎性渗出等改变,肿瘤体积在 24 小时内持续增大。增强 CT 中心无强化,周围可见薄层(<5mm)同心圆光滑强化(良性强化环),代表热损伤的生理反应,如反应性充血,以及陆续出现的纤维化和巨噬细胞浸润等。PET-CT 检查显示环形高代谢影。

(2) 中期改变:是指消融后 1 周至 2 个月内的影像学表现。消融区在消融后 1 周至 2 个月内持续增大,其周边由于炎症吸收可出现环绕清晰锐利的强化环。24%~31% 的病灶可见空洞样改变。胸膜增厚也比较常见,胸膜增厚平均 0.7cm。肿瘤和邻近胸膜直接融合而使肺段容积缩小。增强 CT 中心无强化,周围可见良性强化环,持续 6 个月。PET-CT 检查显示环形高代谢影。

(3) 后期改变:是指消融后 2 个月以后的影像学表现。与基线相比,消融区在 3 个月后保持稳定或稍大,6 个月后大小稳定或逐渐缩小。消融区纤维化、结节纤维化、空洞缩小瘢痕化、肺不张等,或组合出现。增强 CT 中心无强化,良性强化环,持续 6 个月。PET-CT 检查显示环形高代谢影。

2. CT 转归　Palussière 等对 189 例患者的 350 个肺部肿瘤进行 CT 引导下射频消融,在消融后 2 天 CT 检查,然后 2 个月、4 个月、6 个月、9 个月、12 个月复查一次,预先设定了 5 种影像学表现,纤维化、空洞形成、结节改变、肺不张和消失,结果在 1 年时,纤维化(50.5%)和结节(44.8%)最常见,空洞形成(2.4%)、肺不张(1.4%)、消失(0.9%);纤维化更常见于小于 2cm 的肿瘤(58.6% vs 22.9%,$P=1×10^{-5}$)。Okuma 等回顾性分析了 48 例患者的 100 个肺部肿瘤射频消融后空洞形成的概率和时间,于消融后 1 周,1 个月、2 个月、3 个月复查 CT,结果发现空洞一般在消融后 1.5 个月形成,发生率 14%(14/100),其中 12 例无症状,2 例高热,原发性肺癌占 71%(10/14),距离胸壁在 1cm 以内占 78.6%(11/14),肺气肿占 50%(7/14)($P<0.05$)。

3. CT 表现　①消融后 24~48 小时消融区影像学表现:GGO;②消融后 1~3 个月消融区影像学表现:结节、空洞、GGO、肺不张;③消融后 3~6 个月消融区影像学表现：结节、纤维化、空洞、肺不张、消失；④消融后6～12个月消融区影像学表现：结节、纤维化、空洞、肺不张、消失；⑤消融后增强CT的影像学变化规律：消融后1～3个月内病灶增大（以此为基线），3个月后病灶保持稳定或逐渐缩小。

（三）PET-CT改变和转归

美国麻省总医院放射科Sharma对18例患者的19个肺部肿瘤进行了完全消融，以治疗前PET检查为基线，治疗后1个月、6个月、12个月、24个月复查PET。在消融后1～6个月，肿瘤的中心代谢活性丧失，而周围正常的肺组织由于炎症渗出等表现为高代谢，因此PET显示为环形高代谢影；6～12个月，消融后的病变退化而表现为高代谢，而周围环形高代谢影消失；12个月后，中心部位活性减低，但高于基线水平，周围环形高代谢影消失。环形高代谢影在1个月时占62%，6个月时69%，1个月和6个月均有环形高代谢影占30%；1个月时有环形高代谢影，则6个月时只有一半患者有，另一半患者消失；如果6个月时有环形高代谢影，则12个月时所有患者消失。环形高代谢影的形成与使用射频电极的类型有关，即多针伸展型射频电极易于产生环形高代谢影，与肿瘤大小、位置、病理学类型、基线SUV值、肺气肿、并发症及空洞形成无关。

1. 基线扫描，肿物周围轻度高代谢

消融后1个月，周围环形高代谢影，中心低摄取（如果有高摄取代表残留）。

消融后6个月，周围环形高代谢影消失（如果不消失，代表局部复发），中心代谢活性增加（可能与肿瘤收缩有关）。

消融后12个月，周围及中心代谢活性降低，但仍高于基线。

2. 基线扫描，肿物轻度高代谢

消融后1个月，肿物轻度高代谢。

消融后6个月，肿物轻度高代谢。

消融后12个月，肿物轻度高代谢。

（四）近期疗效评价

笔者结合既往文献建立了以解剖性影像（大小）结合功能性影像（强化、代谢）为基础的射频消融治疗肺部肿瘤的局部疗效评价标准（表4-3-5）：完全消融的CT有下列任何一项表现，如目标肿瘤无强化，小于或等于原肿瘤；或PET-CT显示目标肿瘤无代谢或SUV值正常。不完全消融的CT显示目标肿瘤持续强化，等于或大于原肿瘤；或PET-CT显示目标肿瘤持续高代谢或SUV

值高于正常。完全消融和不完全消融可以持续存在,但也可以发展成肿瘤局部进展。

表4-3-5　肺部肿瘤射频消融疗效评价标准

效果	CT（大小）	CT（密度）	PET 或 PET-CT
完全消融	缩小或不变	无强化区	无高代谢区
不完全消融	不变或增大	强化区无变化	高代谢区无变化
局部进展	增大 10mm	新强化区增大	新高代谢区增大

1. 完全消融　CT 显示目标肿瘤大小缩小或无变化,目标肿瘤无强化,如无强化的空洞、实性结节、肺不张和纤维化等;或 PET-CT 显示目标肿瘤无高代谢或 SUV 值正常。

2. 不完全消融　CT 显示目标肿瘤大小无变化或持续增大,目标肿瘤强化,如有强化的空洞、实性结节、肺不张和纤维化;或 PET-CT 显示目标肿瘤持续高代谢或 SUV 值高于正常。

3. 肿瘤局部进展　CT 显示目标肿瘤完全消融或不完全消融后,出现大于 10mm 新强化区或 CT 值 > 15HU;PET-CT 显示目标肿瘤出现新高代谢区或 SUV 值升高。

（刘宝东）

六、临床应用

（一）射频消融

射频消融治疗肿瘤的前期研究类似于抗肿瘤药物的 I 期临床试验,评价安全性,采用美国介入放射学学会(Society of Interventional Radiology,SIR)影像引导肿瘤消融国际工作组(International Working Group on Image-Guided Tumor Ablation)的标准:中期研究一般采用单臂研究,类似于抗肿瘤药物的 II 期临床试验,评价有效性,通过肿瘤功能显像等进行评估,包括生存时间,如疾病至进展时间(time to progression,TTP),即治疗开始至出现影像学进展之间的时间间隔;PFS,即治疗开始至出现影像学进展或者死亡的时间间隔或总生存率(overall survival,OS)等。肿瘤标志物不能单独用来评价肿瘤客观缓解,但如果标志物水平在基线时超过正常值上限,在评价完全消融时必须回归到正常水平;后期研究通过对照或随机对照研究,类似于抗肿瘤药物的 III 期临床试验,评价安全性和有效性。2000 年,Dupuy 等报道经皮射频消融治疗 3 例肺部恶性肿瘤,揭开了射频消融治疗肺癌的序幕。2000 年,程庆书等于国内首次报道了 CT 引导下锚状电极高温射频消融治疗肺部肿瘤。

1. 近期结果 Suh 等报道了射频消融治疗不能手术的 12 例肺癌患者,其中治疗 19 个肿瘤,大小 0.5～7.4cm;12 例气胸,2 例需要胸腔闭式引流,2 例胸腔积液,2 例中度疼痛;平均随访 4.5 个月,完全消融率 75%。初步结果提示经皮射频消融治疗不能手术肺部肿瘤安全、技术可行。Herrera 等报道了射频消融治疗不能手术的 18 例肺部肿瘤患者,癌转移 8 例,肉瘤转移 5 例,肺癌 5 例;33 个肺部肿瘤,大小 2～16cm;气胸发生率 53.8%(7/13),迟发性气胸1/18,肺部感染 4/18,少量胸腔积液 9/18,暂时性肾衰竭 1/18,1 例术后 19 天因咯血而死亡,该例患者为中心型肿瘤,之前接受过粒子植入放疗;平均随访6 个月,完全消融率 55%。初步结果显示,射频消融治疗小的肺部肿瘤可行,大肿瘤(大于 5cm)效果较差。Lee 等报道了射频消融治疗不能手术的 26 例NSCLC 和 4 例肺转移瘤患者;32 个肺部肿瘤,大小 0.5～12cm;平均随访 12.5个月,完全消融率 38%,其中小于 3cm 的 6 例患者均完全消融,而 26 个较大的肿瘤完全消融率仅 23%(6/26);平均生存时间完全消融者 19.7 个月,不完全消融者 8.7 个月(P<0.01)。其中 20 例晚期 NSCLC 患者中,咯血 80%、胸痛30%、呼吸困难 36% 和咳嗽 25%,症状都得到了一定改善。Fernando 等报道了射频消融治疗不能手术的 18 例 NSCLC;21 个肺部肿瘤,大小 1.2～4.5cm;Ⅰ期 9 例,Ⅱ期 2 例,Ⅲ期 3 例,Ⅳ期 4 例;1 例开胸射频消融术后肺炎死亡,气胸中 38.9% 需要胸腔闭式引流;平均随访 14 个月,完全消融率 62%,平均和中位无进展时间分别为 16.8 个月和 18 个月。结果显示射频消融治疗周围型小的 NSCLC 可行,需要胸外科医生在高风险 NSCLC 中进一步评估。

2. 中期结果 Baère 等前瞻性评估了射频消融治疗不能手术的 60 例患者的 97 个肺部肿瘤,消融区面积至少比原肿瘤增大 4 倍预示肿瘤完全消融(P=0.02),≤2cm 的肿瘤效果更好(P=0.066);18 个月时的总生存率为 71%,DFS 为 34%;气胸发生率 54%,9% 需要引流;肺功能在术前与术后 2 个月无明显差异(P=0.51)。结果显示射频消融治疗具有较高的局部控制率和较好的耐受性。Ambrogi 等评估了射频消融治疗不能手术的 54 例患者的 64 个肺部肿瘤,其中 NSCLC40 例,肺转移瘤 24 例,大小 1～5cm;气胸发生率 12.7%,1例胸壁血肿,1 例胸腔积液;平均随访 23.7 个月,完全消融率 61.9%,其中肺转移瘤完全消融率 70.8%,小于 3cm 肿瘤的完全消融率为 69.7%。平均(中位)总生存率和 DFS 分别为 17.3 个月(28.9 个月)和 12.9 个月(24.1 个月)。结果显示射频消融可以作为 NSCLC 的局部治疗选择。Lencioni 等第一个发表了关于经皮射频消融治疗肺癌的前瞻性计划性多中心临床研究结果：在 2001 年 7 月—2005 年 12 月期间，来自欧洲、美国和澳大利亚的 7 个临床试验中心，其中 33 例为 NSCLC，射频消融治疗至少 1 年的完全消融率为 88%，治疗后 1 年和 2 年的总生存率分别为 70% 和 48%；治疗后 1 年和 2 年肿瘤特异性生存率分别为 92% 和 73%；其中 13 例 I 期 NSCLC（I a 期 10 例，I b 期 3 例）的 2 年总生存率为 75%，2 年肿瘤特异性生存率为 92%。结果显示射频消融在选择合适的患者中具有较高比例的完全消融率和可接受的并发症发生率。Pennathur 等回顾性评估了射频消融治疗不能手术的 100 例肺部肿瘤患者，其中原发性肺癌 46 例，复发 25 例，肺转移瘤 29 例，平均随访 17 个月，中位总生存 23 个月，2 年总生存率 49%（95%CI 37～60），其中原发性肺癌、复发癌、肺转移瘤分别为 50%（95%CI 33～65）、55%（95%CI 25～77）、41%（95%CI 19～62）。结果显示胸外科医生进行影像引导射频消融治疗不能手术的高风险肺部肿瘤患者安全可行。Lanuti 等对 31 例不能手术的早期 NSCLC 的患者经过 38 例次射频消融治疗，局部肿瘤进展率 31.5%（12/38），中位随访时间 17 个月，中位生存时间 30 个月，2 年、4 年生存率分别为 78%、47%。气胸发生率 13%，肺炎 16%，胸腔积液 21%。中期结果提示射频消融治疗不能手术的早期 NSCLC 可获得长期生存，且对肺功能无损害，局部进展与肿瘤大于 3cm 相关，CT 和 PET-CT 可用于评价射频消融的治疗效果。Garetto 等对 81 例患者（NSCLC 25 例，肺转移瘤 56 例）的 100 个肺部肿瘤进行射频消融，平均随访 23 个月，首次完全消融率 88%，完全消融中 18.4% 复发，平均进展时间 19 个月；1、2、3 年生存率分别为 84.5%、65.4% 和 51.5%。

3. 长期结果　Hiraki 等的研究显示，20 例 I 期 NSCLC（I a 期 14 例，I b 期 6 例），中位随访时间 21.8 个月，9 个月时局部进展率 35%（7/20）；1、2、3 年的肿瘤局部控制率分别为 72%、63% 和 63%；中位生存时间 42 个月；1、2、3 年的总生存率和肿瘤特异性生存率分别为 90% 和 100%、84% 和 93%、74% 和 83%。2011 年该作者又发表了 50 例 NSCLC（I a 期 38 例，I b 期 12 例）研究结果，中位随访时间 37 个月，局部进展率 31%（16/52），中位生存时间 67 个月；总生存率、肿瘤特异性生存率和 DFS 分别为 1 年 94%、100% 和 82%，2 年 86%、93% 和 64%，3 年 74%、80% 和 53%。结果提示射频消融治疗 I 期 NSCLC 可以获得长期生存，但肿瘤局部控制需要提高。Simon 等的回顾性研究是迄今为止规模最大的，其中 75 例 I 期 NSCLC（I a 期 56 例，I b 期 19

例)的射频消融治疗后 1、2、3、4、5 年的生存率分别为 78%、57%、36%、27%和 27%;平均生存时间 42 个月;1、2、3 年的总生存率和癌特异性生存率分别为 90% 和 100%、84% 和 93%、74% 和 83%。直径≤3cm 和 >3cm 病灶的 1、2、3、4、5 年 DFS 分别为 83% 和 64%、57% 和 47%、47% 和 45%、25% 和 25%、25% 和 25%,并且两组间的生存曲线差异有统计学意义(P < 0.002),提示肿瘤大小是局部进展的危险因素,肿瘤 >3cm 和 <3cm 的中位进展时间分别为 12 个月和 45 个月;气胸发生率 28.4%(52/183),9.8%(18/183)需要胸腔闭式引流;30 天病死率 3.9%(6/153),其中操作特异性病死率 2.6%(4/153);作者还发现射频消融能够缓解较大肿瘤引起的症状,如胸痛、呼吸困难、咳嗽或咯血等。Ambrogi 等前瞻性计划性研究了射频消融治疗 57 例Ⅰ期 NSCLC(Ⅰa期 44 例,Ⅰb 期 15 例)的长期随访结果,肿瘤平均 2.6cm(1.1～5cm),平均随访 47 个月,完全消融率 59.3%(Ⅰa 期 65.9%,Ⅰb 期 40%,P = 0.01),平均局部复发时间 25.9 个月;中位总生存和肿瘤特异性生存时间分别为 33.4 个月和 41.4 个月;1、3、5 年的肿瘤特异性生存率分别为 89%、59%、40%。笔者等回顾性研究了射频消融治疗 29 例Ⅰ期 NSCLC(Ⅰa 期 14 例,Ⅰb 期 15 例)的长期随访结果,肿瘤平均 2.9cm(1.5～4.8cm),平均随访 25 个月,平均局部复发时间 24 个月;中位总生存和肿瘤特异性生存时间分别为 57 个月和 63 个月;1、3、5 年的总生存率分别为 90.5%、76.4%、65.5%,1、3、5 年的肿瘤特异性生存率分别为 95.2%、86.6%、74.2%。Ⅰa 期和Ⅰb 期生存率 1 年为 87.5% 和 92.3%,2 年 87.5% 和 73.4%,3 年 87.5% 和 58.7%(P = 0.596),平均生存时间分别为 65 个月(95%CI 51～79)和 55 个月(95%CI 38～71),两组间无统计学差异(P = 0.596)。Kodama 等回顾性评价了射频消融治疗 33 例患者的 42 个 GGN 优势(≥50%)肺腺癌的临床结果,平均随访 42 个月,局部进展率 14.3%(6/42),6 例中的 4 例再次消融,除 1 例脑出血死亡以外均存活,1 年 OS 和肿瘤特异性生存分别为 100% 和 100%,3 年分别为 96.4%(95%CI 77.5～99.5)和 100%,5 年分别为 96.4%(95%CI 77.5～99.5)和 100%。Iguchi 等回顾性评价了射频消融治疗 16 例患者的 17 个表现为 GGN 为主(≥50%)肺癌的临床结果,中位肿瘤随访 61.5 个月,首次和二次技术效率 1 年分别为 100% 和 100%,2 年为 93.3% 和 100%,3 年为 78.3% 和 92.3%;中位患者随访 65.6 个月,1 例患者 11.7 个月因其他癌症复发而死亡,其余 16 例均存活,1 年 OS 和肿瘤特异性生存分别为 93.3% 和 100%,5 年分别为 93.3% 和 100%。Zhu 等在一项包括 17 项研究的系统性回顾研究中,肿瘤平均直径 2.2cm(1.7～5.2cm),中位操

作相关并发症发生率 35.7%（15.2%～55.6%），病死率 0（0～5.6%），中位完全消融率 90%（38%～97%），中位局部复发率 11.2%（3%～38.1%），中位无进展时间 21 个月（15～26.7 个月），中位总生存 23 个月（8.6～33 个月），1、2、3 年生存率分别为 82%（63%～85%）、62.5%（55%～65%）和 38%（15%～46%）。Chan等在另一项包括 46 项研究的循证医学研究中，1 584 例肺部肿瘤患者，进行 2 905 次消融，8 个研究对象是肺癌，11 项是肺转移瘤，25 项包括了肺癌和肺转移瘤，还有 2 项没有特指；总的趋势是清醒镇静麻醉逐渐取代全身麻醉，多针伸展性射频电极逐渐增多，肿瘤大小倾向于缩小，PET-CT 评价逐渐推广；平均并发症发生率 24.6%（15.2%～55.6%），气胸最常见（28.3%），胸腔积液 14.8%，胸痛 14.4%；操作相关病死率 0.21%（0～5.6%），平均 13 个月（3～45个月）时局部复发率 12.2%，局部复发与病灶大小、年龄、随访时间无关；平均总生存率为 58.3%（随访 40 个月），肿瘤特异性生存率为 82.1%（58%～100%，随访 90 个月）。

4. 与其他手段比较 Zemlyak 等回顾性比较了不适合肺叶切除的亚肺叶切除（25 例）和射频消融（22 例）的治疗结果：总生存率和肿瘤特异性生存率差异均无统计学意义。Lee 等在另一项回顾性研究中，发现手术组（n＝13）和射频消融组（n＝16）治疗Ⅰ及Ⅱ期 NSCLC 的 1 年、2 年、5 年生存率分别为 85.7% 和 100%、70.1% 和 76.9%、0% 和 18.7%。作者得出结论：对于Ⅰ期及Ⅱ期老年 NSCLC 患者射频消融可以替代手术治疗。Safi 等回顾性分析了前瞻性数据，比较亚肺叶切除组（n＝42）和射频消融组（n＝25）治疗不能肺叶切除的Ⅰ期 NSCLC 的局部复发率和 OS，两组年龄、性别、肿瘤大小、肺功能、Charlson 并发症指数（Charlson comorbidity index，CCI）等无差异，手术组 ECOG 体力状态评分优于射频消融组，中位随访分别为 18 个月和 13 个月，OS 的 1 年、2 年分别为 94% 和 85%、86% 和 74%；单因素分析局部复发率手术组明显低于射频消融组（P＝0.02），多因素分析亚肺叶切除组的局部复发风险低于射频消融组 7.57 倍（95%CI 1.94～29.47），但是 OS 和无病生存期无统计学差异。Ambrogi 等比较了不适合肺叶切除的楔形切除（59 例）和射频消融（62 例）的治疗结果：中位随访分别为 36 个月和 42 个月，局部复发率分别为 2% 和 23%（P＝0.002），1、2、5 年总生存率分别为 100% 和 93%、96% 和 72%、52% 和 35%（P＝0.044）。建议应该首选手术，但是对于不适合手术的 T1 期肿瘤可以选择射频消融。Kim 等前瞻性配对研究了Ⅰ期 NSCLC 患者的手术组（n＝14）和射频消融组（n＝8）的疗效。结果平均生存时间分别为（45.49±7.21）

个月和（33.18±7.90）个月（P=0.297）；1、2、5年生存率分别93%和77%、67%和88%、50%和25%（P=0.054）。这些结果表明，射频消融在治疗Ⅰ期NSCLC的疗效与手术相当，尤其是对无法手术的患者。

Kwan回顾了2007—2009年当地肺癌患者的资料，其中选取了1897名经过部分肺叶切除或射频消融的早期NSCLC老年患者（年龄≥65岁），其中射频消融占4%，肺叶切除占96%，Ⅰa期患者占63.5%，Ⅰb期患者占36.5%。在基线分析上，部分肺叶切除的患者年龄较射频消融患者小（P=0.006），患有1个以上的并发症的患者较射频消融少（P=0.036），慢性阻塞性肺疾病患者较射频消融少（P=0.017），接受放疗的患者比射频消融多（23% vs 5%，P<0.0001），而在性别、人种、肿瘤分期、病理诊断、是否接受化疗方面无显著性差异（P>0.05）。经过平均508天的随访时间后，去除两组之间的选择偏倚，肺叶切除组90天、1年、2年的总生存率分别是95.5%、82.9%和66.1%，而射频消融组90天、1年、2年的总生存率分别是98.5%、85.3%和61.8%；肺叶切除组90天、1年、2年的肿瘤特异性生存率分别是100%、88.3%和75.8%，射频消融组90天、1年、2年的肿瘤特异性生存率分别是98.6%、88.7%和66.1%。COX回归分析得出两者在总生存率（P=0.695）和肿瘤特异性生存率（P=0.819）方面均无显著性差异。在高龄早期NSCLC患者中，射频消融比亚肺叶切除的花费明显低。

Ochiai等回顾性比较了射频消融（n=48）和SABR（n=47）治疗不能手术小于等于5cm肺部肿瘤的效果：射频消融组（9.6%，95%CI 3.6～23.9）和SABR组（7.0%，95%CI 0.2～20.2）的3年局部进展率类似（P=0.746）；射频消融组（86.4%，95%CI 69.2～94.3）和SABR组（79.6%，95%CI 60.6～90.1）的OS类似（P=0.738）。1年生存率分别为68.2%～95%和81%～85.7%，3年为36%～87.5%和42.7%～56%，5年为20.1%～27%和47%，但是射频消融进展率似乎高于SABR（分别为23.7%～43%和3.5%～14.5%）。Bilal等比较了射频消融和SABR在不能手术早期NSCLC中的效果：在16项研究中，两者的生存率相近（1年生存率分别为68.2%～95%和81%～85.7%，3年为36%～87.5%和42.7%～56%，5年为20.1%～27%和47%），但是射频消融进展率似乎高于SABR（分别为23.7%～43%和3.5%～14.5%）。Sher等采用Markov模型分析其实用价值、复发风险和成本效益分析等。结果发现，平均每增加一个质量调整生命年（quality-adjusted life years，QALY）的费用SABR超过射频消融14000美元。因此Dupuy建议今后研究重点是哪些人能从两种疗法中获益。

一项利用微观模型预测射频消融和 SABR 与放疗在治疗不能手术 I 期 NSCLC 的生存获益,结果寿命期望值分别为 1.71 生命年和 1.46 生命年;如果将 SABR 定位于中心型肺癌,射频消融定位于周围型肺癌,与普通放疗相比,寿命期望值为 2.02 生命年。

(二) 微波消融

冯威健等使用针式单极微波辐射天线在 CT 引导下经皮肺穿刺微波消融周围型肺癌,以 2 450MHz 的微波、65W 辐射 60s,对 20 例肺癌患者(原发性肺癌 8 例、转移性肺癌 12 例)28 个病灶行 CT 引导下微波消融治疗,随访 3～24 个月(平均 12.1 个月),16 例患者健在。肿块均缩小,13 个病灶缩小 50% 以上(46.4%),3 例病灶消失(10.7%),有效率为 57.1%。CT 表现为即刻消融灶呈约 3.5cm×2.5cm 的软组织影,1 周后消融区域内见汽化灶,外周有高密度反应区,1 个月后消融区进一步缩小,3 个月后实变,1 年后几乎消失,治疗后细胞学证实肿瘤组织坏死。对肿瘤直径 <3.0cm,一次治疗即可灭活;对直径 >3.0cm 时,可行多点治疗。并发症方面,部分患者在术后 3～5 天出现一过性低热。He 等采用水冷电极针对 12 例周围型肺癌患者 16 个病灶行超声引导下微波消融,病灶直径为 2.0～6.0cm。随访 6～40 个月(平均 20 个月),7 例患者无严重并发症,5 例患者治疗后因转移死亡。治疗的肿瘤全部缩小,增强 CT 显示 9 个病灶无增强,7 个病灶周边微弱增强;术后对病灶周边增强部分行穿刺活检,证实病灶完全坏死。并发症方面,气胸和轻度皮肤烫伤各 1 例。Wolf 等采用 CT 引导下经皮穿刺微波消融治疗 50 例 82 个肺肿瘤,平均随访 10 个月,肿瘤直径 >3cm 的患者,26%(13/50)的消融部位有肿瘤残留,22%(11/50)的患者有肿瘤复发,1 年局部控制率 67%,平均复发时间为 16.2 个月。Kaplan-Meier 分析生存率:消融 1 年生存率 65%,2 年 55%,3 年 45%。肿瘤特异生存率:1 年生存率 83%,2 年 73%,3 年 61%,与肿瘤大小及有无肿瘤残留无明显关系。空洞形成(治疗的肿瘤 43% 有空洞)与降低肿瘤特异死亡有关。无围术期死亡,气胸发生率为 39%(26/66),其中 69%(18/26)不需要预防性胸腔闭式引流。Lu 等回顾性分析了 CT 引导下微波消融治疗肺部肿瘤 69 例结果,最常见的并发症是气胸(24.64%),30 天内既无针道种植,也无操作死亡。其中 NSCLC 的 1、2、3 年总生存率分别为 66.7%、44.9% 和 24.6%;1、2、3 年无复发生存率分别为 72.9%、50% 和 27.1%。Little 等采用 CT 引导下高功率(180W)微波消融治疗肺部肿瘤 23 例,技术成功率 93%,平均消融时间为 3.6 分钟,10 例(43%)出现气胸,只有 3 例(13%)需要安置胸部引流管，30天病死率为0，平均住院时间为1.5天，75%消融区磨玻璃样阴影（ground-glass opacity，GGO）≥5mm，中位随访6个月，局部复发率3/26，局部控制率88%。Belfiore等回顾性分析了CT引导下微波消融治疗肺部肿瘤69例，技术成功率100%，18例出现气胸，8例需要安置胸部引流管，4例（均＞4.3cm）在消融后20天因肿瘤残留再次消融。CT随访评价显示最大直径减小在3个月和6个月时分别为44/69（64%）和42/59（71%）。肿瘤特异性生存率在12、24和36个月分别为69%、54%和49%。Liu等回顾性分析了CT引导下高功率微波消融治疗155例早期NSCLC，技术成功率100%，无30天病死率，平均消融时间为2.5分钟，随访1年，局部进展率5/16（31%）。大于3cm肿瘤常见。11/16（69%）显示治疗反应，其中9/11和2/11显示完全缓解和部分缓解。并发症主要是气胸，发生率10/16（63%），但只有2/16（13%）需要放置胸腔引流管。Yang等回顾性分析了CT引导下微波消融治疗47例早期NSCLC，平均随访30个月，复发的中位时间为45.5个月。在1、3、5年的局部控制率分别为96%、64%、48%；中位肿瘤特异性生存率和总生存时间分别为47.4个月和33.8个月；1、2、3和5年的总体生存率分别为89%、63%、43%、16%。与＞3.5cm的肿瘤相比，≤3.5cm的肿瘤生存时间更长。并发症包括气胸（63.8%）、咯血（31.9%）、胸腔积液（34%）、肺部感染（14.9%）、支气管胸膜瘘（2.1%）。

Wei等回顾性分析了CT引导下微波消融治疗39例晚期NSCLC，消融后给予铂类双药化疗，33例部分缓解（84.6%），中位无进展生存时间为8.7个月（95%CI 5.5~11.9），总的中位生存时间为21.3个月（95%CI 17.0~25.4）；发生并发症22例（56.4%）和3级不良事件3例（7.9%）。胡鸿涛等用微波联合放疗治疗周围型肺癌，其有效率、1年、2年、3年生存率均高于单纯放疗者。

（三）冷冻消融

我国在国际上率先开展了CT引导下氩氦刀治疗肺癌的临床研究。Wang等2005年对187例胸部肿瘤患者行CT引导下的经皮氩氦刀治疗，其中原发性肺癌165例，Ⅰ期5例、Ⅱ期17例、Ⅲa期20例、Ⅲb期60例、Ⅳ期63例。肿瘤大小和部位是肿瘤冰球覆盖的独立预测因子：肿瘤直径在4cm以内和周围型的肿瘤冰球覆盖面积平均达99%，肿瘤直径在4cm以上和中心型的肿瘤冰球覆盖面积平均80%，有效率＞95%。冷冻1周左右80%可见空洞形成，6个月86%缩小或稳定。气胸发生率12%，没有出血或气管损伤；62%的患者术后咯血，不需特殊处理。该作者又于2008年报道：343个直径≤4cm的肺内肿块冰球覆盖肿瘤面积达 96.4%；455 例直径 >4cm 的肺内肿块冰球覆盖肿瘤面积达 81.6%，表明氩氦靶向治疗肺癌的即刻冻融效果主要取决于肿瘤的大小。此即意味着直径 >4cm 的肿瘤，将残留 20% 的肿瘤，肿瘤越大，残留越多，对 >10cm 的肿瘤，有必要采取第二次氩氦刀治疗，但对靠近重要脏器或邻近空腔器官的肿瘤，氩氦刀也不可能根治。该组每个肿瘤平均直径为 (5.8±0.5)cm，每灶平均置刀 (3.4±0.2) 把，每次平均消融范围为 85.6%±2.4%，还有约 15% 的肿瘤残留。冯华松等开展了迄今为止世界上最大的一项 CT 引导下经皮穿刺靶向治疗肺癌的临床研究，从 2001—2007 年将近 6 年时间内，总共纳入 725 例及 816 个病灶，结果手术过程中安全，无一例患者死亡。术后患者均未出现严重的并发症，术后随访 0.5 年、1 年、2 年和 3 年生存率分别为 91%、76%、31%、18%，中位生存时间为 17.8 个月。Yamauchi 等的一项回顾性研究，对 20 例临床上不能手术的 I a 期 NSCLC 的 34 个肿瘤在局部麻醉 CT 引导下冷冻消融。中位随访 23 个月，肿瘤局部进展率 3%（1 例），平均肿瘤局部无进展时间 69 个月；2 年和 3 年总生存分别为 88% 和 88%，中位总生存时间 68 个月；2 年和 3 年 DFS 分别为 78% 和 67%，平均 DFS 为 46 个月。近来一篇氩氦刀治疗中晚期 NSCLC 的 Meta 分析结果提示：氩氦刀治疗可改善患者生活质量，肿瘤原位复发率与传统放化疗相似，患者中位生存时间较传统放化疗无明显差异；而氩氦刀联合放化疗并未显示出更好的临床益处，甚至使患者生活质量下降。

Choe 等比较了氩氦刀组（n = 9）和射频消融组（n = 67）治疗原发性 I 期 NSCLC，氩氦刀组完全消融率为 66.7%（6/9），而射频消融组为 43.3%（29/67）；在小于等于和大于 3cm 的肿瘤中完全消融率射频消融组分别为 76.2% 和 28.3%，氩氦刀组分别为 85.7% 和 0；完全消融率是无复发生存和总生存率的独立预测因子，两种手段在生存上没有差异，但是在完全消融的患者中，3 年估计生存率为 47%，而不完全消融的 3 年生存率为 9%。Zemlyak 等报道了一组中期生存数据，该研究比较了楔形切除（25 例）、射频消融（12 例）和氩氦刀（27 例）治疗原发性 I 期肺癌，3 年生存率分别为 87.1%、87.5% 和 77%，3 年肿瘤特异性生存率分别为 90.6%、87.5% 和 90.2%，无病生存率分别为 60.8%、50% 和 45.6%，三组间均无统计学差异。氩氦刀组气胸发生率为 37%，咯血 22%，与射频消融之间相比无统计学差异。然而，氩氦刀组（2.0 天）和射频消融组（1.8 天）的住院时间短于楔形切除组（6.0 天），存在统计学差异。氩氦刀治疗组局部复发率为 11%，与楔形切除组类似，但低于射频消融组。尽管目前证明氩氦刀治疗原发性 I 期肺癌的有效的数据有限，但均提示该手段安全有效，且中期数据提示其生存益处优于不治疗或外放射治疗，同射频消融一样，与亚肺叶切除的生存等效。

当肺癌瘤体较大时，形态常不规则，单一氩氦刀治疗难以达到适形治疗的目的。王洪武等对肺癌患者 20 例（其中原发性肺癌 16 例，转移性肺癌 4 例）氩氦刀治疗，术后 1 周在肿瘤残留部位植入 ^{125}I 粒子和顺铂缓释粒子。观察氩氦刀治疗过程和粒子治疗过程中的副反应。结果 20 例肺癌患者 21 个病灶，平均每个病灶为 (5.8 ± 0.5)cm，每灶平均置刀 (3.4 ± 0.2) 把，每次平均消融范围为 $85.6\% \pm 2.4\%$。25 个病灶平均植入 (23.4 ± 1.4) 个放射粒子和 (8.3 ± 1.2) 个化疗粒子。术后无严重副反应发生。随访 3 年，中位生存时间 16 个月，平均生存时间为 (14.0 ± 2.6) 个月。生存时间超过 1 年者已逾 60%。因此经皮穿刺氩氦刀能快速消融肿瘤，联合放 / 化疗粒子植入能有效地治疗残留肿瘤，两者结合是晚期肺癌简单、易行、安全可靠的姑息性治疗方法。随访 3 年，CR 15%，PR 75%，有效率 90%。中位生存时间 16 个月，平均生存时间为 (14.0 ± 2.6) 个月。生存时间超过 1 年者已逾 60%。表明氩氦刀联合放 / 化疗粒子植入对晚期肺癌患者安全、有效。周红桃等对不可切除的 140 例肺癌患者行 CT 引导下经皮穿刺氩氦刀冷消融联合 ^{125}I 粒子植入治疗，跟踪随访 1 年。结果 140 例患者均顺利完成冷消融与 ^{125}I 粒子植入治疗，接受 1 年随访。按照实体瘤评价标准，术后 6 个月时完全缓解（CR）为 16.8%、部分缓解（PR）为 70.1%、稳定（SD）为 7.4%、进展（PD）为 5.7%；术后半年、1 年生存率分别为 94.3%、65.7%；部分患者术后 1 个月症状即有所改善，卡氏行为状态（Karnofsky performance status，KPS）评分从平均 66.9 提高到 76.3。表明氩氦刀联合 ^{125}I 粒子植入对晚期肺癌患者安全、有效。

目前正在进行的前瞻多中心临床研究中，RTOG 0236（SABR）入组 55 例，ACOSOG Z4023（亚肺叶切除）入组 211 例，ACOSOG Z4033（RFA）入组 51 例，三组研究结果可能会对目前临床工作提供依据。但是应当指出，虽然肿瘤消融技术和体部 SABR 对于早期周围型肺癌的治疗获得了和外科手术类似的局部控制率，但目前尚无证据支持将此类非手术局部治疗手段作为可手术的早期周围型肺癌恰当的治疗选择。但是根据 ACCP（2013 年版）和 NCCN 肺癌临床实践指南推荐：对于因心、肝、肾和肺等内科疾病不能耐受手术的早期 NSCLC 患者，建议采用 SABR 和射频消融等局部治疗手段。

（刘宝东）

参 考 文 献

[1] CHAMARTHY MR, GUPTA M, HUGHES TW, et al. Image-guided percutaneous ablation of lung malignancies: A minimally invasive alternative for nonsurgical patients or unresectable tumors[J]. J Bronch ology Interv Pulmonol, 2014, 21 (1): 68-81.

[2] SHARMA A, LANUTI M, HE W, et al. Increase in fluorodeoxyglucose positron emission tomography activity following complete radiofrequency ablation of lung tumors[J]. J Comput Assist Tomogr, 2013, 37 (1): 9-14.

[3] HIGUCHI M, HONJO H, SHIGIHARA T, et al. A phase II study of radiofrequency ablation therapy for thoracic malignancies with evaluation by FDG-PET[J]. J Cancer Res Clin Oncol, 2014, 140 (11): 1957-1963.

[4] 刘宝东, 支修益. 影像引导下热消融治疗肺部肿瘤的局部疗效评价 [J]. 中国医学前沿杂志 (电子版), 2015, 7 (2): 11-14.

[5] LENCIONI R, CROCETTI L, CIONI R, et al. Response to radiofrequency ablation of pulmonary tumours: a prospective, intention-to-treat, multicentre clinical trial (the RAPTURE study) [J]. Lancet Oncol, 2008, 9 (7): 621-628.

[6] GARETTO I, BUSSO M, SARDO D, et al. Radiofrequency ablation of thoracic tumours: lessons learned with ablation of 100 lesions[J]. Radiol Med, 2014, 119 (1): 33-40.

[7] LIU B, LIU L, HU M, et al. Percutaneous radiofrequency ablation for medically inoperable patients with clinical stage I non-small cell. lung cancer[J]. Thoracic Cancer, 2015, 6: 327-333.

[8] KODAMA H, YAMAKADO K, HASEGAWA T, et al. Radiofrequencyablation for ground-glass opacity-dominant lung adenocarcinoma[J]. J VascIntervRadiol, 2014, 25 (3): 333-339.

[9] IGUCHI T, HIRAKI T, GOBARA H, et al. Percutaneous radiofrequency ablation of lung cancer presenting as ground-glass opacity[J]. CardiovascInterventRadiol, 2015, 38 (2): 409-415.

[10] SAFI S, RAUCH G, Op den Winkel J, et al. Sublobarresection, radiofrequency ablation or radiotherapy in stage I non-small cell lung cancer[J]. Respiration, 2015, 89 (6): 550-557.

[11] AMBROGI MC, FANUCCHI O, DINI P, et al. Wedge resection and radiofrequency ablation for stage I nonsmall cell lung cancer[J]. Eur Respir J, 2015, 45 (4): 1089-1097.

[12] KWAN SW, MORTELL KE, TALENFELD AD, et al. Thermal ablation matches sublobar

resection outcomes in older patients with early-stage non-small cell lung cancer[J]. J VascIntervRadiol, 2014, 25（1）: 1-9.e1.

[13] ALEXANDER ES, MACHAN JT, NG T, et al. Cost and effectiveness of radiofrequency ablation versus limited surgical resection for stage Ⅰ non-small-cell lung cancer in elderly patients: is less more?[J]. J VascIntervRadiol, 2013, 24（4）: 476-482.

[14] KWAN SW, MORTELL KE, HIPPE DS, et al. An economic analysis of sublobar resection versus thermal ablation for early-stage non-small-cell lung cancer[J]. J VascIntervRadiol, 2014, 25（10）: 1558-1564.

[15] OCHIAI S, YAMAKADO K, KODAMA H, et al. Comparison of therapeutic results from radiofrequency ablation and stereotactic body radiotherapy in solitary lung tumors measuring 5cm or smaller[J]. Int J Clin Oncol, 2015, 20（3）: 499-507.

[16] DUPUY DE. Treatment of medically inoperable non-small-cell lung cancer with stereotactic body radiation therapy versus image-guided tumor ablation: can interventional radiology compete? [J]. J VascIntervRadiol, 2013, 24（8）: 1139-1145.

[17] YANG X, YE X, ZHENG A, et al. Percutaneous microwave ablation of stage Ⅰ medically inoperable non-small cell lung cancer: clinical evaluation of 47 cases[J]. J SurgOncol, 2014, 110（6）: 758-763.

[18] WEI Z, YE X, YANG X, et al. Microwave ablation in combination with chemotherapy for the treatment of advanced non-small cell lung cancer[J]. Cardiovasc Intervent Radiol, 2015, 38（1）: 135-142.

[19] BOTT MJ, CRABTREE T. Treatment of stage Ⅰ lungcancer in high-risk and inoperablepatients: SBRT vs. RFA vs. Sublobar resection[J]. Ann CardiothoracSurg, 2014, 3（2）: 167-169.

第四节　肺癌的化疗

一、非小细胞肺癌（non-small cell lung cancer, NSCLC）

（一）早期 NSCLC

在局限性（Ⅰ～Ⅲ期）NSCLC 患者中手术切除仍然是首选治疗方法。辅助化疗在Ⅱ～Ⅲ期患者中使用的证据很广泛，已成为完全切除Ⅱ～Ⅲ期 NSCLC 患者的标准治疗方法。与辅助治疗相比，将新辅助治疗＋手术与单独手术相比的研究要少得多。随着一系列临床研究结果的公布，辅助治疗和新辅助治疗在肺癌治疗中的地位逐步确立。

1. 辅助化疗　1995 年 NSCLC 协作组进行 1 394 例 NSCLC 患者的荟萃分析，结果显示，与单纯手术组相比，手术加铂类为基础的化疗组 5 年生存率延长 5%，虽然两组间总生存期（overal survival, OS）的差异均无统计学意义（P = 0.08），但提示术后含铂双药化疗可能有效。

2008 年 NSCLC 顺铂辅助协作组（lung adjuvant cisplatin evaluation collaborative group, LACE）的荟萃分析纳入 5 项临床研究，共 4 584 例 NSCLC 患者。研究提示化疗组 OS 显著延长，死亡风险下降 11%，5 年生存获益增加 5.4%。进一步进行亚组分析显示，与对照组相比，术后行长春瑞滨 + 顺铂方案的Ⅲ期 NSCLC 患者生存获益最大（5 年生存率提高 14.7%），其次是Ⅱ期（5 年生存率提高 11.6%），Ⅰ期生存无显著获益（5 年生存率提高 1.8%）。LACE 荟萃分析还表明，化疗效果与性别、年龄、组织学、手术类型、计划放疗或计划的顺铂总剂量之间没有关联。

2010 年 NSCLC 协作组荟萃分析包括了 26 项随机研究，共纳入 8 447 例 NSCLC 患者，结果发现，与单纯手术组相比，手术加化疗组 5 年生存率提高 4%（P < 0.001）。这些研究的结果均提示：辅助化疗可改善完全切除的Ⅱ期和Ⅲ期疾病患者的生存率。同时，也为完全切除术后的ⅠA 期 NSCLC 不需辅助化疗提供了证据。

CALGB9633 临床试验是第一个针对ⅠB 期 NSCLC 患者的临床研究，研究共纳入 344 例ⅠB 期 NSCLC 患者，随机分为辅助化疗组和对照组，化疗组方案为：紫杉醇 200mg/m^2，卡铂 AUC = 6，21 天为 1 个周期，共 4 个周期。两组生存没有显著差异，特别是对于肿瘤 < 4cm 的患者，辅助化疗并不能改善生存。

JBR10 试验是第一项对入组患者完全采用第三代化疗方案的临床试验，研究纳入 482 例ⅠB 期（T2N0）或Ⅱ期（T1N1 或 T2N1）NSCLC，随机分为辅助化疗组和对照组，辅助化疗组：顺铂 50mg/m^2 d1、d8，28 天为 1 个周期，共 4 个周期，长春瑞滨 25mg/m^2 d1，7 天为 1 个周期，共 16 个周期。针对ⅠB 期患者进行分析显示，观察组和术后辅助化疗组的总生存率并无显著统计学差异。因此，现有证据均提示对于Ⅰ期 NSCLC 患者，不推荐进行辅助化疗。

目前非小细胞肺癌术后辅助治疗中国胸外科专家共识（2018 版）推荐：Ⅰ～ⅢA 期行完全手术切除的 NSCLC：①Ⅰ期，不需要辅助化疗（1A 级证据）；

②ⅡA 期,不常规推荐辅助化疗,术后综合评估包括与肿瘤内科专家会诊,评估辅助化疗对于每个病人的效益和风险,在做出建议时,还要考虑肿瘤分期以外的其他因素,包括组织病理学特征和基因改变等。当有证据支持,专家组有统一认识,利大于弊,可考虑给予辅助化疗(2B 级证据);③ⅡB~ⅢA 期,常规辅助化疗(1A 级证据)。

2. 新辅助化疗　虽然有很好的证据支持对于可手术的肺癌患者进行辅助化疗,随着各项临床研究结果的回报和更新,也需要对于化疗的给药时间进行进一步探索。

NVALT2 是一项多中心、随机对照的临床研究,入组来自英国、荷兰、德国和比利时等 70 个中心的 519 名患者,随机分组为单独进行手术(单纯手术组)和新辅助化疗＋手术(新辅助化疗组)。研究结果显示新辅助化疗是可行的,有良好的 49% 反应率,并且对术后并发症发生率没有影响。然而,两组之间的总生存率依然相似。

SWOG9900 试验也对于单纯手术和新辅助化疗＋手术进行了比较,研究共入组 354 名患者,两组之间的无病生存率(DFS)无统计学差异,新辅助化疗＋手术组中位总生存期(OS)显著延长(62 个月 vs 41 个月),该试验在证据公布后早期结束,证明新辅助治疗可使生存受益。

CHEST 研究比较手术前新辅助吉西他滨＋顺铂与单纯手术治疗ⅠB~ⅢA 期 NSCLC 患者。研究结果显示:3 年 DFS 提高了 5.1%,3 年 OS 提高 7.8%,ⅡB/ⅢA 亚组的 DFS 和 OS 都有显著提高。CHEST 是唯一获得阳性结果的新辅助化疗的Ⅲ期研究,提示ⅡB/ⅢA 期患者新辅助化疗获益更大。然而,像 SWOG 9900 一样,它也提前关闭,计划 700 名患者招募不到一半。

NATCH 研究是一项随机Ⅲ期临床研究,入组 624 例Ⅰ~ⅢA 期(T3N1)患者随机分为共有三组:①新辅助化疗(紫杉醇/顺铂)＋手术(201 例);②单独手术(212 例);③手术＋辅助化疗(211 例)。结果显示新辅助化疗组中 97% 的患者能开始计划的化疗,而辅助化疗组只有 66.2%。然而 5 年无病生存期(DFS)在新辅助化疗组、辅助化疗组和单独手术组分别为 38.3%、36.6% 和 34.1%,虽显示出一定的趋势,但差异没有统计学意义。NATCH 试验表明,90% 接受新辅助化疗的患者接受了三个周期的化疗,这增加了新辅助治疗增加接受化疗的患者百分比而不影响接受手术百分比的论点。但该研究因大部分为Ⅰ期患者以及存在设计缺陷而受到批评。

IFCT0002 研究旨在探讨完全术前化疗组(所有化疗周期均在术前进行)和

围手术期化疗组之间的生存差异,共入组 528 例ⅠA～Ⅱ期可切除的 NSCLC 患者,随机分为术前化疗序贯手术组(完全术前化疗组)和术前化疗序贯手术、再序贯化疗组(围术期组)。完全术前化疗组和围术期化疗组的 3 年总生存率分别为 67.8% 和 68.6%(P=0.96)。术前完成全部化疗计划的患者依从性更高,但是两组的生存并无差异。在亚组分析方面,IFCT0002 也给我们带来了一定的提示:不同的组织学类型生存分析显示,鳞癌患者 3 年生存率术前化疗组 68.1%,围术期组 77.2%,而非鳞癌患者术前化疗 67.7%,围术期组 61.6%,但无统计学差异(P=0.35)。

2014 年由非小细胞肺癌(NSCLC)Meta 分析协作组进行的一项荟萃分析汇总了 15 项随机试验的结果,包括 10 项研究仅为新辅助化疗,5 项研究包含新辅助化疗和辅助化疗。这些试验将新辅助化疗+手术与单纯手术进行比较,共纳入 2 385 名患者。结果是:术前化疗对生存率有显著影响,相对死亡风险降低 13%,5 年总生存率增加 5%,无复发生存率(RFS)和远处复发时间均显著延长,没有特定的患者亚组(包括年龄和阶段)受益于术前化疗,在分析中无法评估毒性效应,新辅助治疗需要更广泛的证据基础才能作为标准治疗方案引入。

CSLC0501(NCT00321334)是一项多中心、随机对照、Ⅲ期临床研究,旨在比较根治性手术切除的ⅠB～ⅢA 期 NSCLC 患者接受 3 个周期多西他赛+卡铂方案的新辅助化疗或辅助化疗的疗效差异,2018 年 ASCO 年会报告了 CSLC0501 试验的最新结果。CSLC0501 研究从 13 个医疗机构筛选出 214 例ⅠB～ⅢA 期 NSCLC 患者,其中 198 例患者被随机分组:97 例患者行新辅助化疗(N 组),101 例患者行辅助化疗(A 组),给予术前或术后化疗(多西他赛:$75mg/m^2$,卡铂:AUC=5,每 3 周为一个周期,共 3 周期)。ⅠB 期、Ⅱ期和 ⅢA 期患者分别占 32.5%、40.6% 和 26.9%。N 组有 100% 的患者进行新辅助化疗,A 组中 87.4% 的患者完成了辅助化疗。N 组和 A 组的 3 年 DFS 分别为 40.2% vs 53.4%(P=0.033),5 年 DFS 为 29.9% vs 47.9%(P<0.01),中位无病生存期(DFS)为 2.1 年 vs 4.8 年(P<0.05),中位生存期分别为 4.2 年 vs 7.1 年(P=0.104)。术前化疗较术后辅助化疗组依从性更好,但却有约 15% 的患者未能接受手术。本研究的结果澄清了术前和术后化疗的优劣,对于指导临床实践有较大的意义。

鉴于术后辅助化疗相比术前辅助治疗有 DFS 和 OS 上的优势,对于早期非小细胞肺癌,推荐直接手术后再评价是否适合接受术后辅助化疗。而术前新辅助化疗则可用于预后差（肿瘤较大或者局部晚期）的患者，有可能增加这部分患者接受根治性治疗的机会。

（二）晚期NSCLC

化疗是目前晚期无驱动基因突变NSCLC患者主要的治疗选择，但化疗研究进展缓慢，迫使研究者必须寻找化疗以外的治疗手段，抗血管生成药物以及免疫治疗药物显示出巨大的治疗潜力。

1. 一线化疗 早在1995年，就有研究报道化疗优于最佳支持治疗，其中，化疗可使一年生存率由5%升高到15%，因此，化疗对于NSCLC有着重要价值。ECOG1594研究中首次比较了以铂类为基础的不同的化疗方案（吉西他滨联合顺铂，多西他赛联合顺铂，紫杉醇联合卡铂，紫杉醇联合顺铂），结果表明四种方案在ORR、中位生存期（MST）和1年生存率方面无明显差异，没有哪种方案明显优于其他方案。而SWOG9505以及ILCP试验也得到相同的结论，其中紫杉醇联合卡铂方案显示出较低的毒副反应。

白蛋白结合型紫杉醇利用独特的纳米技术使疏水性紫杉醇与白蛋白结合，一方面可以增加紫杉醇的药物递送和生物利用度，另一方面避免了有机溶剂引起的超敏/毒性反应，同时不需要激素预处理。白蛋白结合型紫杉醇的全球注册Ⅲ期临床研究CA031研究证实，与传统紫杉醇/卡铂方案相比白蛋白结合型紫杉醇/卡铂方案能显著提高客观缓解率（ORR，33% vs 25%，$p = 0.005$），达到研究的主要终点，同时发现鳞癌亚组的患者表现出更大的获益（ORR，41% vs 24%，$p < 0.001$）。基于CA031研究的结果，美国FDA于2012年批准白蛋白结合型紫杉醇联合卡铂用于晚期NSCLC的一线治疗，同时NCCN指南1类证据推荐白蛋白结合型紫杉醇联合卡铂用于晚期NSCLC的一线治疗。

CTONG 1002研究是一项白蛋白结合型紫杉醇联合卡铂对比吉西他滨联合卡铂作为晚期肺鳞癌一线治疗的随机对照Ⅱ期临床研究。该研究共纳入127例未经治疗的晚期肺鳞癌患者，1:1随机分为两组，实验组共62例患者接受白蛋白结合型紫杉醇（135mg/m² d1, 8）联合卡铂（AUC 5, d1）治疗（Nab-P/C组），对照组65例患者接受吉西他滨（1 250mg/m² d1, 8）联合卡铂（AUC 5, d1）治疗（GC组），均为21天为1个周期，最多治疗6个周期，主要研究终点为客观缓解率（ORR）。结果显示白蛋白结合型紫杉醇联合卡铂组ORR达到42%，较对照组ORR有提升但未达统计学差异（27%，$p=0.076$）。中位PFS和OS在两组中无显著性差异。两组治疗方案总体安全性良好，两个周期后白蛋白结合型紫杉醇联合卡铂组剂量降低的比例显著低于对照组（12% vs 27%，p＜0.05）。本研究同时进行了生活质量评估，试验结局指数（TOI）量表显示，生活质量改善 Nab-P/C 组显著优于 G/C 组（75% vs 58%，p＜0.05），白蛋白结合型紫杉醇联合卡铂组较对照组生活质量得到显著改善。CTONG 1002 研究在中国人群重复了 CA031 的研究结果，验证了白蛋白结合型紫杉醇 / 卡铂方案在肺鳞癌治疗中良好的疗效和安全性，同时优化了给药方案，135mg/m^2 d1，8 的给药方案更便于临床应用。基于此研究结果《中国临床肿瘤学会（CSCO）原发性肺癌诊疗指南 2019》将白蛋白结合型紫杉醇联合卡铂用于晚期肺鳞癌的一线治疗纳入Ⅲ级推荐（2B 类证据）。

JMDB 研究是一项前瞻随机、双盲、全球多中心晚期 NSCLC 一线治疗的Ⅲ期临床研究，对 1 725 例 NSCLC 患者随机分组后分别采取培美曲塞 + 顺铂或吉西他滨 + 顺铂方案化疗，通过病理分型分析发现培美曲塞组在腺癌及大细胞癌患者中有显著的生存优势（12.6 个月 vs 10.9 个月），而在鳞癌患者中，培美曲塞 + 顺铂组的生存期反而比吉西他滨 + 顺铂的生存期短（9.4 个月 vs 10.8 个月）。因此，肺癌的组织分型成为治疗方案的一个选择标准：培美曲塞对于改善肺腺癌患者的总生存更有利，而吉西他滨对于改善鳞癌患者的总生存更有利。

晚期 / 复发肺鳞癌Ⅲ期随机临床研究 WJOG5208L，多西他赛联合奈达铂和多西他赛联合顺铂的疗效进行比较，研究结果显示，两者的中位 OS 分别为 13.6 个月和 11.4 个月，中位 PFS 同样更长（4.9 个月 vs 4.5 个月，P＝0.050）。

白蛋白紫杉醇联合卡铂也是一线治疗晚期 NSCLC 的有效方案。晚期肺鳞癌患者的Ⅲ期临床研究结果：总有效率方面，白蛋白紫杉醇联合卡铂方案比较紫杉醇联合卡铂方案疗效更优，但是二者具有相似性。在 2014 年 ASCO 会议上也证实了此观点，在肺鳞癌的一线治疗中白蛋白紫杉醇与卡铂联合组的客观缓解率优于吉西他滨与卡铂联合组。

抗体 - 药物偶联物（antibody-drug conjugate，ADC）由抗体、细胞毒性药物及偶联链三部分组成，兼具了抗体的高特异性和细胞毒素对肿瘤的高毒性，是一种定点靶向癌细胞的强效抗癌药物。不仅能够消除单克隆抗体在临床单独给药时而出现的疗效局限性，还能够降低药物对机体正常细胞的影响。Vintafolide 是一种由叶酸与去乙酰基长春碱单酰肼组成的结合物，作为一种叶酸受体（folate receptor，FR）的配体，是一种新的靶向治 FR 表达的 ADC。TARGET 研究比较了 Vintafolide 单药、Vintafolide 联合多西他赛和多西他赛单药治疗 FR 表达的晚期 NSCLC 患者，Vintafolide 联合多西他赛组的中位 PFS 优于多西他赛单药组（4.2 个月 vs 3.3 个月，P＝0.007）。ADC 药物利用抗体独特的靶向性，经药物特异性运输到肿瘤部位，为肿瘤的精准治疗提供了有效武器。

2. 二线治疗　晚期 NSCLC 治疗以改善生活质量、延长患者生存期为主要目标。一线化疗后出现病情进展，因对机体状态较好的患者进行二线化疗。虽然晚期肺癌的治疗目前有多个新药，在二线全身治疗的应用中报道有效率通常不到 10%。2016 年中国原发性肺癌诊疗专家共识推荐二线治疗药物包括培美曲塞、多西他赛、EGFR-TKIs 等。推荐培美曲塞用于非鳞 NSCLC，推荐多西他赛、吉西他滨或厄洛替尼用于晚期 NSCLC 二、三线治疗。有研究显示培美曲塞在非鳞 NSCLC 的二线化疗优于多西他赛。根据 CTONG0806、DELTA、TAILOR 研究结果提示在 EGFR 基因突变阴性患者中，首选化疗而不是 TKIs 作为二线治疗。

2015 年的 TCOG0701 CATS 研究是日本的一项随机Ⅲ期临床研究，对比ⅢB/Ⅵ期 NSCLC 二线使用替吉奥联合顺铂和多西他赛联合顺铂方案的疗效，研究结果显示，S-1 联合顺铂治疗的中位 OS 优于多西他赛联合顺铂（16.1 个月 vs 17.1 个月），S-1 联合顺铂对于晚期 NSCLC 患者较多西他赛联合顺铂表现出更好的耐受性。

3. 维持治疗　维持治疗是患者完成标准的几个周期联合化疗同时疾病得到控制（SD、CR、PR）后再接受化疗，理论基础源于假说，即尽早使用非交叉抑制药物可以在耐药产生前增加杀伤肿瘤细胞的同时延长了治疗时间。目前常用的 NSCLC 维持治疗药物有培美曲塞、多西他赛、EGFR TKI、贝伐珠单抗和西妥昔单抗。

晚期 NSCLC 的一项研究化疗选择紫杉醇＋卡铂与吉西他滨＋卡铂后吉西他滨维持，结果显示：二者中位 PFS 为 4.6 个月和 3.5 个月（P＝0.95），中位 OS 为 15 个月和 14.8 个月，两者生存率和总体反应均无显著差异。因吉西他滨耐受性好推荐用于维持治疗。

PARAMOUNT 试验旨在研究在初治ⅢB/Ⅳ期非鳞 NSCLC 患者在培美曲塞联合顺铂方案诱导化疗后使用培美曲塞维持治疗的效果。在这项双盲、安慰剂对照的临床试验中，939 例患者接受了 4 个疗程的培美曲塞（500mg/m^2，d1，21 天为 1 个周期）加顺铂（75mg/m^2，d1，21 天为 1 个周期）诱导化疗。对诱导化疗后疾病未进展，且 ECOG 体能状态（PS）评分为 0～1 分的 539 例受试者进行随机，并根据疾病分期、PS 评分以及诱导化疗疗效进行分层，按 2∶1 比例将受试者随机分入培美曲塞（500mg/m²，d1，q3w）＋支持治疗组（维持治疗组）与安慰剂＋支持治疗组（对照组），治疗持续至疾病进展。研究结果显示，培美曲塞持续治疗组有 PFS 获益，且显著延长了 OS（13.9 个月 vs 11.0 个月），培美曲塞是唯一在维持治疗中取 OS 获益的化疗药物。

4. 化疗与抗血管药物　抗血管生成药物治疗并不直接作用于肿瘤细胞本身，而是作用于肿瘤微环境，从而发挥抗肿瘤的作用，因此，无论患者的基因突变状态如何，抗血管生成药物治疗均是可供选择的治疗手段。基于近年来对抗血管生成药物治疗 NSCLC 的研究进展，目前，抗血管生成药物在 NSCLC 的化疗中已占据重要地位。

目前认为，主要有 3 条信号转导通路对于血管的生成进行调控：①血管内皮生长因子（vascular endothelial growth factor，VEGF）；②血小板源性生长因子（platelet-derived growth factor，PDGF）；③成纤维细胞生长因子（fibroblast growth factor，FGF）及其受体。并且，这 3 条信号转导通路对刺激血管新生和细胞增殖具有协同作用。肿瘤微环境缺氧可诱导包括 VEGF、PDGF、FGF 等多种血管生成相关因子的表达，其中，VEGF-A 为主要的促血管生成因子，其主要的功能性受体为 VEGFR-2。有研究发现，肿瘤高密度微血管和循环高表达 VEGF-A 与非鳞状 NSCLC 的预后差密切相关。基于上述机制，目前应用于临床的抗血管生成药物主要为针对 VEGF 及其受体的单克隆抗体以及针对其他肿瘤血管生成相关因子介导的小分子酪氨酸激酶抑制药（tyrosine kinase inhibitor，TKI）。

（1）单克隆抗体

1）贝伐珠单抗：贝伐珠单抗是第一个重组的人源化抗 VEGF 的单克隆抗体，其可以识别所有的 VEGF-A 异构体，阻止 VEGF 与其受体结合从而抑制 VEGF 的活性，抑制新生血管的生成。贝伐珠单抗也是迄今为止唯一一个在晚期非鳞状 NSCLC 的一线治疗中被证实与化疗药物联合应用可为晚期非鳞状 NSCLC 患者带来生存获益的抗血管生成药物。

在 ECOG 4599 研究以及 AVAIL 研究中，与单纯化疗组比较，贝伐珠单抗联合化疗组均延长了患者的无疾病进展生存时间（progression-free survival，PFS），但或许跟患者后续的治疗方案有关。AVAIL 研究发现，两组患者的 OS 比较，差异无统计学意义（P＞0.05）。对 AVAIL 研究以及 SAIL 研究进行亚组分析后发现，相对于西方人群来说，非鳞状 NSCLC 的亚裔或者中国人群从贝伐珠单抗的治疗中获益更多。

BEYOND 研究是首个专门针对贝伐单抗在中国非小细胞肺癌患者人群疗效的Ⅲ期临床研究。该研究一线使用贝伐珠单抗联合含铂双药方案治疗中国肺癌患者，入组年龄≥18 岁、局部晚期、转移性或复发的晚期非鳞 NSCLC，将其随机分为两组：两组患者均接受静脉滴注卡铂（AUC = 6）和紫杉醇（175mg/m^2, d1, 21 天为 1 个周期）治疗，治疗周期数≤6 个，其中一组同时使用安慰剂，简称 Pl+CP 组。另一组同时使用贝伐珠单抗（15mg/kg, d1, 21 天为 1 个周期），简称 B+CP 组。两组均治疗直到疾病进展。B+CP 组患者与Pl+CP 组患者相比，中位 PFS 显著延长（9.2 个月 vs 6.5 个月，P＜0.001），ORR明显升高（54% vs 26%），中位 OS 也相对有所延长（24.3 个月 vs 17.7 个月，P＜0.05）。在 EGFR 阳性突变的肿瘤中，B+CP 组患者的中位 PFS 为 12.4 个月，Pl+CP 组的为 7.9 个月。在 EGFR 野生型的肿瘤中分别为 8.3 个月和 5.6个月。BEYOND 研究结果显示：贝伐珠单抗联合卡铂和紫杉醇一线治疗非鳞状 NSCLC，延长了患者的 PFS 和 OS，亚组分析显示，经一线应用贝伐珠单抗治疗的 EGFR 野生型患者的 PFS 可延长 2.7 个月，OS 可延长 6.5 个月，远远超过西方数据。

2）雷莫芦单抗：雷莫芦单抗（ramucirumab）是人源免疫球蛋白 G1（immu-noglobulin G1, IgG1）单克隆抗体，不同于贝伐珠单抗，雷莫芦单抗仅特异性地与受体 VEGFR-2 结合，抑制肿瘤血管的生长。至今并无充足证据证实雷莫芦单抗一线用于晚期 NSCLC 的治疗可以使患者获益。一项开放平台单臂Ⅱ期临床试验研究共纳入 40 例晚期 NSCLC 患者，给予患者雷莫芦单抗联合紫杉醇＋卡铂方案进行化疗，患者的客观反应率为 55.0%，PFS 为 7.85 个月，OS为 16.85 个月。然而，另一项Ⅱ期临床试验采用化疗联合雷莫芦单抗的治疗方案和单纯化疗方案对患者进行治疗，结果显示，两种治疗方案下患者的 PFS、客观缓解率（objective response rate, ORR）比较，差异均无统计学意义。

REVEL 研究是一项多中心、随机双盲的Ⅲ期临床试验，入组一线治疗后进展的晚期 NSCLC 患者按照 1∶1 随机分配（根据性别、年龄、ECOG 和之前维持治疗进行分层）接受多西他赛（DOC）75mg/m^2 联合雷莫芦单抗（RAM）10mg/kg 或者安慰剂，每 21 天为周期进行治疗，直至疾病进展、出现不能耐受的毒性反应或者死亡。研究结果显示：共 1 253 例患者（26.2% 肺鳞癌）被随机分配为 RAM＋DOC 组和 DOC 组，分别入组 628 例和 625 例。RAM＋DOC 组的客观缓解率（ORR）为 22.9%，DOC 组 ORR 为 13.6%（P＜0.001）。RAM＋DOC

和 DOC 组中位 PFS 分别为 4.5 个月和 3.0 个月（P<0.01），RAM+DOC 组和 DOC 组中位 OS 分别为 10.5 个月和 9.1 个月（P<0.05）。在大多数患者亚组中，包括组织病理学分型鳞癌和非鳞癌，RAM+DOC 组的 OS 均较长。基于 REVEL 研究结果显示，美国食品药品监督管理局（Food and Drug Administration，FDA）已批准雷莫芦单抗联合多西他赛应用于一线治疗后进展的晚期 NSCLC。

3）奥拉单抗：奥拉单抗（olaratumab）是一种全人源化的 IgG1 单克隆抗体，可特异性地与血小板源性生长因子受体 α（platelet-derived growth factor receptor α，PDGFRα）结合，抑制其活性，从而抑制肿瘤血管的生成。然而一项 II 期临床试验结果显示，奥拉单抗联合化疗并不能够为晚期 NSCLC 患者带来生存获益。

（2）小分子酪氨酸激酶抑制剂（TKI）

1）阿帕替尼：阿帕替尼（apatinib）是中国自主研发的第一个小分子抗血管生成药物，主要作用于 VEGFR-2。阿帕替尼能够促进肺癌干细胞的凋亡，同时下调 VEGFR-2 的表达，抑制肿瘤血管的生成。既往研究证实，阿帕替尼对于一线治疗后进展的 NSCLC 患者安全有效。中国进行的一项回顾性研究发现，对 42 例二线治疗后疾病进展的晚期 NSCLC 患者给予单药阿帕替尼 500mg/d 的治疗后，患者的客观有效率为 9.5%，疾病控制率为 61.9%，中位 PFS 为 4.2 个月，中位 OS 为 6.0 个月。

但目前缺乏大型的前瞻性研究证实一线应用阿帕替尼的有效性和安全性。期待阿帕替尼在后续研究中能够为 NSCLC 患者带来生存获益。

2）尼达尼布：尼达尼布（nintedanib）是一种三通路阻滞剂，其他靶点还有丝裂原激活蛋白激酶（mitogen activation protein kinase，MAPK）和丝氨酸/苏氨酸蛋白激酶（serine/threonine kinase，又称 AKT）。基于既往的 I/II 期研究，尼达尼布可以延长晚期 NSCLC 患者的 PFS。随后针对一线化疗进展的 NSCLC 患者进行了 LUME-Lung1 和 LUME-Lung2 研究，其中，LUME-Lung1 研究显示尼达尼布联合多西他赛组较对照组延长了患者的 OS 和 PFS。然而，LUME-Lung2 研究由于当时预计尼达尼布联合培美曲塞与单药培美曲塞比较，并不能延长患者的 PFS，研究提前终止，但对研究所得数据进行分析也未发现明显延长患者的 OS，并且 3 级以上丙氨酸转氨酶升高及腹泻的发生率明显升高。中国的一项试验共纳入 62 例一线含铂方案化疗失败的 NSCLC 患者，给予患者单药口服尼达尼布，结果显示，与二线化疗相比，患者的生存获益相似，中位 PFS 为 3.9 个月，中位 OS 为 6.7 个月，并且患者对相关不良反应可耐受,尼达尼布可能作为一线治疗失败后晚期 NSCLC 的治疗方案。

3)安罗替尼:安罗替尼(anlotinib)是一种口服、新型的小分子多靶点 TKI,能够强效抑制 VEGFR、PDGFR、FGFR、c-Kit 等激酶的活性。一项多中心Ⅱ期临床试验共入组 117 例 NSCLC 患者,其中,口服单药安罗替尼组共 60 例患者,结果显示,非鳞状 NSCLC 患者二线治疗失败后口服单药安罗替尼安全有效,口服单药安罗替尼组较安慰剂组明显延长了患者的 PFS(4.8 个月 vs 1.2 个月,P<0.01),或因样本量小,口服单药安罗替尼组与安慰剂组的中位 OS 比较,差异无统计学意义(9.3 个月 vs 6.3 个月,P=0.232)。对于 EGFR 野生型患者进行亚组分析,结果显示,口服单药安罗替尼组较安慰剂组延长了患者的 PFS(4.14 个月 vs 1.38 个月,P<0.05)和 OS(10.08 个月 vs 5.06 个月,P<0.05)。值得一提的是,入组该试验的 117 例患者中,60.7% 的患者 EGFR 突变情况未知,对于无条件行 EGFR 监测或者 EGFR 野生型患者来说是一种不错的治疗选择。

ALTER0303 研究是一项Ⅲ期临床研究,研究结果公布于 2017 年中国临床肿瘤学会(Chinese Society of Clinical Oncology,CSCO)大会上,研究共入组 437 例二线治疗后进展的晚期 NSCLC 患者,按照 2∶1 的比例随机入组安罗替尼组(n=294)和安慰剂组(n=143),对两组患者分别给予安罗替尼(12mg QD,d1~14,Q21d)或安慰剂进行治疗。研究结果显示:安罗替尼组较安慰剂组患者中位 OS 延长了 3.33 个月(9.63 个月 vs 6.30 个月,P<0.05),中位 PFS 延长 3.97 个月(5.37 个月 vs 1.40 个月,P<0.000 1),且 ORR 和 DCR 较安慰剂组也有显著提高(P 值均<0.000 1)。在 ALTER0303 后续分析中发现,激活的循环内皮细胞(aCECs)可能与安罗替尼疗效的预测因子。已有研究显示,aCECs 是肿瘤血管生成的潜在的疗效预测因子,与抗血管生成药物治疗的 PFS 和 OS 有一定相关性。ALTER0303 的一项伴随研究共收集 78 例患者的 aCECs(基线和治疗后第 7、15、21、42、63 天收集),其中 49 例为安罗替尼组患者。结果显示,基线时 aCECs 高计数与多部位转移(>3 个转移部位)相关(P=0.002 7)。将 49 例安罗替尼组患者按照 aCEC 最小计数 / 基线的比值分为:<1 组(n=35)和≥1 组(n=14)。结果显示:<1 组的 PFS 较≥1 组显著延长(193 天 vs 124 天,P<0.05)。但在安慰剂组未发现 aCEC 最小计数 / 基线比值与 PFS 相关。目前晚期 NSCLC 三线无标准治疗,而 ALTER0303 研究验证了安罗替尼在晚期 NSCLC 三线治疗中能得到 OS 和 PFS 的双重获益,对于此类患者来说是合适的选择。

4）呋喹替尼：呋喹替尼（fruquintinib）是一种高选择性靶向 VEGFR 的小分子抑制剂，中国开展的一项多中心、随机、双盲Ⅱ期临床研究证实，对于二线治疗失败后的 NSCLC 患者，最佳支持治疗联合单药口服呋喹替尼较最佳支持治疗联合安慰剂可延长患者的 PFS（3.8 个月 vs 1.1 个月，$p < 0.001$），但 OS 并未获得阳性结果。目前，呋喹替尼治疗非鳞状 NSCLC 患者的Ⅲ期临床试验，即 FALUCA 研究，正在进行中。

5）其他多靶点的小分子激酶抑制药：索拉非尼（sorafenib）是一种多靶点的激酶抑制剂，它既可通过阻断由 RAF/MEK/ERK 介导的细胞信号传导通路而直接抑制肿瘤细胞的增殖，还可通过抑制血管内皮细胞生长因子受体（VEGFR）和血小板衍生生长因子受体（PDGFR）而阻断肿瘤新生血管的形成，间接地抑制肿瘤细胞的生长。虽然有研究显示三线或者四线口服单药索拉非尼组较安慰剂组能够延长晚期 NSCLC 患者的 PFS（2.8 个月 vs 1.4 个月，$P < 0.01$），但并未延长患者的 OS。而且，多项研究结果显示索拉非尼并不能够为晚期 NSCLC 患者带来生存获益。舒尼替尼（sunitinib）也是一种多靶点激酶抑制药。与索拉非尼类似，舒尼替尼可以延长一线或者二线治疗后进展的晚期 NSCLC 患者的 PFS，但患者的 OS 并未延长。凡德他尼（vandetanib）也未给晚期 NSCLC 患者带来 OS 获益。西地尼布（cediranib）虽可延长晚期 NSCLC 患者的 PFS，但因其具有严重的不良反应，故并不推荐应用于临床。帕唑帕尼（pazopanib）并不能够为晚期 NSCLC 患者带来生存获益，反而有可能造成严重的不良反应（包括肠梗阻、肿瘤栓塞和支气管肺炎等）。Motesanib、Axitinib、Linifanib 等均被证实具有一定的抗肿瘤活性。MONET1 试验对亚洲患者行亚组分析得出，对于晚期非鳞状 NSCLC 患者，与安慰剂组患者相比，Motesanib 联合卡铂和紫杉醇组患者的 OS、PFS 均有所延长，并且 ORR 有所提高。但上述药物或因并未取得较好的临床试验主要终点，或需待进一步大型研究证实其疗效，亦或因其不良反应较大，目前并未在临床实践中被广泛应用。

（3）重组人血管内皮抑制素（endostar，恩度）：重组人血管内皮抑制素是中国自主研发的抗血管生成药物，通过抑制形成血管的内皮细胞迁移从而抑制肿瘤新生血管的生成。一项Ⅱ期临床试验研究结果显示，恩度联合同步放化疗用于不可切除的Ⅲ期 NSCLC，患者的总缓解率为 77%，中位 PFS 为 9.9 个月，2 年局部控制率为 67%，2 年无疾病进展生存率为 27%，2 年总生存率为 50%。一项重组人血管内皮抑制素联合长春瑞滨加顺铂方案治疗晚期 NSCLC 患者的随机、双盲、对照、多中心Ⅲ期临床研究显示,与对照组比较,治疗组患者的ORR提高,中位肿瘤进展时间(time to progession,TTP)和中位OS等均有所延长,但两组患者的不良反应发生情况比较,差异无统计学意义(P>0.05)。

重组人血管内皮抑制素上市后,为进一步观察和评价其联合化疗药物广泛用于临床治疗晚期非小细胞肺癌(NSCLC)患者的安全性和有效性,进行了一项单臂、开放性、大样本、多中心的Ⅳ期临床协作研究,在全国154家大型三级甲等医院同时开展,共入组了2725例Ⅲ/Ⅳ期NSCLC的患者。研究仅设立试验组,在四种常规的含铂化疗方案基础上,联合应用恩度治疗,主要研究终点为安全性,次要研究终点为客观有效率(ORR)、疾病控制率(DCR)、疾病进展期(TTP)和总生存期(OS)。结果联合治疗的总体不良事件(AE)的发生率为94.1%,最常见的AE为白细胞减少、贫血、粒细胞减少和血小板降低,主要与采用含铂方案化疗有关,其中可能与恩度相关AE的发生率为32.6%,未观察到新的非预期的恩度相关性AE。恩度联合含铂化疗方案的ORR为20.1%,DCR为80.7%,中位TTP为7.6个月,中位OS为16.8个月,1年生存率为62.0%,2年生存率为38.3%。进一步亚组分析,初治患者、女性、肺腺癌、无远处转移和体力状况评分≥80分是预后良好的相关因素。根据本研究结果,恩度联合四种常用的含铂化疗方案治疗晚期NSCLC的安全性良好,可以明显提高ORR和DCR,同时延长患者的TTP和OS,因此,值得在临床上进一步应用和推广。

二、小细胞肺癌(small cell lung cancer,SCLC)

小细胞肺癌占肺癌总数的10%～15%,属于支气管肺神经内分泌癌,其发病与吸烟密切相关。SCLC倍增时间短,增殖指数高,早期易发生转移,未接受治疗的患者常在2～4个月内死亡,尽管初治患者对化疗较敏感,但很容易产生耐药性和复发,且对二线化疗药物相对不敏感,预后较差。小细胞肺癌的患者在确诊时30%～40%处于局限期,60%～70%处于广泛期。

1. 一线治疗　环磷酰胺是第一个临床研究证实可以在肺癌(包括SCLC和NSCLC)患者中带来显著生存获益的细胞毒性药物,后续一系列研究发现,蒽环类药物、长春碱类药物、依托泊苷、异环磷酰胺、顺铂、卡铂等细胞毒性药物治疗SCLC有效。在这些细胞毒性药物单药治疗SCLC的临床研究中,鬼臼毒素类(依托泊苷)的有效率较高。

McIllmurray等首次报道了多种细胞毒性药物联合治疗SCLC的疗效,该研究入组了 103 例初治 SCLC 患者，分为依托泊苷单药组、环磷酰胺 + 阿霉素 + 长春新碱（CAV）方案组，两组患者的完全缓解率（CRR）分别为 7% 和 23%（P < 0.05），由于后续治疗中患者交叉入组，两组患者生存期无差异。后续研究报道，CAV 方案或环磷酰胺 + 表阿霉素 + 长春新碱（CEV）方案在广泛期 SCLC 患者中的 CRR 为 14%，总缓解率为 57%，中位生存期为 26 周。在局限期 SCLC 患者中 CRR 为 41%，总缓解率为 75%，中位生存期为 52 周。鉴于依托泊苷较高的有效率，有研究者尝试（CAVE 联合依托泊苷）CAV 方案治疗 SCLC，但并没有带来明显生存获益，同时明显增加了血液学毒性。因此，直到 20 世纪 80 年代中期，CAV 仍是 SCLC 一线诱导化疗的标准方案。

鉴于基础研究发现铂类药物治疗 SCLC 有效，同时发现依托泊苷和铂类药物有协同作用，研究者设计了依托泊苷 / 顺铂（EP）方案。随后的Ⅲ期临床研究结果显示，在局限期 SCLC 患者中，EP 方案的 2 年和 5 年生存率优于 CEV 方案（25 vs 10%，8% vs 3%）。对于广泛期 SCLC 患者，EP 方案同样可以带来生存获益，但生存率与 CEV 方案比较无差异。后续的一系列研究亦证实了 EP 方案的有效性，于是 EP 方案越来越广泛地应用于 SCLC 的一线化疗。

由于 EP 方案中顺铂的毒副作用，研究者尝试用卡铂代替顺铂。2012 年发表的 COCIS 荟萃分析纳入了 4 项 SCLC 铂类治疗的随机临床研究，结果显示，EP 方案和 EC 方案两组患者的有效率（67% vs 66%，P = 0.83）、中位无进展生存期（5.5 个月 vs 5.3 个月，P = 0.25）和中位总生存期（9.4 月 vs 9.6 月，P = 0.37）均无差异。毒副作用方面，卡铂的血液学毒性更重，而顺铂的非血液学毒性如恶心、呕吐、神经毒性、肾毒性等较重。此研究提示顺铂和卡铂二者的疗效相似，临床医生可以根据患者的年龄、一般状况、伴随疾病及骨髓储备功能等选择合适的药物。

随着新的化疗药物的问世，研究者设计了一系列新的联合化疗方案，探索其治疗 SCLC 的疗效。来自日本的 JCOG 9511 研究纳入 230 例初治的广泛期 SCLC 患者，分为伊立替康 + 顺铂（CPT-11 + DDP，IP）方案组和 EP 方案组。结果显示，两组患者的 ORR 分别为 84.4% vs 67.5%（P < 0.05），中位生存期分别为 12.8 个月 vs 9.4 个月（P < 0.01）。该研究证明 IP 方案作为一线化疗可以给广泛期 SCLC 患者带来生存获益。但后续来自北美的两项关于 IP 方案的临床研究却未能证明 IP 方案优于 EP 方案，研究者推测这可能与亚洲人群和高加索人群的药物基因组学差异性有关。

贝洛替康（belotecan）是新型的喜树碱类细胞毒性药物，其作用机制主要是抑制拓扑异构酶Ⅰ。在Ⅱ期临床研究中，单药一线化疗治疗 SCLC 有较好疗效，总缓解率为 53.2%，至疾病进展时间为 4.6 个月，中位生存期达 10.4 个月。随后的Ⅱ期临床研究发现，贝洛替康联合顺铂取得大于 70% 的总缓解率和大于 10 个月的中位生存期。

氨柔吡星是人工合成的蒽环类细胞毒性药物，其作用机制是抑制拓扑异构酶Ⅱ，临床前研究发现其活性代谢产物易于在肿瘤细胞内富集。一系列Ⅰ期/Ⅱ期临床研究证明其单药或与铂类药物联合治疗 SCLC 有效。

2. 维持治疗　由于多数 SCLC 患者在初治有效后很快复发，研究者对其维持治疗进行了一系列探索。研究者先后尝试用拓扑替康、依托泊苷、伊立替康等细胞毒性药物以及贝伐单抗、伊马替尼、坦西莫司等靶向药物做维持治疗，遗憾的是均未取得理想效果。近期一项荟萃分析纳入 21 项关于 SCLC 维持治疗的临床研究，入组 3688 例患者，结果显示，维持治疗未能显著延长无进展生存期和总生存期。

3. 复发/进展后治疗　一线化疗后复发或进展的 SCLC 尚无标准治疗方案。数项临床研究发现，初始治疗的疗效和应答时间是后续治疗效果的预测指标。通常认为一线接受含铂方案治疗结束 3 个月以内复发或进展者提示铂类耐药，3 个月内未复发或进展的患者提示铂类敏感，再次使用含铂的联合化疗方案或许能够带来获益，6 个月以上复发或进展的患者可以再次使用初始治疗方案。

在复发的 SCLC 患者二线化疗中，尽管含铂的联合化疗方案疗效优于单药方案，但联合化疗所产生的毒副作用可能会导致患者在生存期上并无明显获益。一项Ⅲ期临床研究证实，拓扑替康联合最佳支持治疗组总生存期、生活质量及症状的改善均明显优于单用最佳支持治疗组。另一项Ⅲ期临床研究对比了拓扑替康和 CAV 方案治疗复发的 SCLC 的疗效，两个方案有效率分别为 24.3% 和 18.3%（P＝0.285），中位生存期分别为 25.0 周 vs 24.7 周（P＝0.795），均未提示显著差别。其他证实复发后治疗有效的药物还包括喜树碱类药物、紫杉类药物、氨柔吡星、伊立替康、吉西他滨和长春瑞滨等。

4. 抗血管药物

（1）贝伐单抗（bevacizumab）：血管内皮生长因子（VEGF）在 SCLC 患者中高表达，可能与肿瘤侵袭、血管生成相关，这为抗血管生成抑制剂治疗 SCLC 患者提供了理论依据。一项入组了 205 例广泛期 SCLC 患者的Ⅲ期临床试验,将患者分为 A 组(依托泊苷 + 顺铂)和 B 组(贝伐单抗 + 依托泊苷 + 顺铂),A 组患者用药 6 个周期,B 组用药 6 个周期后继续使用贝伐单抗维持治疗至疾病进展。A 组和 B 组的 ORR 分别为 55.3% vs 58.4%,中位 PFS 分别为 5.7 个月 vs 6.7 个月,中位 OS 分别为 8.9 个月 vs 9.8 个月,生存率分别为 25% vs 37%。研究结果显示,贝伐单抗 + 依托泊苷 + 顺铂治疗可以显著提高患者的 PFS,但并不能显著改善 OS。可以在广泛期 SCLC 患者中探索应用抗血管生成抑制剂,尤其是用于维持治疗时。

(2)舒尼替尼:舒尼替尼是一种多靶点抗血管生成抑制剂,目前已应用于肾癌、胃肠间质瘤、胰腺神经内分泌癌的治疗。一项入组了 85 例广泛期 SCLC 患者的Ⅱ期临床研究,评价了舒尼替尼用于依托泊苷 + 顺铂化疗后维持治疗的疗效,结果显示中位 PFS 显著提高,OS 无显著差异。另外一项Ⅱ期临床研究,评价了舒尼替尼在 SCLC 患者二线治疗中的疗效,也没有达到期望的结果。

除了舒尼替尼之外,其他抗血管生成抑制剂如帕唑帕尼、阿柏西普、沙利度胺、索拉非尼等也在 SCLC 患者中进行了 Ⅰ/Ⅱ/Ⅲ 期临床试验,但都没有显示出理想的疗效。

5. 抗体 - 药物耦联物(ADC)

(1)Sacituzumabgovitecan(IMMU-132):SN-38 是临床中伊立替康的一种活性代谢产物,但是由于其在临床中具有较高的毒性以及较低的溶解度等原因,其在临床中并不能对患者直接使用。TROP-2 则是一种糖蛋白,其能够在多种肿瘤细胞表面存在过度表达的情况,包括乳腺癌、结肠癌、肺癌等。IMMU-132 就是临床中抗 TROP-2 单克隆抗体和 SN38 所构成的一种抗体偶药物耦联物,其就是利用 TROP-2 进行表达识别,然后将药物输送至肿瘤细胞进行治疗。在临床研究中显示,该药物在一线含铂方案治疗失败的患者以及二线拓扑替康治疗失败的转移性小细胞肺癌患者中均有较好的临床效果。

(2)Promiximab-duocarmycin:CD56 是在大多数 SCLC 上均有高度表达的一种细胞表面标记物,因此临床中将其视为治疗恶性肿瘤的治疗靶点之一。Promiximab 就是临床中一种新型的抗 CD56 抗体,具有高亲和性、内在化以及肿瘤特异性等特点,在相关研究中发现使用二硫键能够将其与 DNA 烷化剂 Duocarmycin 实现共轭,在临床中具有较好的治疗效果。

(李小雪)

参 考 文 献

[1] PHILIP M，ERIC L. Adjuvant or neoadjuvant chemotherapy for NSCLC[J]. J ThoracDis 2014；6（S2）：S224-S227.

[2] 非小细胞肺癌辅助治疗胸外科共识专家组. 非小细胞肺癌术后辅助治疗中国胸外科专家共识（2018 版）[J]. 中国肺癌杂志. 2018，21（10）.

[3] 徐海燕. 晚期野生型非小细胞肺癌内科治疗热点及展望 [J]. 癌症进展，2017，15（10）.

[4] SEUNGHYEUN L. Chemotherapy for Lung Cancer in the Era of Personalized Medicine[J]. Tuberculosis Respir Dis，Published online Dec.20, 2018.

[5] GREG D. Second-Line Chemotherapy and Beyond for Non-Small Cell Lung Cancer[J]. Hematol Oncol Clin N Am 31（2017）71-81.

[6] 李丽. 小细胞肺癌二线化疗药物的应用进展 [J]. 实用癌症杂志，2019，34（2）.

[7] 王亚磊. 抗血管生成药物治疗晚期非鳞状非小细胞肺癌的研究进展 [J]. 癌症进展，2018，（16）10.

第五节　肺癌的靶向治疗

随着新的检测技术的不断发展，晚期 NSCLC 的治疗已经进入精准医疗时代，对晚期肺癌活组织检查组织的突变基因检测结果正逐渐成为对患者进行常规和最佳个体化治疗的重要依据。

一、非小细胞肺癌（NSCLC）

（一）早期 NSCLC

对于可手术切除的 NSCLC 患者，完全性手术切除联合术后辅助放化疗仍然是主要的治疗模式。精准治疗的时代已经到来，能否将不良反应轻，且在晚期患者疗效得到证实的靶向治疗用于术后患者甚至于术前新辅助治疗，使患者获得更长期的生存获益，为了解决这个问题，国内外专家对此做出了大量的临床试验来寻找术后辅助靶向治疗的答案，包括一系列的前瞻性及回顾性研究。

1. 辅助靶向治疗

（1）国外回顾性研究：鉴于晚期腺癌伴随表皮生长因子受体 EGFR 敏感突变的患者能够从一代 EGFR-TKI 治疗获益，Memorial Sloan-Kettering Cancer

Center（MSKCC）回顾性分析了术后辅助靶向治疗的意义。2011年第一项回顾性研究分析了Ⅰ～Ⅲ期行完全性切除的167例患者，其中95例（56%）为EGFR 19外显子缺失，74例（44%）为21外显子点突变，56例（33%）的患者接受了围术期EGFR-TKI治疗。结果显示：辅助TKI组2年无进展生存率（disease free survival rate，DFSR）为89%，对照组仅为72%（P＝0.06），两组2年生存率为96% vs 90%（P＝0.296）。该项小样本的回顾性研究证实，无论EGFR 19外显子缺失突变或者21外显子点突变，术后给予辅助TKI治疗后，2年无进展生存期（disease free survival rare，DFS）及OS获益虽然差异无统计学意义，但是DFS提示获益的趋势，可能与样本量过小有关系，需要更大样本的验证。随后MSKCC又进行另外一项更大样本的回顾性研究，通过分析8年间行手术切除的1 118例患者标本，结果显示EGFR突变率为20%（222/1 118）。与未突变患者相比，伴随EGFR敏感突变的患者，死亡风险降低（P＜0.001）。另外一个独立数据库仅纳入了过去10年间286例伴随EGFR突变的肺癌患者，结果显示行术后辅助厄罗替尼或者吉非替尼治疗的患者，复发和死亡风险明显降低，无病生存期比例风险（HR）为0.43（P＝0.001），而且观察到了提高OS的趋势。上述两项来自MSKCC的回顾性研究结果均显示手术切除术后具有EGFR突变的Ⅰ～ⅢA期肺腺癌患者接受EGFR-TKI辅助治疗后DFS延长，复发风险降低，且OS有延长趋势，为术后辅助靶向治疗提供了依据。

（2）国外前瞻性研究：BR.19研究是全球第一个随机、双盲、靶向药物用于完全切除ⅠB～ⅢA期NSCLC辅助治疗的前瞻性Ⅲ期随机对照临床研究，入组患者术后随机接受吉非替尼250mg/d或者安慰剂治疗2年，按照1∶1比例随机入组，自2002年至2005年间，计划入组1 242例患者。研究终点包括OS、DFS以及药物毒性。但由于实验提前关闭，最终共纳入503例患者，其中靶向治疗组251例，安慰剂组252例，两组基线条件平衡，随访中位时间为4.7（0.1～6.3）年，两组之间OS（P＝0.14）和DFS（P＝0.15）无显著性差异。该项研究虽然是设计最早的术后辅助靶向治疗研究，但是无论DFS还是OS均为阴性的结果，根本原因是实验设计存在致命缺陷。①患者入组时并未对患者的EGFR突变状态进行检测，回顾性生物标记物分析发现仅15例（4%）的患者存在EGFR敏感突变，目前的共识及所有研究均认为EGFR-TKI的有效人群为存在EGFR敏感突变的患者，对于野生型患者基本无效，因此未进行EGFR突变检测是导致实验阴性结果的主要原因；②入组的患者中，51.7%为

ⅠB期患者,而ⅢA期患者比例仅为13.3%,从术后辅助化疗结果来看,早期患者并未从术后辅助治疗获益,因此纳入太多的早期患者也是实验出现阴性结果的重要原因;③由于研究提前终止,所有患者提前停止吉非替尼的治疗,中位治疗时间仅为4.8个月,用药时间严重不足也是导致实验阴性结果的重要原因。

RADIANT研究是迄今为止样本量最大的随机、双盲、Ⅲ期临床试验,该研究纳入973例ⅠB~ⅢA期NSCLC患者,按照2∶1比例随机进入厄罗替尼组和安慰剂组,其中厄罗替尼组方案为:厄罗替尼150mg/d,治疗周期为2年。研究结果显示厄罗替尼组和安慰剂组中位DFS分别为50.5个月和48.2个月,差异无统计学意义(P=0.324)。而针对其中161例(16.5%)EGFR阳性的NSCLC患者进行亚组分析显示,与安慰剂组相比,厄罗替尼组中位DFS由28.5个月延长至46.4个月(P=0.039),OS并无获益。与BR.19研究类似,该项研究主要目的也是阴性结果,究其原因也是由于纳入研究人群的分期以及未进行EGFR敏感突变检测造成的,对于EGFR的检测仅依靠免疫组织化学或者FISH,而不是目前推荐的PCR或者NGS的检测。虽然整体人群是阴性的结果,但是在分层分析突变亚组时,辅助厄罗替尼治疗EGFR突变型患者可延长DFS,提示辅助靶向治疗还应该有更加精准的人群选择,只有选择优势人群,才能达到治疗获益最大化。

SELECT研究是一项在EGFR突变型NSCLC术后采用厄罗替尼辅助治疗的单臂、多中心、Ⅱ期研究,该研究初步入组36例患者,最多可以扩大至100例ⅠA~ⅢA期NSCLC患者,在接受过常规术后化疗联合或者不联合放疗后,厄罗替尼150mg/d,治疗周期为2年。研究结果显示服用厄罗替尼后2年DFS率达89%,中位OS未达统计学差异。厄罗替尼停药后的中位复发时间为8.5个月,41%患者为单个病灶复发,其中12%患者仅为中枢神经系统复发。该项研究作为术后辅助靶向治疗的尝试,仅为一个Ⅱ期单臂的研究,且为术后辅助放化疗后再加TKI治疗,但是2年DFS率高达89%,为后续临床研究的开展提供了依据。上述几项来自国外的研究旨在寻找术后辅助靶向治疗的理论依据,但是无论BR.19、RADIANT,还是SELECT研究,共同的问题为实验设计之初未找到EGFR敏感突变的优势治疗人群,入组了较大比例的早期患者等,最终导致实验均出现阴性结果。但这些实验的不成功并不能完全否定术后辅助靶向治疗的地位和临床意义,鉴于在亚太地区NSCLC患者EGFR敏感突变高达49.3%,因此亚太人群更适合开展术后辅助靶向治疗的研究。

（3）国内前瞻性研究：ADJUVANT 研究是第一个比较术后靶向辅助治疗和术后辅助化疗的随机、开放、Ⅲ期研究，该研究纳入 222 例Ⅱ～ⅢA 期 EGFR 阳性（外显子 19 缺失或外显子 21L858R 突变）NSCLC 患者，按照 1∶1 比例随机进入靶向治疗组和化疗组，其中靶向治疗组方案为：吉非替尼 250mg/d，治疗周期为 2 年；化疗组方案为：长春瑞滨 25mg/m^2，d1、d8，顺铂 75mg/m^2，d1，每 3 周为 1 个周期，共 4 个周期。研究结果显示，与化疗组相比，靶向治疗组中位 DFS 由 18.0 个月延长至 28.7 个月（P＜0.01）。而且在安全性方面，吉非替尼组也优于化疗组。亚组分析显示 DFS 获益人群为 N2 期患者（P＜0.01），N1 期并不能获益（P＝0.743）。ADJUVANT 研究第一次证实了术后辅助靶向治疗的疗效和安全性，与传统化疗相比，在降低毒副作用的同时，能够明显提高 DFS，在进行亚组分析后发现，真正的获益人群是 N2 期患者。这是一项具有里程碑意义的研究，开创了术后辅助靶向治疗新的时代。

EVAN 研究是第一个比较厄罗替尼与化疗作为ⅢA 期 EGFR 突变 NSCLC 患者的辅助治疗疗效与安全性的多中心随机Ⅱ期研究，该研究入组 102 例 NSCLC 患者，按照 1∶1 比例随机分组，厄罗替尼组方案为：150mg/d，治疗周期为 2 年；长春瑞滨＋顺铂组方案为：长春瑞滨 25mg/m^2，d1、d8，顺铂 75mg/m^2，d1，每 3 周为 1 个周期，共 4 个周期。研究结果显示，与化疗组相比，厄罗替尼组疗效更优，2 年 DFS 率显著提高（81.35% vs 44.62%，P＜0.001），中位 DFS 由 21.0 个月延长至 42.4 个月（P＜0.001）。而且厄罗替尼组安全性更佳。OS 数据虽然不成熟，但是厄罗替尼组 OS 具有获益趋势，EVAN 研究中两组生存曲线的差异随着时间延长，始终非常显著。进一步分析发现，在所有入组的ⅢA 期患者中，绝大多数患者为 N2 期患者，而非 N2 期仅 3 例，因此可以认为 EVAN 研究的结果应该精准限定在ⅢA/N2 期患者，这才是该项研究以及真实世界临床获益的最精准人群。

埃克替尼在中国也进行了多项术后辅助靶向治疗的临床研究，包括首都医科大学附属宣武医院牵头的多中心、前瞻性、开放性观察埃克替尼术后辅助治疗ⅡA～ⅢA 期 EGFR 突变阳性肺腺癌患者疗效与安全性的Ⅱ期临床研究，上海市肺科医院和广州医科大学附属第一医院牵头的 EVIDENCE 研究，中国医学科学院肿瘤医院牵头的埃克替尼或安慰剂辅助治疗 EGFR 基因敏感突变的Ⅱ～ⅢA 期肺腺癌患者疗效和安全性的多中心、随机、对照、双盲Ⅲ期临床研究，广州中山大学附属肿瘤医院牵头的ⅡA～ⅢA 期表皮生长因子受体（EGFR）突变非小细胞肺癌（NSCLC）完全切除术后辅助化疗续用埃克替尼多中心、随机、前瞻、开放性Ⅲ期临床研究,以及北京肿瘤医院牵头的随机、开放、多中心评估埃克替尼用于 EGFR 突变阳性的Ⅱ～ⅢA 期肺腺癌术后辅助治疗的前瞻、探索性临床研究。期待各项研究结果的回报,为术后辅助靶向治疗提供更加充分的循证医学证据。

2. 新辅助靶向治疗　　Ⅱ期 EVAN 和Ⅲ期 ADJUVANT 的阳性结果相互印证,为辅助靶向治疗策略奠定了基础。在新辅助治疗领域能否按图索骥,将 TKI 的应用向前线推进,这是一个非常受关注的问题。

CTONG 1103 是第一项对比 EGFR-TKI 和双药化疗用于ⅢA/N2 期 NSCLC 新辅助治疗的Ⅱ期随机对照研究。CTONG 1103 研究共纳入来自中国 17 个中心的 386 名患者,其中 72 名 N2 期患者 1∶1 随机分成两组,一组接受 EGFR-TKI 厄罗替尼治疗 2 周期(42 天),另一组采用传统的吉西他滨 + 顺铂化疗方案治疗 2 周期(42 天),然后进行疗效评估。如果患者手术可切除则再行手术,术后再行厄洛替尼治疗 1 年或 GC 方案辅助治疗 2 个周期。研究结果显示:厄洛替尼组的有效率优于双药化疗组(54.1% vs 34.3%,P＝0.092),而且在完全切除率(13.0% vs 4.2%)、淋巴结降期率(3/28 vs 0/22)等指标也具有一定优势,厄洛替尼较化疗组有更多患者进行了手术(83.8% vs 68.6%)。而厄洛替尼组相比双药化疗组 DFS 也显著提高(21.5 个月 vs 11.9 个月,P＜0.05)。此外,厄洛替尼的安全性优于化疗,未发生 3/4 级毒性事件与意外不良事件。

经过多年在肺癌术后靶向治疗的探索,目前 EVAN 和 ADJUVANT 研究为术后辅助治疗提供了最高级别的证据,这两项结果直接影响了国内指南的制定,CSCO 指南更新会议上,已经作为Ⅰ类证据推荐ⅢA/N2 期患者术后的辅助治疗。但对于术后靶向治疗,目前仍然面临着争议与挑战,包括 OS 数据尚不成熟,需要最终 OS 数据为临床决策提供更高级别的循证依据。而术后靶向治疗时长的选择,是 2 年还是更久,一线给予靶向治疗后,若出现耐药或者进展之后的治疗的选择,这些问题仍需积极探索。新辅助靶向治疗方面,虽然 CTONG 1103 研究首次证明了新辅助靶向治疗较新辅助化疗有多项指标的改善,但新辅助靶向治疗的效果并未完全达到预期,其 54.1% 的 ORR 低于 TKI 在Ⅳ期疾病中约 70% 的预期疗效,只有 13% 的患者达到了主要病理缓解,其中的原因尚未明确。另外,新辅助靶向治疗 42 天的持续时间是否足够,是否因此影响 ORR 及病理缓解率越需要进一步的探索。

(二)晚期 NSCLC

个体化靶向治疗已逐渐成为肺癌临床标准治疗中举足轻重的组成部分,

与传统化疗相比,靶向治疗采用分子病理诊断和靶向药物治疗,而对晚期肺癌活组织检查组织的突变基因检测结果正逐渐成为对患者进行常规和最佳个体化治疗的重要依据。目前,小分子靶向药物已经成为有驱动基因突变患者标准的一线治疗药物。

1. EGFR 敏感突变 NSCLC　EGFR-TKI(epidermal growth factor receptor-tyrosine kinase inhibitor,EGFR-TKI)为 NSCLC 靶向治疗研究揭开了序幕。EGFR-TKI 通过竞争 EGFR 细胞内激酶的催化位点,从而阻断 EGFR 激酶的活性,干扰细胞的异常增殖,最终促进凋亡。EGFR 基因突变以 19 外显子缺失和 21 外显子 L858R 位点突变常见,占白种人的 10%~20%,亚裔人群的48%,多见于无吸烟史、较年轻的女性患者。

(1)一代 TKI(厄洛替尼、吉非替尼、埃克替尼):IPASS 研究是一项随机、开放、平行、多中心、Ⅲ期临床试验,旨在比较晚期 NSCLC 患者中吉非替尼与含铂双药化疗的疗效,研究共纳入了 1 217 例来自东亚地区初治的、非吸烟或既往少量吸烟的、晚期肺腺癌患者(ⅢB\Ⅳ期),随机分为两组,一组接受吉非替尼(N=609 例),另一组接受紫杉醇 + 卡铂方案化疗(N=608 例)。在所有纳入研究的 1 217 例患者中,437 例患者通过基因检测方法(ARMS-PCR)评估 EGFR 突变情况,检测结果显示 261 例患者检测有 EGFR 基因突变,其中 140 例为 EGFR 19 外显子缺失突变,111 例为 EGFR 21 外显子 L858R 突变,而基因突变患者在两组间分布无显著差异。研究结果显示吉非替尼能够显著降低 EGFR 突变阳性患者 52% 疾病进展风险,同时显著延长 PFS(9.5 个月 vs 6.3 个月),而在 EGFR 突变阴性患者或者 EGFR 突变情况未知的患者,吉非替尼无法实现 PFS 的获益。除了显著的有效性外,吉非替尼在不良反应的发生率也显著小于常规化疗。之后的 OPTIMA 研究中再次证实厄洛替尼的效果。

2015 年发表在 Clinical Oncology 的一项 meta 分析结果显示,吉非替尼、厄洛替尼、阿法替尼用于 EGFR 突变亚型患者的一线靶向治疗相比化疗有明显的优势,且副作用更少、症状控制更佳。多项研究表明,对比野生型,EGFR 突变亚型在多变量分析中显示一线治疗选择对 OS 没有影响,19 外显子缺失突变对比外显子 21 点突变有更长 OS。EGFR 突变亚型有助于确定最适宜治疗方案,同时考虑到临床获益、生活质量、安全性以及错失 EGFR-TKI 使用时机存在风险,一线优先选择 EGFR-TKI 治疗。

CTONG0901 是一项前瞻性的Ⅲ期临床研究,头对头比较厄洛替尼与吉非替尼在 EGFR(19 外显子或 21 外显子)突变的晚期非小细胞肺癌中的安全性和有效性，主要终点中位 PFS 为 10.4 个月 vs 13.0 个月（P＝0.108），无显著差异。无论 EGFR 19 外显子或 21 外显子突变，厄洛替尼都没有比吉非替尼显示更好的有效率和生存获益，两者都有类似的毒性。而且无论是厄洛替尼组还是吉非替尼组，19 外显子突变患者的 ORR 和 OS 明显优于 21 外显子突变患者。

CONVINCE 是一项多中心、随机、开放、平行对照、Ⅲ期临床研究，旨在 EGFR 突变阳性晚期 NSCLC 腺癌患者中比较埃克替尼单药与培美曲塞＋顺铂一线化疗后培美曲塞维持治疗的疗效与安全性。研究纳入 285 例 EGFR 19 外显子和／或 21 外显子突变的ⅢB/Ⅳ期肺腺癌患者，随机入组埃克替尼单药组和化疗组，埃克替尼组 ORR 显著高于培美曲塞＋顺铂化疗组（64.8% vs 33.8%，P＜0.001），埃克替尼组中位 PFS 也同样长于化疗组（9.9 个月 vs 7.3 个月，P＝0.05）。且埃克替尼组与化疗组相比，不良反应发生率显著降低。CONVINCE 研究首次证实，埃克替尼一线治疗 EGFR 突变阳性肺腺癌的疗效优于化疗＋单药维持。无论是独立评审的 PFS，还是研究者评估的 PFS，埃克替尼均显著优于一线化疗，且安全性更佳。CONVINCE 研究表明，埃克替尼作为一线治疗 EGFR 突变晚期 NSCLC 的安全性和疗效均优于化疗＋单药维持，该研究结果奠定了 EGFR-TKI 治疗 EGFR 突变阳性 NSCLC 的一线治疗地位。

ICOGEN 研究比较了吉非替尼和埃克替尼治疗晚期 NSCLC 的效果，在 PFS 方面，埃克替尼并不劣于吉非替尼，中位 PFS 分别为 4.6 个月 vs 3.4 个月。并且与吉非替尼组的患者相比，接受埃克替尼患者的药物相关不良反应减少。此研究结果证明埃克替尼治疗晚期 NSCLC 效果并不比吉非替尼差，并且在一定程度上其药物不良反应优于吉非替尼。

（2）二代 TKI（阿法替尼、达克替尼）：随着研究的不断深入，阿法替尼作为第二代 EGFR-TKI 登上历史舞台。在两项Ⅲ期临床研究 LUX Lung3 和 LUX Lung6 研究中发现，比较阿法替尼对比标准化疗在一线治疗 EGFR 突变晚期 NSCLC 中的疗效，阿法替尼组均显著提高了 PFS。两项研究汇总分析的结果显示，阿法替尼组比标准化疗组，在 19 外显子缺失突变的患者中能够显著延长 OS（31.7 个月 vs 20.7 个月，P＜0.001）。

一代、二代 EGFR-TKI 之间也进行头对头比较。一项ⅡB 期 LUX Lung7 研究比较二代阿法替尼与一代吉非替尼在 EGFR 突变患者中的疗效，结果显示中位 PFS（11.0 个月 vs 10.9 个月），中位随访 42.6 个月后更新 OS 数据显示阿法替尼与吉非替尼中位 OS 分别为 27.9 个月和 24.5 个月，均无疗效差异，亚组分析两组在 19、21 突变中 OS 相近。

　　LUX-Lung8 主要比较晚期鳞癌对不同靶向药物的疗效,研究对比了阿法替尼和厄洛替尼用于含铂化疗失败后晚期鳞癌患者二线治疗的效果,研究结果提示阿法替尼相比厄洛替尼更适合作为晚期鳞癌患者的二线治疗方案。

　　ARCHER1050 研究是一项国际、多中心、Ⅲ期临床研究,旨在比较二代 TKI 达克替尼与吉非替尼在 EGFR 突变晚期非小细胞肺癌一线治疗中的疗效,达克替尼组显著改善 PFS(14.7 个月 vs 9.2 个月,P < 0.000 1),ARCHER 1050 研究显著提高 PFS 至 14.7 个月,该研究支持达克替尼作为一线治疗的有效性。ARCHER 1050 研究 24 个月无进展生存率达克替尼(30.6%)高于 LUX Lung7 研究阿法替尼(17.6%)。两研究显示在 19 外显子缺失突变、21 外显子 L858R 突变 2 个亚组之间在无进展生存率和客观反应率方面没有显著疗效差异。

　　(3) 三代 TKI(奥希替尼):一线 EGFR TKI 一般在 9~12 个月后出现耐药,有理论指出 EGFR-TKI 继发耐药分为 4 类,包括:① EGFR 通路的二次突变,如 T790M 突变(可同时合并 EGFR 扩增),其他少见突变如 L747、D761Y 等;②旁路激活或下游通路的激活,如 c-MET 扩增、HER2 扩增及 BRAF 突变;③组织学转化,如 EGFR-TKI 敏感的非小细胞肺癌在治疗过程中向小细胞肺癌转化,或者上皮细胞向间叶细胞转化(EMT);④肿瘤异质性:多种 TKI 耐药机制共同存在如 T790 突变与 MET 扩增。其中,T790M 突变占耐药原因的主导地位,约 50%~60% 的耐药机制是 EGFR 20 号外显子第 790 位点上的苏氨酸为蛋氨酸所取代(790M),从而改变 ATP 的亲和性,导致 EGFR-TKI 不能有效阻断信号通路而产生耐药。

　　针对 T790M 突变有多个三代 EGFR-TKI 药物正在研究。其中,奥西替尼是第三代口服、不可逆的选择性 EGFR 突变抑制剂,对 EGFR-TKI 耐药合并 T790M 突变的患者有明显疗效。

　　2017 年 WCLC 公布了奥希替尼Ⅲ期临床试验 AURA3 的数据,对比了奥希替尼和含铂双药联合化疗治疗经一线 EGFR-TKI 治疗后病情进展的 NSCLC 的随机Ⅲ期临床研究,结果显示奥希替尼组较含铂双药化疗组中位 PFS 明显延长(10.1 个月 vs 4.4 个月(P < 0.05),ORR 也明显优于化疗组 71% 和 31%(P < 0.05)。在 EGFR-T790M 阳性耐药突变的晚期 NSCLC 患者中,奥希替尼展现了绝对的优越性。

　　FLAURA 研究是一项随机、双盲的Ⅲ期临床研究,一项共纳入 30 个国家 556 名初治的ⅢB/Ⅳ期 EGFR 突变阳性 NSCLC 患者,研究结果显示,相比标准一线治疗（一代 TKIs），奥希替尼用于 EGFR 19 外显子缺失和 21 外显子 L858R 突变的 NSCLC 患者的一线治疗，中位 PFS 可达 18.9 个月，而标准治疗组仅为 10.2 个月。此外，对于脑转移患者，奥希替尼相比标准治疗显示出显著优势，中位 PFS 为 15.2 个月 vs 9.6 个月（P＜0.001）。总体安全性和标准治疗相当。OS 数据目前尚未成熟，预计于 2019 年下半年公布。以上结果提示三代 TKI 药物奥希替尼除用于耐药后的二线治疗，也可应用于 EGFR 突变患者的一线治疗。2019 年 NCCN 指南将奥希替尼列为 EGFR 突变阳性 NSCLC 患者首选推荐药物。

2018 年 10 月 19 日公布的一项真实世界回顾性研究，旨在研究在一线阿法替尼治疗后使用奥希替尼，对于 EGFR T790M 突变阳性的 NSCLC 患者的疗效。研究结果表明，在一线阿法替尼治疗后再使用奥希替尼的中位 PFS 为 27.6 个月。2 年与 2.5 年生存率分别为 78.9% 和 68.8%。虽然奥希替尼是一线治疗的一种有效手段，但它缺乏后续 TKI 治疗选择。因此，许多患者在奥希替尼治疗失败后只能接受化疗。该试验结果表明，在阿法替尼治疗失效后使用奥希替尼的治疗顺序有望为大量患者带来持续的临床获益，延长无化疗治疗期。

（4）三代 TKI 耐药后：三代 TKI 带来明显的获益的同时，肿瘤耐药问题仍未解决，研究表明 EGFR 酪氨酸激酶结构域 C797S 突变是针对第三代靶向 T790M 突变不可逆 EGFR 抑制剂的主要耐药机制。研究发现 EAI045 在 EGFR 突变中具有最高的选择性抑制作用，并在二聚化缺陷型 EGFR 突变体中显著活跃，西妥昔单抗可通过阻止 EGF 配体结合而阻断 EGFR 二聚化，EAI045 和西妥昔单抗的联合治疗在携带 L858R/T790M/C797S 的 EGFR 突变的小鼠模型中肿瘤明显缩小。EAI045 代表第一个四代 EGFR-TKI 药物用于克服 T790M 和 C797S 突变，但目前的研究仅处于临床前阶段。此外 C797S 突变不是第三代 EGFR-TKI 耐药的唯一机制，EAI045 并没有完全克服这些耐药问题，第四代 EGFR-TKI 还有很长的路要走。

2. EGFR 非经典突变 NSCLC 伴随 NGS 方法在临床应用的普及，传统方法无法检测的突变将越来越多地被检出。LUX-Lung2/3/6 研究接受阿法替尼治疗的 600 例患者中，75 例（12%）患者携带非经典突变，这些非经典突变治疗的研究也在进行中。

中国回顾性分析发现在 1 837 例 EGFR 阳性患者中，非经典突变有 218 例（12%），主要包括 20 外显子插入（31%）、G719X 点突变（21%）、L858R 复合

型突变（17%）、T790M 复合型突变（14%）以及其他突变（17%）。相比 EGFR
常见突变，男性（55.1% vs 44.4%）和吸烟（30.7% vs 24.3%）的患者更容易出
现少见突变。一代 EGFR-TKIs 对非经典突变的疗效明显低于经典突变。一
代 EGFR-TKI 对于 G719X、20ins、L861Q、19del/L858R + T790M、19del 或
L858R + 其他、19del + L858R、其他的 PFS 分别为 5.98 个月、2.00 个月、8.90
个月、1.94 个月、9.79 个月、9.53 个月、3.78 个月。有临床研究显示，在 1 402
例 EGFR 突变中，外显子 18 突变（包括 G719X、E709X 和 Del18）占 3.2%，携
带 G719X 突变的肺癌患者对阿法替尼的应答率（80%）高于一代 TKI（35%～
56%）。LUX-Lung2,3 和 6 临床研究结果表明阿法替尼治疗 EGFR 非经典
治疗：G719X、L861Q、S768I 位点突变治疗的 PFS 分别为 13.8 个月、8.2 个
月、14.7 个月。2018 年 1 月 12 日，FDA 批准阿法替尼用于治疗具有非耐药
性 EGFR 罕见突变（L861Q、G719X 和 / 或 S768I）的转移性非小细胞肺癌
（NSCLC）患者的治疗。

EGFR Exon 20 插入位点具有位阻结合区，易导致一代 EGFR-TKI 耐药，
且对 EGFR TKIs 均不敏感。2017 年 WCLC 报道了一项关于 Poziotinib 的Ⅱ期
临床研究，Poziotinib 是一个专门针对 20 插入突变设计的小分子 TKI，其治疗
Exon20 突变患者73%（8/11）可达 PR。

2018 年 ASCO 会议报道 TAK-788（AP32788）的Ⅰ期临床试验，TAK-788
是抗活化 EGFR 和 HER2 突变活性（包括外显子 20 插入）的强效选择性药物，
结果是 TAK-788 治疗 EGFR 外显子 20 插入患者有抗肿瘤活性，且安全性特点
与其他 EGFR-TKI 相似。

3. 基于 EGFR-TKI 为基础联合治疗

（1）EGFR-TKI 联合化疗：EGFR-TKI 单药治疗对 EGFR 突变的 NSCLC
已经取得较好治疗效果，但疗效仍有限，为了能让患者在 EGFR-TKI 治疗的基
础上更大地临床获益，目前基于 EGFR-TKI 联合治疗的几项临床研究已经取
得了令人满意的结果。

EGFR-TKI 联合化疗最早的Ⅱ期临床研究 NEJ005，该研究入组 80 例未经
治疗的 EGFR 突变的 NSCLC 患者，随机分为同期和顺序交替吉非替尼和卡
铂 + 培美曲塞联合治疗，最后的结果显示在同期组和顺序交替组的中位 PFS
分别为 18.3 个月和 15.3 个月，且同期组有更好的 OS（41.9 个月 vs 30.7 个月，
P < 0.05），观察到的不良事件是可逆的，没有出现致命的间质性肺疾病。

基于此研究结果进行了Ⅲ期随机对照研究 NEJ009，对比了吉非替尼联合

培美曲塞＋卡铂对比吉非替尼单药治疗 EGFR 突变晚期 NSCLC 患者的疗效。该研究在日本 47 个研究中心共入组 345 例晚期 EGFR 突变 NSCLC 患者，随机按照 1∶1 接受吉非替尼联合化疗（联合组）或吉非替尼单药治疗（单药组）。联合组患者在初始治疗阶段每天口服吉非替尼 250mg 一次，同时接受 4～6 周期培美曲塞＋卡铂化疗，疾病没有进展的患者进入维持治疗阶段，每天口服吉非替尼一次，每 21 天静脉滴注培美曲塞，直至疾病进展。单药组的患者则每天口服吉非替尼 250mg 一次直至疾病进展，当患者疾病进展则接受含铂化疗。联合组的客观缓解率（84% vs 67.4%，P＜0.05）、中位无进展生存期（20.9个月 vs 11.2 个月，P＜0.05）、中位总生存期（52.2 个月 vs 38.8 个月，P＜0.05）都显著优于单药组。

FASTACT2 研究是一项对比化疗联合或交替厄洛替尼和单纯化疗一线治疗晚期 NSCLC 的随机对照的Ⅲ期临床研究，入组 451 例未经治疗的ⅢB/Ⅳ期 NSCLC 患者，随机 1∶1 入组联合治疗组（吉西他滨＋顺铂／卡铂＋联合或交替厄洛替尼治疗）和单纯化疗组（吉西他滨＋顺铂／卡铂）。研究结果显示在 EGFR 突变阳性 NSCLC 患者中联合治疗组对比单纯化疗组中位 PFS（16.8 个月 vs 6.9 个月，P＜0.001）和中位 OS（31.4 个月 vs 20.6 个月，P＜0.01）均显著优于单纯化疗。

JMIT 研究是一项随机对照Ⅱ期临床研究，对比吉非替尼同步联合培美曲塞和吉非替尼单药一线治疗 EGFR 突变阳性的晚期 NSCLC 亚洲患者。研究结果显示，吉非替尼联合组显示中位 PFS 显著优于吉非替尼单药组（15.8 个月 vs 10.9 个月，P＜0.05），联合组在不同 EGFR 突变类型的人群中均显示 PFS 获益，ORR 相似，且在 EGFR 19 外显子缺失突变的患者敏感性更高，两组的总体生存数据尚不成熟，在安全性方面，联合用药组有更多 3 级或更严重的不良反应，但是毒性是常见的和可控的。

（2）EGFR-TKI 联合抗血管药物：有研究表明，EGFR 的表达与 VEGF 的表达呈一定的正相关，两种药物联合使用（A＋T）可能增加疗效。

1）贝伐珠单抗：Be Ta 研究是一项国际、多中心、双盲、随机、安慰剂对照Ⅲ期临床研究，入组经过非选择性化疗后二线治疗的患者，按照 1∶1 随机分组经接受厄洛替尼加贝伐珠单抗（联合治疗组，A＋T 模式）或厄洛替尼加安慰剂（对照组）进行治疗，联合治疗组和对照组分别入组 319 例和 317 例。研究结果显示两组总生存没有差异，联合治疗组的 PFS 似乎比对照组的更长（3.4 个月 vs 1.7 个月），客观反应率也更高，提示 A＋T 模式可能存在临床获益。

BELIEF 就是一项国际性多中心、单臂、Ⅱ期临床研究，旨在探索厄洛替尼联合贝伐珠单抗治疗有活性 EGFR 突变，伴和不伴有 T790M 突变的晚期 NSCLC 患者的疗效。研究共入组 109 例患者，其中 T790M 阳性组 37 例，T790M 阴性组 72 例。研究结果显示：厄洛替尼联合贝伐珠单抗治疗组患者中位 PFS 为 13.8 个月，其中 T790M 阳性突变患者中位 PFS 达到 16.0 个月。BELIEF 研究结果为 EGFR 突变阳性 NSCLC 患者使用 A+T 模式治疗提供进一步的证据。

日本的 JO25567 研究是首个用来评估厄洛替尼联合贝伐珠单抗一线治疗 EGFR 突变阳性 NSCLC 患者的前瞻性、多中心、随机对照Ⅱ期临床研究。研究以ⅢB～Ⅳ期或复发的 EGFR 突变阳性、未接受过化疗、非鳞 NSCLC 患者为研究对象，使用贝伐珠单抗（15mg/kg，静脉注射，每 3 周 1 次）联合厄洛替尼（150mg，每日 1 次）或厄洛替尼单药（150mg，每日 1 次）进行治疗。一线接受厄洛替尼联合贝伐珠单抗或单药厄洛替尼治疗，两组分别为 75 例和 77 例患者。截至 2017 年 10 月 31 日，联合治疗组和单药组的中位 OS 没有统计学差异（47.0 个月 vs 47.4 个月，$P=0.326\,7$）。两组中位 PFS 联合治疗组较单药组延长了 6.3 个月（16.0 个月 vs 9.7 个月，$P<0.05$）。这样的结果提示我们 A+T 模式能够延长一线 EGFR-TKI 的有效时间，但一线治疗存在 PFS 优势的情况下，最终没有取得总生存的获益的原因，值得我们深思。

NEJ026 是一项比较伐单抗+厄洛替尼和厄洛替尼Ⅲ期研究，研究纳入ⅢB～Ⅳ期或复发的 EGFR 突变阳性、未接受过化疗、非鳞 NSCLC 患者。比较贝伐单抗联合厄洛替尼与厄洛替尼单药治 EGFR 突变的晚期 NSCLC 患者，结果显示联合治疗组可以提高疗效（ORR 72.3% vs 66.1%，PFS 16.9 个月 vs 13.3 个月，$P<0.05$），且毒性耐受。JO25567 和 NEJ026 两个研究基本已经坐实一线 A+T 治疗模式的 PFS 获益，提示 TKI 联合抗血管药物是一个非常具有潜力的一线治疗策略。

EGFR 突变阳性 NSCLC 的一线治疗是否需要联合抗血管或者化疗等常规治疗手段，从目前缓解率、退缩深度以及 PFS 数据来看，联合抗血管或者化疗获益的主要机制是更大限度降低肿瘤负荷和异质性储备，从而延长缓解时间，即延缓耐药的发生来延长 PFS，此外联合化疗也能够增加缓解人群（使一部分无效的变成有效，比如对 TKI 原发耐药的患者）。尽管一线 PFS 数据结果喜人，但仍需确认 OS 的获益，因为化疗和抗血管都属于耐药后的常规治疗选择，将后备手段往前提，会减少一个挽救措施，同时相当于延长了后备手段的使用时间,考虑治疗成本和毒性的增加,叠加的治疗理应要能改变肿瘤的生物学行为从而延长总生存,因此应该使用 OS 作为主要终点,越来越多的证据显示,后续治疗的交叉不是解释 OS 不能获益的主要原因,如果一种治疗方式能够明显改变肿瘤的生物学进程,一线治疗对 OS 是起到决定性作用的。因此,目前来看,只有化疗在将 OS 作为主要终点的Ⅲ期研究中取得了阳性结果(NEJ009),而抗血管则未证实能够改善 OS。联合治疗有非常广阔的空间,期待更多研究结果的报道和循证医学证据的支持,让多样化的药物和使用策略使我们的治疗变得更加丰满。

2)重组人血管内皮抑制素(endostar,恩度):2016 年 JCO(Journal of Clinical Oncology)发表了一篇单中心、单臂的小样本临床研究,探讨埃克替尼联合恩度治疗在 EGFR 突变晚期 NSCLC 患者中的初步疗效及安全性,研究的主要终点为 24 周客观有效率(ORR),次要终点为安全性,研究结果表明埃克替尼联合恩度治疗 24 周 ORR 为 60%,且安全性良好,未出现 3 级及以上的不良反应。国内的一项回顾性研究显示,重组人血管内皮抑制素与吉非替尼联合治疗一线吉非替尼失败但存在 T790M 突变阴性或耐药突变未知的晚期 NSCLC 患者,病例数为 20 例,本研究的中位 PFS 结果是 4.2 个月,中位 OS 为 8 个月。综上所述,TKI+恩度治疗模式仍需进行更多临床研究来确定疗效。

4. EGFR-TKI 治疗过程中进展后治疗　根据疾病控制时间、肿瘤负荷、临床症状可以将 EGFR-TKI 治疗失败患者分为 3 种模型:局部进展型、缓慢进展型、快速进展型。对于局部进展者给予局部的放疗或外科手术治疗。多个回顾性分析显示 EGFR 突变患者出现局部进展后,继续 EGFR-TKI 治疗联合局部治疗可继续延长 PFS 或 TTP 时间 4.0～13.8 个月,亚组分析显示相比多发进展以及出现颅外进展的患者,孤立进展或单纯颅内中枢神经系统进展患者疗效更佳。

对于缓慢进展型者,前瞻性 ASPIRATION 研究 EGFR 突变的肺癌患者一线厄洛替尼在缓慢进展后继续使用厄洛替尼,由 RECIST(实体瘤疗效评价标准)标准来定义第 1 个无疾病进展生存(PFS1),第 2 个 PFS2 的节点是由研究者来决定停止药物。在 EGFR 19 外显子或者 21 外显子突变患者中 PFS1 为 11 个月,PFS2 为 14.1 个月,如果患者在缓慢进展后继续服用 TKI,有 3.1 个月的 PFS 临床获益。这对于许多缓慢、无痛、无症状的疾病进展的患者可以继续应用最初的靶向药物,在临床医生决定继续维持不会获益时再改变治疗方案。

对于广泛进展,来自Ⅲ期全球多中心 IMPRESS 临床研究,71 个中心共入组 265 例患者在 EGFR 突变一线吉非替尼耐药后对比化疗和化疗联合吉非替尼的疗效,随机接受培美曲塞 + 顺铂两药化疗联合吉非替尼或安慰剂,吉非替尼治疗组对比安慰剂组中位 PFS 并无显著改善,均为 5.4 个月,初步结果显示对照组较吉非替尼治疗组具有更好 OS。来自 IMPRESS 关于 OS 的更新数据显示,继续吉非替尼联合顺铂和培美曲塞与安慰剂联合顺铂和培美曲塞相比,中位 OS 为 13.4 个月和 19.5 个月(P < 0.05)。根据此研究结果,一线耐药进展后不再给予 TKI 治疗,而以铂类为主的化疗目前仍为 EGFR-TKI 耐药后经典治疗选择。

5. ALK 融合基因阳性 NSCLC 人类 2 号染色体短臂倒位,重排为 EML4-ALK 融合基因,造成棘皮动物微管相关蛋白样 4(EML4)编码蛋白 N- 末端部分融合至间变淋巴瘤激酶(ALK)的细胞内酪氨酸激酶结构域,导致异常酪氨酸激酶表达,促进肿瘤细胞的增殖侵袭。在 NSCLC 患者中 ALK 基因突变的存在通常与 EGFR/KRAS 基因突变互斥(少数情况下存在双驱动基因共存),ALK 融合基因阳性患者的临床病理特征通常为年轻患者、既往不 / 轻度吸烟、腺癌(印戒细胞型或腺泡型)。

(1)第一代 ALK-TKI:克唑替尼(crizotinib)是一种小分子多靶点口服TKI,可对 ALK、ROS-1 融合蛋白等产生剂量依赖性抑制作用。在 I 期研究(PROFILE 1001)中,克唑替尼在 ALK 阳性 NSCLC 患者中有明显的生存获益,在接受克唑替尼一线治疗的 24 例患者(16%)的 PFS 为 18.3 个月,6 个月和 12 个月的 OS 率分别为 87.9% 和 74.8%,且大多数患者有放射学证据显示肿瘤缩小。在接下来的 II 期研究(PROFILE 1005)研究中,PFS 和 OS 均有明显改善。在 III 期临床研究(PROFILE 1007)中,347 例接受铂类化疗方案或铂类化疗方案进展的 ALK 阳性 NSCLC 患者被随机分配接受克唑替尼或二线化疗。克唑替尼组 ORR 为 65%,而化疗组 ORR 为 20%,克唑替尼组显著优于化疗组。在进一步的 III 期临床研究(PROFILE 1014)中,将 343 例未接受化疗的晚期 ALK 阳性 NSCLC 患者随机分配至克唑替尼组或培美曲塞 + 铂类化疗组。与前期试验数据一致,克唑替尼组较化疗组的中位 PFS 为 10.9 个月 vs 7.0 个月(P < 0.001),ORR 为(74% vs 45%,P < 0.001),但 OS 无显著差异。克唑替尼是第一种用于临床的 ALK 抑制剂,对于 ALK 阳性的晚期 NSCLC 患者,该药无论是用作一线治疗还是二线治疗,对结局的改善都明显优于化疗,但仍有许多患者对克唑替尼产生耐药,这就使二代 ALK 抑制剂治疗成为重要的考虑。

（2）第二代 ALK-TKI

1）色瑞替尼：色瑞替尼是一种口服 ALK 抑制剂，其效价是克唑替尼的 20 倍。2014 年 FDA 批准色瑞替尼用于克唑替尼耐药或者无法耐受的患者。ASCEND 研究主要评估色瑞替尼的有效性和安全性。ASCEND-1 为一项开放的 I 期研究，招募 246 例 ALK 阳性的 NSCLC 患者，分别对克唑替尼未治疗组和克唑替尼已治疗组出现疾病进展的患者加用色瑞替尼，色瑞替尼对两组的患者均显示出高度有效性。未接受克唑替尼治疗组较已接受克唑替尼治疗组的患者中位 PFS 为 18.4 个月 vs 6.9 个月。ASCEND-2 为一项 II 期研究，招募 140 例 ALK 阳性的 NSCLC 经前期化疗或克唑替尼治疗出现疾病进展患者，主要研究终点 ORR 为 38.6%，中位 PFS 为 5.7 个月。ASCEND-3 为另一项开放性 II 期研究，根据是否合并脑转移，将 124 例患者分为两组，分别接受色瑞替尼治疗，结果显示合并脑转移组较无脑转移组 ORR 为（58% vs 67.6%），中位 PFS 为（10.8 个月 vs 11.1 个月）。ASCEND-4 是一项 III 期多中心研究，376 例未经治疗的晚期 ALK 阳性的 NSCLC 患者被随机分至色瑞替尼组或化疗组，色瑞替尼组较化疗组 PFS 有显著改善（16.6 个月 vs 8.1 个月）（$P < 0.00001$）。ASCEND-5 为一项随机的开放性 III 期临床研究，比较色瑞替尼和化疗对既往接受克唑替尼或化疗治疗且进展的 ALK 阳性 NSCLC 患者的有效性，在这项研究中色瑞替尼组相比化疗组中位 PFS（5.4 个月 vs 1.6 个月，$P < 0.0001$）和 ORR（42.6% vs 6%），中位 OS 为 18.1 个月 vs 20.1 个月。

2）阿来替尼：阿来替尼（alectinib）是一种高度选择性的第二代 ATP 竞争性 ALK-TKI，其对 L1196M 突变及克唑替尼相关耐药突变具有明显的抑制作用。在美国进行的 I/II 期、II 期研究证实阿来替尼（600mg，每日两次）显示出良好的临床活性。J-ALEX 为一项 III 期临床研究，招募 207 例之前未使用过克唑替尼的日本 ALK 阳性 NSCLC 患者，随机分配至阿来替尼组或克唑替尼组，研究结果表明阿来替尼组中位 PFS 显著延长（20.3 个月 vs 10.2 个月，$P < 0.0001$），艾乐替尼的耐受性更好。ALEX 研究是一项全球性、多中心、随机、开放性 III 期临床研究，入组 303 例患者，随机分配至一线治疗采用阿来替尼（600mg，每日两次）或克唑替尼组（250mg，每日两次），研究结果显示，阿来替尼组中位 PFS 显著延长（34.8 个月 vs 10.9 个月）。ALESIA 研究是一项针对亚裔的研究，从全方位来评估阿来替尼在亚洲 ALK 阳性 NSCLC 患者人群中的疗效，这是一项随机、开放的 III 期研究，该研究从 3 个亚洲国家（中国、韩国和泰国）共入组 187 例患者，克唑替尼组和阿来替尼组分别入组了 62 和

125 例患者,研究结果显示,阿来替尼组的 PFS 显著更优,研究者评估的和克唑替尼组阿来替尼组的中位 PFS 分别为 11.1 个月和尚未达到(P<0.000 1),ORR 方面克唑替尼组和阿来替尼组分别为 77.4% 和 91.2%。亚组分析中,合并颅内转移患者克唑替尼组和阿来替尼组的 ORR 分别为 21.7% 和 72.7%。ALESIA 研究进一步确立了阿来替尼作为 ALK 阳性晚期 NSCLC 患者的一线治疗地位。但目前,J-ALEX、ALEX 和 ALESIA 研究的 OS 数据均尚未成熟,让我们拭目以待。

ALEX 研究是目前 PFS 最长的 ALK 阳性临床研究,由此,对于新诊断出 ALK 阳性 NSCLC 的患者,建议将阿来替尼用作一线首选治疗药物,获得了美国 FDA 授予的突破性疗法认定。

3)布加替尼:布加替尼(brigatinib)是新一代口服 ALK 抑制剂,用于治疗 ALK 阳性且克唑替尼治疗进展后的 NSCLC 患者,于 2017 年 4 月美国 FDA 加速审批通过上市,在临床前的研究中除了证实针对 ALK 抗性突变体的广泛活性之外,与克唑替尼相比,布加替尼还能显著延长 ALK 依赖性原位脑肿瘤模型中的存活时间并降低肿瘤负荷。Ⅰ/Ⅱ期研究显示,在先前暴露于克唑替尼的晚期 ALK 阳性 NSCLC 的患者中,ORR 为 72%,中位 PFS 为 13.2 个月。ALTA 是一项Ⅱ期临床试验,入组曾接受克唑替尼治疗的 222 名 ALK 阳性 NSCLC 患者,222 名患者按 1∶1 随机接受布加替尼(A 组:90mg,每天一次)或(B 组:90mg 每天一次,7 天 +180mg 每天一次)。A 组相比 B 组 ORR 为 46% vs 54%,中位 PFS 为 8.8 个月 vs 11.1 个月。研究结果表明,在 ALK 阳性、基线脑转移 NSCLC 患者中,布加替尼显示出明显的颅内缓解和持久的中位 PFS。克唑替尼与布格替尼的头对头比较正在进行中(NCT02737501,ALTA-1L 试验),期待更新的研究成果。

4)恩沙替尼:恩沙替尼(X-396)是一种 ALK 抑制剂,主要用于治疗 ALK 融合突变阳性非小细胞肺癌。体外细胞学研究中,相比一代 ALK 抑制剂克唑替尼,在抑制 ALK 阳性肺癌细胞系的生长能力方面,恩沙替尼是克唑替尼的 10 倍。对于导致克唑替尼耐药的 L1196M 和 C1156Y 突变,恩沙替尼也表现出较强的抑制活性。盐酸恩沙替尼(X-396)用于此前接受过克唑替尼治疗后进展的或者对克唑替尼不耐受的间变性淋巴瘤激酶(ALK)阳性的局部晚期或转移性非小细胞肺癌(NSCLC)患者的药品注册申请获得国家药品监督管理局受理。盐酸恩沙替尼申报药品注册依据的是"评价 X-396 胶囊治疗克唑替尼耐药的 ALK 阳性非小细胞肺癌患者疗效和安全性的Ⅱ期单臂、多中心临床研究",研究是由广州中山大学肿瘤医院张力教授带领的团队开展的,研究结果显示盐酸恩沙替尼对克唑替尼耐药的 ALK 阳性非小细胞肺癌患者有良好的疗效和安全性。在疗效性方面,恩沙替尼整体 ORR 为 52%,疾病控制率为 93%,颅内 ORR 为 70%,颅内病灶控制率达 98%,整体疗效和颅内疗效均显示出良好的持续性结果。综上所述,作为一种新型强效、高选择性的新一代 ALK 抑制剂,盐酸恩沙替尼治疗克唑替尼耐药的 ALK 阳性非小细胞肺癌患者具有良好的疗效和安全性,可为中国 ALK 阳性的 NSCLC 患者带来一种新的有效的治疗选择。

(3)第三代 ALK-TKI:劳拉替尼(lorlatinib)是一种高度选择性的 ALK 和 ROS-1 抑制剂,研究表明,劳拉替尼是对所有临床相关的克唑替尼、色瑞替尼和阿来替尼耐药的 ALK 突变最有效的抑制剂。一项多中心 I 期临床试验评估劳拉替尼治疗 ALK 阳性 NSCLC 患者的安全性和疗效,41 例 ALK 阳性 NSCLC 患者中 ORR 和中位 PFS 均有所改善,其中接受过两种或更多 TKI 的患者中,ORR 为 42%,中位 PFS 为 9.2 个月,接受过一次 ALK-TKI 的患者中位 PFS 为 13.5 个月。

6. 少见驱动基因突变靶点

(1)ROS-1 染色体易位:ROS-1 是一种跨膜受体酪氨酸激酶,编码 ROS1 的原癌基因 c-ros 所在染色体的易位可以激活 ROS1 激酶活性。ROS-1 融合基因在 NSCLC 患者中阳性比率较低,占 1%~2%。ROS-1 融合基因患者与 ALK 融合基因患者具有相似的临床病理特征:无吸烟史、年轻、腺癌。相比 ALK 突变,ROS-1 患者使用克唑替尼的反应持续时间更长。对于 ROS1 融合突变,克唑替尼的有效率为 72%,无进展生存期为 19.2 个月。

(2)MET 过表达:MET 是一种酪氨酸激酶受体,其过度激活与肿瘤发生、发展、预后与转归密切相关,酪氨酸激酶的过度激活,导致其下游信号途径的激活,最终导致细胞的转化、增殖和抵抗细胞凋亡、促进细胞存活、引起肿瘤转移、血管生成及上皮-间充质转化(EMT)等。约 7% NSCLC 患者可出现 MET 的过表达。研究数据表明克唑替尼治疗 MET 过表达的非小细胞肺癌可有 33% 的反应率。而对于 MET 高度过表达的患者反应率为 67%。

capmatinib(INC280)临床前数据证实 capmatinib 联合一代、三代 TKI 药物治疗 EGFR 突变联合 MET 突变/扩增 NSCLC 患者有效。下面是一篇 II 期的试验报道,介绍 EGFR 突变联合 MET 突变/扩增的 NSCLC 患者经 EGFR-TKI 药物治疗失败后,接受 capmatinib 联合吉非替尼治疗的疗效和安全性。按照 MET 基因扩增数和 MET 蛋白过表达数将患者分为 GCN<4、4≤GCN<6、6≤GCN、IHC0、IHC1、IHC2、IHC3 组。患者接受吉非替尼 250mg 一天一次 +capmatinib 400mg 一天两次。总体疾病控制率为 73%，总体有效率（ORR）为 29%，中位缓解时间为 5.6 个月。其中 MET 基因扩增≥6 组的有效率最高，为 47%，中位 PFS 为 5.49 个月。最常见的不良反应（≥20%）有：恶心（28%），外周水肿（22%），食欲下降（21%），和皮疹（20%）。29% 的患者出现 3/4 级的不良反应，主要包括淀粉酶和脂肪酶水平的提高。

2018 年 ESMO 大会，吴一龙教授报道了第一个对比 tepotinib 联合吉非替尼和化疗对 EGFR+MET+ 非小细胞肺癌疗效的试验。该试验入组亚洲局部晚期或转移性Ⅳ期 EGFR+MET+ 非小细胞肺癌患者，分为 2 组：tepotinib 联合吉非替尼组或者化疗组。联合治疗组患者口服 500mg tepotinib 和 250mg 的吉非替尼，化疗组患者接受培美曲塞联合顺铂治疗。MET+ 患者中，tepotinib 联合吉非替尼组的中位 PFS 为 4.9 个月，化疗组的中位 PFS 为 4.4 个月。在 MET 扩增的患者中，tepotinib 联合吉非替尼组的中位 PFS 是化疗组 5 倍多（PFS：21.2 个月 vs 4.2 个月）。MET 蛋白过表达的患者中，tepotinib 联合吉非替尼组的中位 PFS 显著高于化疗组（PFS：8.3 个月 vs 4.4 个月）。tepotinib 联合吉非替尼治疗 MET 扩增和 MET 蛋白过表达患者的 ORR 同样显著高于化疗组。在 MET 扩增的患者中，tepotinib 联合吉非替尼组的有效率为 66.7% vs 化疗组有效率 42.9%。在 MET 蛋白过表达的患者中，tepotinib 联合吉非替尼组的有效率为 68.4% vs 化疗组有效率 33.3%。两组患者全都出现治疗相关不良反应。tepotinib 联合吉非替尼组中，35.5% 的患者出现严重不良反应；化疗组中，34.8% 的患者出现严重不良反应。2 组最常见的不良反应分别为，淀粉酶水平上升（19.4% vs 8.7%）、中性粒细胞减少（6.5% vs 13%）。

（3）HER-2 基因突变：HER-2 基因异常在 NSCLC 表现为突变、扩增和蛋白过表达三种形式。HER-2 基因突变在 NSCLC 中的发生率约 2%～4%，多数突变类型为 20 外显子的插入突变。HER-2 蛋白过表达在 NSCLC 中发生率约 59%，其中免疫组织化学（2+/3+）的比率约 5%～20%（在肺腺癌中可达 30%）。患者的临床病理特点包括：女性、非吸烟者、腺癌。与乳腺癌不同，NSCLC 中 HER2 蛋白过表达与 HER2 基因扩增无明显关系，很多免疫组织化学检测阳性（++）的 NSCLC 患者中，HER-2 FISH 检测无扩增。此外，HER2 突变与 HER2 扩增或蛋白过表达亦无明显关系。一项纳入 103 例 HER2 基因扩增或蛋白过表达的临床研究提示部分 HER-2 IHC2，3+/FISH- 的患者或许能从含曲妥珠单抗／拉帕替尼的治疗中获益。另外一项纳入 65 例 HER2 突变肺癌患者的研究显示，曲妥珠单抗联合化疗和阿法替尼单药治疗的 DCR 分别是 96%（n＝15）和 100%（n＝4），但是拉帕替尼（n＝2）和 masatinib（n＝1）无效。

（4）RAS-RAF-MAPK 信号通路异常：RAS 家族包括 KRAS、NRAS 和 HRAS，属于 GTP 结合蛋白，具有 GTP 酶活性。KRAS（Kirsten rat sarcoma viral oncogene）突变大约见于 25% 的肺腺癌和 5% 的肺鳞癌，更多见于吸烟者。KRAS 突变在肺腺癌患者中占 25%；但目前为止，靶向 KRAS 基因的临床试验结果均不理想。近期研究表明，应用多西他赛联合 MEK 抑制剂司美替尼相比多西他赛单药的临床结局无显著差异。RAS 下游信号靶点 BRAF 突变亦多见于有吸烟史的人群，在肺腺癌中突变率约 6%，在肺鳞癌中突变率约 4%，常见的突变位点包括 V600E、D594G、L596R、G465V 等。BRAF 能编码丝氨酸／苏氨酸蛋白激酶，通过磷酸化 MEK 和激活下游的 ERK 信号通路介导肿瘤发生发展。目前 BRAF 抑制剂有达拉菲尼（dabrafenib）和威罗菲尼（vemurafenib）。在 I／II 期研究中，达拉菲尼用于经治的 BRAFV600E 基因突变的 NSCLC 患者，ORR 达 54%，且最长缓解持续 49 周，耐受性良好。另一项纳入 78 例 BRAF V600E 突变 NSCLC 患者的临床研究中，达拉菲尼（dabrafenib）单药的总体应答率（ORR）达 32%。在一项随机研究中，口服 MEK 抑制剂司美替尼（selumetinib）联合化疗用于经治的 KRAS 突变非小细胞肺癌患者，与单纯化疗相比，患者有效率提高，PFS 延长。

（5）RET 易位：RET 受体由原癌基因 c-ret 编码，是一种酪氨酸激酶受体，包括胞外结构域、跨膜区和胞内结构域。RET 蛋白的主要配体属于胶质源性神经营养因子（glialcellline-derived neurotrophic factor，GDNF）家族，包括 GDNF、neurturin 和 persephin。RET 受体是细胞表面复合物的一部分，其与 GDNF 家族受体 α 的共受体连接，从而与 GDNF 家族成员结合。RET 受体与配体结合后，通过形成 RET- 同型二聚体而激活激酶结构域，导致胞内结构域自身磷酸化，进而激活下游 RAS/RAF/MEK/ERK、PI3K/AKT、JNK 等信号通路。RET 基因可以与 CCDC6、KIF5B、NCOA4 和 TRIM33 等基因易位融合，在肺腺癌患者中发生率约为 1%。在年轻、不吸烟的患者中，RET 基因突变比率可达 7%～17%。目前临床上 RET 抑制剂包括卡博替尼（cabozantinib）、凡德他尼（vandetanib）、舒尼替尼（sunitinib）、普纳替尼（ponatinib）和瑞戈非尼（regorafenib）等。

二、小细胞肺癌（small cell lung cancer，SCLC）

靶向治疗已经在非小细胞肺癌领域取得突破性的进展，在 SCLC 领域也开展了许多相关临床试验，虽然大多数的结果都是阴性的，但是相关临床试验的研究结果给未来 SCLC 的治疗带来了希望。

（一）受体酪氨酸激酶抑制剂

一项关于特异性小分子受体酪氨酸激酶抑制剂伊马替尼的 II 期临床研究，纳入的复发性 SCLC 患者中大约有 70% 的患者高表达 c-Kit 基因，但是伊马替尼并没有得出阳性结论。同样，表皮生长因子受体酪氨酸激酶抑制剂厄洛替尼、吉非替尼、阿法替尼和胰岛素样生长因子 -1 受体酪氨酸激酶抑制剂 linsitinib 也不能显著提高 SCLC 患者的 OS 和 PFS。

目前，我们正在等待人源化单克隆抗体 cixutumumab 和 dalotuzumab 的 II 期临床试验结果。安罗替尼是一种新型小分子多靶点受体酪氨酸激酶抑制剂，能有效抑制血管内皮细胞生长因子受体、血小板衍生生长因子受体、纤维母细胞生长因子受体以及 c-Kit 受体的激酶活性，已被我国药监局批准用于非小细胞肺癌的三线治疗。一项安罗替尼用于 SCLC 三线治疗的 II 期临床试验结果是阳性的，但研究结果尚未正式发布。

（二）Notch 信号通路抑制剂

Notch 信号通路在肿瘤细胞自我更新、增殖、分化方面具有重要作用，抑制 Notch 信号通路可以有效抑制肿瘤的生长和转移。Deltalike ligand-3（DLL3）作为 Notch 受体的重要配体，在 SCLC 中高表达，目前已作为药物靶点进入研究。rovalpituzumabtesirine（Rova-T）是一种 DLL3 蛋白抑制剂。一项关于 Rova-T 治疗 SCLC 患者的 I 期临床试验结果令人欣喜，该研究入组了 74 例晚期复发的 SCLC 患者，其中可进行评估的患者 60 例，研究结果显示，Rova-T 二线治疗 DLL3 表达阳性 SCLC 患者的 ORR 为 40%，临床获益（clinical benefit rate，CBR）为 73%。Rova-T 三线治疗 DLL3 表达阳性 SCLC 患者的 ORR 为 38%，CBR 为 77%，说明 Rova-T 在 SCLC 的二、三线治疗中有很好的疗效。2016 年，世界肺癌大会更新了该项研究结果，60 例患者的中位 PFS 为 2.8 个月，中位 OS 为 4.6 个月，1 年生存率为 18%。在 DLL3 阳性表达≥50% 的 26 例患者中，10 例获得缓解，中位 PFS 为 4.3 个月，中位 0S 为 5.8 个月，1 年生存率为 29%。2018 年 ASCO 公布了一项 Rova-T 的 II 期临床研究结果，该研究入组 199 例复发性 SCLC 患者，结果表明 Rova-T 在 SCLC 的三线治疗中有较好的中位 PFS 和中位 OS。Rova-T 作为标准依托泊苷 + 顺铂方案化疗后维持治疗的Ⅲ期临床试验正在进行中。

（三）信号通路抑制剂 Hedgehog（Hh）

信号通路在胚胎发育过程中有重要作用。研究发现，Hh 信号通路分子 Smo 蛋白在 RB1 和 TP53 基因突变的小鼠中可以促进 SCLC 的形成，而降低 Smo 则可以抑制肿瘤形成。通过给予小鼠 Hh 信号通路抑制剂可以减少 SCLC 的复发，说明 SCLC 对 Hh 信号通路抑制剂敏感。目前，Hh 信号通路抑制剂 LDE225 + 依托泊苷 + 顺铂治疗进展期 SCLC 正在进行Ⅰ期临床试验。

（四）抗凋亡蛋白抑制剂（Bcl-2 抑制剂）

Bcl-2 基因是最常见的抗凋亡靶点之一，在 SCLC 肿瘤组织中高表达。Bcl-2 抑制剂可以通过与抗凋亡蛋白竞争性的结合，从而释放凋亡蛋白，发挥诱导细胞凋亡的作用。目前，Bcl-2 抑制剂 ABT263 用于治疗 SCLC 患者的Ⅱ期临床试验没有看到期望的结果，另一种 Bcl-2 抑制剂 APG1252 正在进行Ⅰ期临床试验。

（五）极光激酶 A 抑制剂

极光激酶 A 是极光激酶家族成员，为丝氨酸 / 苏氨酸激酶，是有丝分裂调节因子。alisertib 是一种极光激酶 A 抑制剂，研究发现其在 SCLC 模型中有抗肿瘤作用。一项入组 178 例 SCLC 患者的Ⅱ期临床试验结果显示，alisertib 与紫杉醇联合治疗晚期 SCLC 患者的 ORR 为 21%。

（六）PARP 抑制剂

PARP 是 DNA 损伤应答（DDR）过程中的一种关键酶，在该过程中具有十分重要的作用。而采用 PARP 抑制剂就是能够将 DNA 上的 PARP1 捕获，实现阻止多聚 ADP 核糖链和 PARP1 在 DNA 中释放的过程，从而对 DNA 的修复造成明显的影响。

随着临床研究和临床技术的不断发展，靶向药物治疗得到了极大的发展，虽然目前临床中的相关研究仍然具有一定的局限性，但也为 SCLC 患者带来了新的希望，期待更多的研究和探索指导临床 SCLC 治疗。

（李小雪）

参 考 文 献

[1] 岳东升. 非小细胞肺癌辅助靶向治疗进展 [J]. 中国肿瘤临床，2018，45（23）.

[2] 非小细胞肺癌术后辅助治疗中国胸外科专家共识（2018 版）[J]. 中国肺癌杂志，2018，

21（10）.

[3] 徐爱茹，马为. ALK 融合基因阳性的晚期非小细胞肺癌靶向治疗进展 [J]. 现代肿瘤医学，2019，（27）03.

[4] 吴书. EGFR 突变晚期非小细胞肺癌研究进展 [J]. 实用癌症杂志，2018，33（9）：1561-1565.

[5] 冷娇. 非小细胞肺癌 EGFR 罕见突变与 EGFR-TKI 靶向治疗的研究进展 [J]. 重庆医学，2018，47（28）：3700-3702.

[6] 马洪波，周琪. 非小细胞肺癌非 EGFR 驱动基因与靶向治疗研究进展 [J]. 现代医药卫生，2018，34（20）.

[7] 田晴文. 小细胞肺癌的免疫及靶向治疗药物研究进展 [J]. 山东医药，2018，58（47）：88-91.

第六节　肺癌的免疫治疗

19 世纪末，外科医生 William Coley 报道将灭活的细菌注入肉瘤中可导致肿瘤缩小后，这是有记载的首次免疫学与肿瘤学的联系。此后，人们对免疫监视与肿瘤的发生发展相互关系的认识逐步深入，使得肿瘤的治疗取得了很大进步。尤其是近些年来在肺癌领域，免疫治疗进展迅速。

一、肿瘤免疫的机制

（一）参与肿瘤免疫识别和清除的免疫细胞

肿瘤细胞是机体正常细胞恶变的产物。肿瘤细胞在免疫学上的突出特点是出现某些在同类正常细胞中看不到的新的抗原标志。机体的免疫系统通过多种途径消除肿瘤细胞或抑制其增长。参与机体抗肿瘤的免疫应答包括细胞免疫和体液免疫。细胞免疫是主要的肿瘤免疫应答方式。作为特异性免疫应答，主要对抗原性较强、实体肿瘤细胞产生免疫应答。体液免疫起协同作用，是非特异性免疫应答。参与肿瘤免疫识别和清除的免疫细胞有：

1. CD8＋T 淋巴细胞（细胞毒性 T 细胞）和 CD4＋T 淋巴细胞的 Th1/Th2 亚群（辅助 T 细胞）通过与抗原提呈细胞（antigen-presenting cell，APC）的"免疫突触"来区分自身和非自身抗原。

2. 自然杀伤（natural killer，NK）细胞能非特异性杀伤肿瘤细胞和病毒感染细胞的淋巴细胞。可表达多种抑制分子，最主要的是多种杀伤免疫球蛋白样受体(killer immunoglobulin-like receptor，KIR)亚型。NK 细胞的细胞毒活性不需要主要组织相容性复合体(major histocompatibility complex，MHC)的抗原提呈。它可以靶向并破坏 MHC Ⅰ类分子低表达的细胞。

3. 免疫抑制细胞如 FoxP3 + CD25 + CD4 + 调节性 T 细胞(T regulatory，Treg)和髓源抑制性细胞(myeloid derived suppressor cells，MDSCs)主要抑制细胞毒性 T 淋巴细胞活性。

4. Th17 细胞是 CD4 + T 细胞的一个亚群，可分泌白细胞介素(interleukin，IL)-17，与自身免疫和肿瘤相关。

5. 巨噬细胞有两种不同的表型：M1 巨噬细胞释放干扰素(interferon，IFN)-γ，发挥吞噬作用；M2 巨噬细胞释放 IL-4、IL-10、TGF-β 等细胞因子，能够抑制炎症反应、促进免疫耐受。

（二）免疫突触

在免疫监视中，需要通过细胞间的相互联系发挥作用，免疫细胞间相互识别的功能主要通过细胞间的突触来完成，包括多种刺激性和抑制性受体，而这些受体的表达又受各种细胞因子的调节。研究最多的现象是 T 细胞如何通过 T 细胞受体(TCR)区分由 APC(如，树突状细胞)提呈的自身与非自身抗原。

T 细胞受体(T cell receptor，TCR)是 T 细胞表面的特异性受体，负责识别由主要组织相容性复合体(MHC)所呈递的抗原。T 细胞受体是异源二聚体，由两个不同的亚基所构成。95% 的 T 细胞的受体由 α 亚基和 β 亚基构成，另外 5% 的受体由 γ 亚基和 δ 亚基构成。

T 细胞受体与 MHC 所呈递的多肽的特异性结合会引发一系列生化反应，并通过众多的辅助受体、酶和转录因子激活 T 细胞，促进其分裂与分化。

T 细胞受体复合体是一个跨膜的八聚体，由 TCR 二聚体和负责信号传递的 CD3 δ/ε 二聚体、CD3 γ/ε 二聚体以及 CD247 ζ/ζ 或是 ζ/η 二聚体构成。各个二聚体通过电离的氨基酸残基间的相互作用联系在一起。T 细胞受体的胞内末端很短，极有可能并不参与信号的传递。整个复合体可以高效地将受体接受到的信号传递到细胞内。

1. 与 MHC 结合的 CD4 或 CD8 受体：这些 CD4/CD8 分子的可变区与抗体的可变片段类似，使特定 T 细胞对特殊抗原具有特异性。

2. CD3 分子编码不可变的跨膜蛋白复合物，具有胞内酪氨酸活化部分，可以将细胞表面信号转导至细胞内下游的效应器。

TCR 结合 MHC 分子递呈的特定短序列氨基酸。MHC Ⅰ类分子表达于所有的有核细胞，由 CD8 + T 细胞识别，而 MHC Ⅱ类分子由 APC 组成性表达，由 CD4 + T 细胞识别。

要有效激活幼稚 CD8 + T 细胞，其 TCR 必须在存在第二共刺激信号的情况下与 MHC 提呈的肽结合（彩图 4-6-1）。这种结合会启动 CD3 胞内信号转导，引起促炎症细胞因子的分泌，如 IL-12 和 IFN-γ。如果缺乏共刺激信号，就会发生对抗原的外周免疫耐受状态（彩图 4-6-2）。

原始T细胞的免疫突触结构示意图及CD8+T细胞活化

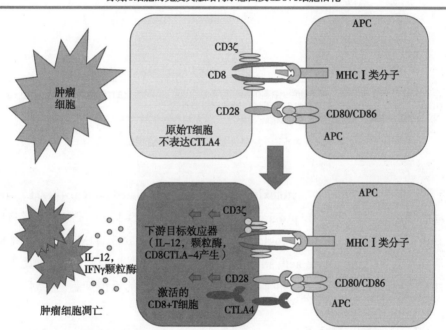

最初，CD8 a/b链识别抗原呈递细胞上MHCⅠ类分子所提呈的抗原肽；CD28与CD80/86结合，诱导下游活化（下图），释放IL-12、IFN-γ，同时导致细胞质中产生CTLA-4，并被快速表达于细胞膜（红色）

IL：白细胞介素；IFNγ：γ干扰素；CTLA-4：细胞毒性T淋巴细胞相关蛋白；CD：分化簇；APC：抗原递呈细胞；MHC：主要组织相容性复合物

图 4-6-1　原始 T 细胞的免疫突触结构示意图及 CD8 + T 细胞活化

CD28 是幼稚 T 细胞中最重要的共刺激信号，与 APC 细胞的 B7-1 和 B7-2（CD80/CD86）结合（图 4-6-1）。共刺激过程存在于 APC 细胞和 T 细胞上的"激动"分子（如 GITR、OX40、ICOS）与抑制信号的严格调节，这些分子常被统称为"免疫检测点"分子。共抑制分子或"免疫检测点"分子包括：细胞毒性

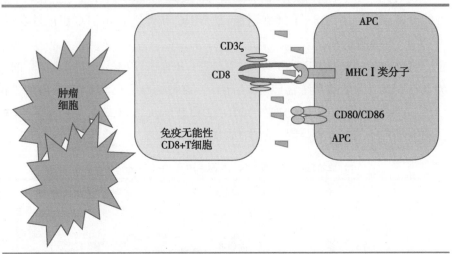

因缺乏共刺激信号发生对抗原的外周免疫耐受

在缺乏第二个信号的情况下（幼稚T细胞的第二信号是CD28，但在活化的T细胞中第二信号可以是Ox40，CD137），T细胞可以变成免疫无能，对抗原没有反应
CD：抗原分化簇；APC：抗原递呈细胞；MHC：主要组织相容性复合物

图 4-6-2　免疫无能 T 细胞的免疫突触

T 淋巴细胞相关蛋白 -4（cytotoxic T-lymphocyte-associated protein 4，CTLA-4）、程序性细胞死亡分子 -1（programmed cell death-1，PD-1）、T 细胞免疫球蛋白黏蛋白分子 3（T-cell immunoglobulin and mucin domain3，TIM3）和淋巴细胞活化基因 3（lymphocyte activation gene-3，LAG3）等。抗原慢性识别（比如恶性克隆或慢性病毒感染中）可能导致效应 T 细胞功能的反馈抑制，导致所谓的"耗竭"表型。

（三）肿瘤逃避免疫

免疫系统和肿瘤发生发展的过程称为"肿瘤免疫编辑"，分为以下 3 个阶段：（彩图 4-6-3）：

肿瘤免疫编辑是一种外在的肿瘤抑制机制，在细胞发生变异和内在的肿瘤抑制机制失效后才会发挥作用。癌症免疫编辑包括三个连续的阶段：消除、平衡和逃逸。在免疫消除阶段，先天免疫和适应性免疫共同作用，在出现临床症状之前消除变异细胞。许多参与消除阶段的免疫分子和细胞已经被鉴定出来，但是需要进一步研究来确定确切的作用顺序。然而，如果变异细胞在消除阶段没有被破坏，它可能进入平衡阶段，生长会被免疫机制所抑制。T 细胞，IL-12 和 γ 干扰素是维持肿瘤细胞处于功能休眠阶段所必需的，而 NK 细

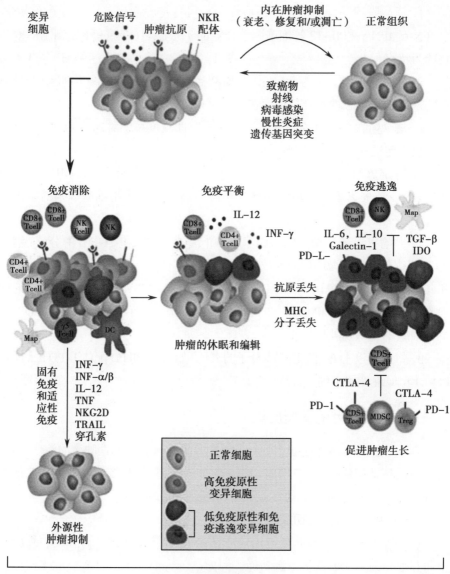

图 4-6-3　肿瘤的免疫编辑

胞和参与先天性免疫识别的细胞或细胞因子则不是必须的。免疫平衡是适应性免疫的一个功能或阶段。如果对处于免疫平衡阶段的肿瘤细胞增加额外的额免疫选择，则可能出现：①不再被适应性免疫识别的肿瘤细胞；②对免疫效应机制不敏感；③肿瘤微环境中诱导免疫抑制状态。

1. 清除阶段是固有免疫和适应性免疫对特定肿瘤相关抗原的免疫应答，以 IFN-α、IFN-γ 和 IL-12 等细胞因子介导的 T 细胞、B 细胞和 NK 细胞的效应功能为特点。

2. 相持阶段是适应性免疫系统（如激活的 CD4＋和 CD8＋T 细胞）介导的免疫杀伤和少量恶性克隆持续存在处于平衡的阶段。

3. 逃逸阶段是恶性克隆获得了逃避适应性免疫系统监视的能力。

已确定的免疫逃逸机制包括：

1. 特定抗原或抗原加工的缺乏或改变。肿瘤细胞缺乏主要 MHC Ⅰ类分子的表达，或失去了将肿瘤抗原转移至肿瘤细胞表面让 T 细胞识别的胞内加工机制。

2. 肿瘤可以通过调控细胞因子（增加 IL-6、IL-10 和 TGF-β 的分泌；消耗 IL-2）促进免疫耐受微环境的形成，这些细胞因子的改变促进 Treg 细胞、MDSCs 和其他类型细胞的浸润，这些细胞能抑制细胞毒性 T 细胞功能。随后，这些细胞强烈抑制 CD4＋和 CD8＋T 淋巴细胞的增殖，进而导致 CD4＋和 CD8＋T 淋巴细胞不能识别肿瘤抗原。

3. 肿瘤可以上调免疫检测点分子的表达，如 PD-1 和 PD 配体 1（PD ligand 1，PD-L1），促进外周 T 细胞耗竭。

二、免疫治疗的发展历史

自 19 世纪末，开始了很多通过发动免疫系统来控制恶性肿瘤的治疗方法。这些方法包括细胞因子、T 细胞（检测点抑制剂、共刺激受体激动剂）、T 细胞的改造、溶瘤病毒、针对其他细胞类型的治疗，以及疫苗。

（一）免疫治疗的最初探索

1. 细胞因子　最初的免疫治疗方法是利用影响免疫细胞活性的细胞因子和其他相关物质的众多下游功能。例如：

（1）IL-2 最初被确定为 T 细胞生长因子。IL-2 对细胞毒性 T 细胞的功能和 Treg 细胞的维持具有多重效应。一定程度上取决于 IL-2 的给药剂量和时间。在较高剂量时，IL-2 促进 CD8＋效应 T 细胞和 NK 细胞的溶细胞活性，促进 CD4＋细胞分化为 Th1 和 Th2 亚类。在较低剂量时，可能由于 IL-2 对这些细胞上的三聚体 IL-2 受体（即 IL-2R，也称为 CD25）具有更高亲和力，IL-2 似乎优先扩增 Treg 细胞群，并抑制与自身免疫有关的 Th17 细胞的形成。

静脉推注大剂量 IL-2 可以让少数黑素瘤和肾细胞癌（renal cell carcinoma，

RCC）患者获得持久客观缓解，目前在临床仍有应用。但 IL-2 在肺癌的治疗从未取得进展。

（2）来那度胺和沙利度胺：免疫调节药物，已证实可延长多发性骨髓瘤患者的生存期。这些药物的抗癌作用主要基于 cereblon 介导的 ikaros 蛋白家族破坏，使其不再抑制 IL-2 的分泌。

（3）IFNα-2b 通过 STAT-1 和 STAT-2 介导的下游信号转导事件，促进 Th1 介导的效应细胞应答，如分泌 IL-12。

（4）卡介苗（bacillus calmette-guerin，BCG）来自减毒牛分枝杆菌，注入膀胱可诱发强烈炎症反应，用于浅表性膀胱癌的治疗和二级预防。

2. 肿瘤浸润淋巴细胞（TIL）体外扩增　TIL 体外扩增是指从刚切除的肿瘤组织中提取淋巴细胞并与 IL-2 在体外共培养，以刺激 TIL 的扩增，将扩增的 TIL 细胞进行患者体内回输。在回输扩增后的 TIL 前，患者需要接受非清髓性化疗方案（如环磷酰胺）或全身照射，以清除体内的抑制性 Treg 细胞和其他淋巴细胞，从而加快刺激后的 TIL 在体内的扩增速度。体外刺激后的 TIL 主要由 CD8＋和少量 CD4＋T 淋巴细胞组成。大量 TIL 与大剂量 IL-2 一起回输到患者体内，这时体内的微环境相对不易诱导耐受，于是 TIL 可以识别特异性肿瘤抗原。

这种治疗方法的主要限制是在许多患者中不能实施（并不是所有的肿瘤组织都能够提取出 TIL，也不是所有的 TIL 都能在体外扩增），而且从最初的 TIL 细胞提取到再回输的过程需要数周。并有理论认为在某些肿瘤周围浸润的淋巴细胞存在某些功能缺陷，无法有效抑制肿瘤细胞。肺癌的探索在 20 世纪 80 年代末及 90 年代初也有过初步探索，但是未取得明显获益。

（二）免疫检查点抑制剂

1. PD-1 和 PD-L1/L2　PD-1 是一种表达于 T 细胞、B 细胞和 NK 细胞上的跨膜蛋白（彩图 4-6-4）。PD-1 是抑制性分子，与 PD-1 配体：PD-L1（也称 B7-H1）和 PD-L2（也称 B7-H2）结合。PD-L1 在多种组织类型的细胞表面表达，包括肿瘤细胞和造血细胞，PD-L2 则更局限在造血细胞中表达。PD-1 与 PD-L1/2 结合可直接抑制肿瘤细胞的凋亡，促进外周效应 T 细胞耗竭，同时促进效应 T 细胞转变成 Treg 细胞。其他细胞如 NK 细胞、单核细胞和树突状细胞也表达 PD-1 和／或 PD-L1。

PD-1 和 PD-L1/L2 结合对细胞毒 T 细胞效应功能发挥生理性抑制。除 PD-1/PD-L1 轴以外，还有其他配对组合，例如，PD-L1 也能抑制 CD80，这提

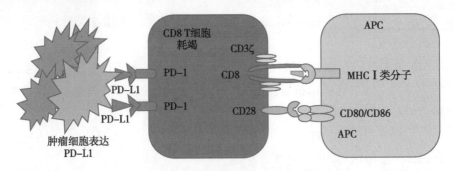

在慢性抗原递呈状态下，如恶性肿瘤，抗原的缓慢出现或炎性细胞因子（IL-12，γ干扰素等）可以上调T细胞表面的PD-L表达；肿瘤细胞克隆还可以选择性表达PD-L1。
PD-1和PD-L1结合后，即使有共刺激信号的存在，依然可能发生"外周耗竭"

PD-L1：细胞程序性死亡-配体1；CD：抗原分化簇；PD-1：细胞程序性死亡受体1；APC：抗原递呈细胞；MHC：主要组织相容性复合体；IL：白细胞介素；IFNγγ干扰素

图 4-6-4　PD-1 和 PD-L1 结合诱导 CD8+T 细胞耗竭表型

示 CTLA-4、PD-1 和其他通路之间存在多个层面的相互作用；这些现象均需要进一步研究以阐明各个通路在不同环境下对效应 T 细胞功能的调节作用。

2. CTLA-4　CTLA-4 是在 1987 年发现的，20 世纪 90 年代中期被认为是 T 细胞活化的负性调节蛋白。存在于 CD4+ 和 CD8+T 细胞表面，与 APC 表面的共刺激受体 CD80 和 CD86（B7-1 和 B7-2）结合的亲和力高于与 T 细胞表面共刺激受体 CD28 结合的亲和力（彩图 4-6-5）。TCR 激活的程度、细胞因子 IL-12 和 IFN-γ 等可上调 CTLA-4 的表达，对活化的效应 T 细胞形成反馈抑制环路。因此，CTLA-4 被广泛认为是由 APC 触发的、对 CD4+ 和 CD8+T 细胞活化的生理性"刹车"。

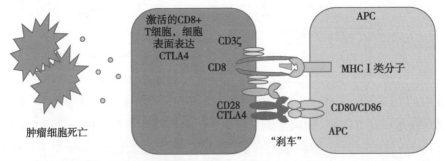

CTLA-4和CD28竞争性与CD 80和CD 86结合，共刺激信号消失，从而减少了前效应细胞因子，（如：IL-12）和细胞毒性酶（如穿孔素和颗粒酶B）的释放。重新达到体内平衡

CD：分化抗原；CTLA-4：细胞毒性T淋巴细胞相关蛋白4；APC：抗原递呈细胞
MHC：主要组织相容性复合物；IL：白细胞介素

图 4-6-5　CTLA-4T 细胞活化的负性调节

3．其他潜在的免疫治疗靶点　随着对免疫机制认识的不断深入，人们陆续发现了另外几个免疫检测点抑制的潜在靶点，但目前尚处于临床研究的早期。如：BTLA-B/T 淋巴细胞衰减因子（B and T-cell lymphocyte attenuator，BTLA）、VISTA-T 细胞活化的含 V 区免疫球蛋白抑制物（V-domain Ig suppressor of T-cell activation，VISTA）、TIM-3、CD47、LAG-3 等。

4．共刺激受体激动剂　已知有多种共刺激受体参与肿瘤的免疫应答，因此均是癌症免疫疗法的潜在靶点。但目前大多处于动物模型基础研究或早期临床研发中。

5．免疫检测点的多重阻断策略　基于检测点抑制剂单药治疗的结果，有学者在探讨联合免疫治疗的应用。目前有多个临床试验正在研究多种检测点抑制剂联用的疗效。

同时阻断 CTLA-4 和 PD-1。易普利单抗＋纳武利尤单抗治疗转移性黑素瘤的缓解率、无进展生存率和 OS 显著高于单用易普利单抗。CheckMate 227 研究在 NEJM 杂志公布，高肿瘤突变负荷（TMB-H，≥10 个突变 /mb，mut/mb）的晚期 NSCLC 患者一线接受 opdivo 联合 ipilimumab 双免疫治疗，PFS 显著优于化疗，并且与 PD-L1 表达状况无关。双免疫联合组 1 年 PFS 为 42.6%，化疗组为 13.2%。中位 PFS 两组分别为 7.2 个月 vs 5.4 个月。两组客观缓解率（ORR）分别为 45.3% 和 26.9%。

其他临床试验正在评估易普利单抗＋纳武利尤单抗在其他多种疾病中的应用。国内自主研发的 PD-1 抑制剂也在临床实践中带了很多思考。另一种联合方案是抗 PD-L1 药物 durvalumab＋抗 CTLA-4 药物 tremelimumab，也在多种癌症中进行研究。

（三）改造 T 细胞

泛指在体外改造患者特异性 T 细胞，增强其对特定抗原的反应性。

嵌合抗原受体（chimeric antigen receptor，CAR）T 细胞是基因改造的 T 细胞。提取患者自体 T 细胞在体外进行改造，使其表达 B 细胞受体的抗原结合区，而该区域与 CD3 TCR（CD3-zeta）的胞内结构域融合。这样，就可以不依赖 MHC 但也能识别特异的细胞表面抗原，激活 T 细胞应答。多种修饰都可以提高 CAR 效应功能，如胞内共刺激结构域如 CD28 或 4-1BB（CD137）的共表达或促效应性细胞因子 IL-12 等的共表达。

CAR-T 细胞在血液系统恶性肿瘤中研究最为广泛，在一些实体肿瘤中也有早期研发，靶向共同抗原如 CEA、间皮素和 HER2 等。

（四）溶瘤病毒

溶瘤病毒通过多个方式发挥抗肿瘤效应。溶瘤病毒可通过构建来有效地优先感染肿瘤细胞而非正常细胞，促进肿瘤相关抗原的提呈，激活"危险信号"从而促进免疫耐受较弱的肿瘤微环境，并可作为免疫调节细胞因子表达的转导载体。处在临床研究前沿的药物是 talimogenelaherparepvec（T-VEC），该药利用减毒的单纯疱疹病毒 1 型来过度表达粒 - 巨噬细胞集落刺激因子（granulocyte macrophage colony-stimulating factor，GM-CSF），增强树突状细胞的抗原提呈。溶瘤病毒联合免疫检查点抑制剂可以增强 CD8＋T 细胞浸润和 IFNγ 信号传导，上调微环境中的 PD-L1，从而与检查点抑制剂发挥协同作用。溶瘤病毒在黑色素瘤中研究较多，在肺癌中尚未见报导。

（五）疫苗

人们尝试利用适应性免疫识别癌症相关抗原达到有效抗肿瘤反应的目的，种类繁多，有很长的研究历史，但是在肺癌疫苗的研究同样未见显著进展。

三、免疫检查点 PD-1/PD-L1 抑制剂在非小细胞肺癌（NSCLC）治疗中的应用

肺癌是美国及全世界癌症相关死亡的主要原因。超过 80% 的肺癌属于非小细胞肺癌（non-small cell lung cancer，NSCLC）。靶向治疗可用于分子学清晰的 NSCLC 患者，如表皮生长因子受体（epidermal growth factor receptor，EGFR）基因突变和间变性淋巴瘤激酶（anaplastic lymphoma kinase，ALK）基因重组 NSCLC；对于不携带靶基因的 NSCLC 可以应用化疗或免疫治疗等系统治疗，从而改善生存和提高生活质量。

（一）影响初始治疗选择的因素

晚期 NSCLC 患者的治疗是姑息性的，旨在尽可能延长生存期和提高生活质量，同时尽量减小治疗相关副作用。NSCLC 临床治疗中，常规进行基因检测，明确分子病理分型，根据分子病理制定治疗方案。对于无驱动基因突变的 NSCLC 常使用针对程序性死亡受体 1（programmed death receptor 1，PD-1）或其配体（PD-L1）的免疫检测点分子抑制剂。治疗选择的影响因素包括：PD-L1 表达水平、疾病分期和分子病理学结果。

（二）免疫检查点抑制剂在 NSCLC 治疗中的应用

人类免疫检查点抑制剂可以抑制 PD-1 受体或 PD-L1，增加机体抗肿瘤免疫。PD-1 受体在激活的细胞毒 T 细胞表面表达。和靶向治疗及细胞毒治疗

相比,免疫检查点抑制剂常常会表现出延迟的临床获益。免疫检查点抑制剂单药治疗或免疫治疗联合化疗不推荐用于有禁忌证的 NSCLC 患者,如:活动性或既往有自身免疫性疾病,正在应用免疫抑制剂,或携带有驱动基因。免疫检查点抑制剂可以选择性用于一线治疗也可用于后续治疗。

越来越多的证据表明,化疗的抗肿瘤活性不仅通过细胞毒性作用介导,而且还通过调节免疫作用介导,包括促进肿瘤抗原释放启动免疫,增强肿瘤抗原的交叉提呈以及调节免疫细胞亚群,如减少调节性 T 细胞(Treg)或髓系来源的抑制性细胞(MDSC)。抗 PD-1/PD-L1 抗体通过阻断 PD-1/PD-L1 信号通路恢复 T 细胞活性来杀伤肿瘤细胞,提示化疗与 PD-1/PD-L1 抗体治疗具有协同抗肿瘤作用。白蛋白结合型紫杉醇的多项研究数据展示了高的客观缓解率,更有利于肿瘤抗原的充分释放,另一方面白蛋白结合型紫杉醇不需要激素的预处理,避免了对免疫反应的抑制,基于以上优势,多项免疫联合化疗的临床研究选择白蛋白结合型紫杉醇未配伍化疗方案。而免疫治疗和化疗及抗血管生成药物的联合应用,双免疫的联合治疗,免疫检查点抑制剂在新辅助治疗中的应用也取得了显著的进展。

目前批准用于肺癌的免疫检查点抑制剂包括:

PD-1 抑制剂:纳武利尤单抗和帕博利珠单抗,

PD-L1 抑制剂:阿特珠单抗和得瓦卢单抗。

我国自主研发的 PD-1 抑制剂有:信迪利单抗和卡瑞利珠单抗。在肺癌中的研究应用也在进行中,并在 2019 年 ASCO 和 WCLC 陆续有 PFS 和 OS 数据的公布。

帕博利珠单抗被批准一线单药用于 PD-L1 表达阳性大于 50%,并且不携带驱动基因 EGFR 突变或 ALK 基因重排的患者。并且在最新版的 NCCN 治疗指南推荐对于 PD-L1 表达阳性(1%~49%),EGFR 突变阴性、无 ALK 基因重排或基因突变情况不明的转移性非小细胞肺癌,无论病理类型的均可推荐帕博利珠单抗的单药治疗,作为 2B 类证据推荐.对于初治不携带 EGFR 基因突变或 ALK 基因重排的非小细胞肺癌,无论 PD-L1 表达情况如何,均推荐免疫治疗(帕博利珠单抗或阿特珠单抗联合贝伐单抗)联合化疗。德瓦鲁单抗推荐用于不可手术的Ⅲ期 NSCLC 经同步放化疗后无疾病进展患者的免疫维持治疗,属于Ⅰ类推荐。而帕博利珠单抗推荐用于转移性 NSCLC,PD-L1 表达大于 1% 的患者的序贯治疗。纳武利尤单抗或阿特珠单抗选择性用于转移性 NSCLC 患者的序贯治疗,无论 PD-L1 表达情况如何。在二线治疗,PD-1 或

PD-L1抑制剂单药治疗在携带EGFR突变或ALK重排患者,无论PD-L1表达情况如何,疗效均有限。另外,在患者接受PD-1/PD-L1抑制剂治疗之后,无论是否接受了化疗,如果疾病出现进展,并没有证据表明换用另外一种免疫抑制剂能给患者带来获益。

免疫治疗和抗血管生成的互相协同作用也逐步被认识。肿瘤按免疫原性的高低被分为"冷肿瘤"和"热肿瘤",其实是指有免疫源性的肿瘤(热肿瘤)和无免疫源性的肿瘤(冷肿瘤)。热肿瘤:典型特征指肿瘤组织标本中能看到在癌细胞的周围和附近,有较多的免疫细胞聚集:比如,T细胞、B细胞、巨噬细胞等;当然这些免疫细胞,并不都是能够识别并杀伤肿瘤的免疫细胞,有些免疫细胞失去了肿瘤的识别能力。冷肿瘤:那就是肿瘤组织中没有或者只有很少的免疫细胞。并且免疫T细胞不能识别肿瘤并被微环境的组分排除。肿瘤细胞内部和周围的微环境中含有血管和特殊的免疫细胞(包括骨髓来源的抑制细胞和调节性T细胞)。这些调节性T细胞通过分泌阻碍T细胞进入肿瘤的细胞因子等免疫抑制化学信使来降低正常免疫反应,形成"免疫沙漠"。研究发现热肿瘤几乎都是突变多的肿瘤,因此,产生的抗原较多,容易被免疫细胞发现,因此使用免疫治疗效果较好,而冷肿瘤单独使用免疫治疗,疗效是不佳的。调节血管生成的分子可以以至少三种方式影响免疫细胞及其与肿瘤的相互作用:由免疫细胞表达的同源受体时的直接作用;诱导内皮细胞蛋白质表达变化时的间接作用;通过促进血管正常化或减少新血管生成来实现间接的物理效应。

血管生成调节因子以三种已有的方式对免疫系统产生影响。①VEGF可以增加调节性T(Treg)细胞增殖和归巢至肿瘤组织,抑制树突细胞成熟和CD8+T细胞增殖和功能,并导致T细胞衰竭。血管生成素2(ANG2)可以与巨噬细胞和单核细胞结合,导致免疫抑制。HGF以及PDGFAB可以与树突细胞结合,从而抑制它们的成熟。HGF还可以与T细胞结合并抑制效应T细胞功能。因而,抑制VEGF可以直接改善免疫抑制状态。②通过调节粘附分子的表达允许某些免疫抑制细胞进入肿瘤组织(例如,稳定1介导的Treg细胞运输),并且可以阻断某些效应细胞向肿瘤的浸润(例如,细胞间粘附分子1)(ICAM1)下调导致自然杀伤(NK)细胞和T细胞运输抑制。③抑制血管内皮细胞可改善免疫细胞的进入,调节肿瘤免疫状态。血管正常化可导致间接的物理效应,从而导致缺氧减少和免疫细胞浸润增加。在低水平的VEGF阻断后,曲折的肿瘤脉管系统变得瞬时正常化,具有更规则的血管和周细胞覆盖。

ANG2 阻断导致血管正常化延长,其特征在于内皮细胞 - 细胞接触和周细胞覆盖的稳定性增加以及扩增血管分支减少。

同时也有研究显示,在免疫治疗研究中,T 细胞的数量和活性发生了改变,肿瘤血管也趋向正常化。也就是说,肿瘤内效应 T 细胞的增加和激活促进了血管和肿瘤微环境(tumor microenvironment,TME)的重塑,趋向正常化。表明免疫细胞的激活又能反过来促进血管正常化,因此二者形成了一项正反馈的循环机制。在起始阶段,免疫抑制细胞的出现和效应 T 细胞功能的失活形成了一个免疫抑制的 TME。而在免疫检查点抑制剂激活了效应 T 细胞功能后,就能促进肿瘤血管正常化,促进 T 细胞对肿瘤细胞的浸润,改善 TME,削弱免疫抑制,进而又促进更多的肿瘤血管正常化。由此可见,只需在上述机制的链条中克服部分关键阻碍,便有望形成良性循环,达到疾病控制和客观缓解的状态。目前来看,首要操作应是改善 TME,也就是使血管正常化和激活免疫系统。

(三) 用于 NSCLC 的 PD-1/PD-L1 抑制剂

1. nivolumab(纳武利尤单抗,欧迪沃,opdivo)　NCCN 推荐转移性非鳞癌或鳞癌 NSCLC 患者若既往一线未接受 PD-1/PD-L1 抑制剂治疗,在一线治疗中或一线治疗结束后出现进展的患者应用纳武利尤单抗单药治疗。

对于转移性非鳞癌 NSCLC 患者,推荐纳武利尤单抗用于序贯治疗是基于Ⅲ期临床研究 CheckMate-057 的结果。在此研究中,患者接受纳武利尤单抗治疗,中位总生存为 12.2 个月,优于多西他赛化疗组的 9.4 个月(HR,0.73;95%CI,0.59~0.89;P = 0.002)。中位治疗反应时间为 17.2 个月,而化疗组为 5.6 个月。18 个月总生存,纳武利尤单抗治疗组为 39%(96%CI,34%~45%),化疗组为 23%,(95%CI,10%~28%)。3~5 级治疗毒性在免疫治疗组为 10%,而化疗组为 54%。PD-L1 表达为 1%~10% 或更高的患者有更长的总生存,为 17~19 个月,而化疗组为 8~9 个月。PD-L1 表达阴性的患者免疫治疗组和化疗组的总生存没有显著区别。但免疫治疗组患者有更长的治疗反应时间和更少的副反应。

为更好为非鳞癌 NSCLC 制定治疗决策,FDA 批准 PD-L1 表达检测为伴随诊断。对即将接受纳武利尤单抗治疗的患者不强制进行 PD-L1 检测,但是可以提供更多有效的信息。吸烟患者或曾吸烟患者对免疫检查点抑制剂的治疗反应更佳。

基于 CheckMate-017 的结果,NCCN 治疗指南推荐在一线治疗中或治后进展的转移性肺鳞癌患者应用纳武利尤单抗做序贯治疗。CheckMate-017研究中纳武利尤单抗组的中位总生存时间为 9.2 个月，而多西他赛化疗组为 6.0 个月。纳武利尤单抗组治疗总反应率为 20%，而化疗组仅为 9%。在鳞癌患者，PD-L1 表达状态与纳武利尤单抗疗效没有相关性。在免疫治疗组，有更低的 3～4 度治疗相关毒性，约 7%。而化疗组 3～4 度治疗相关毒性为 55%。纳武利尤单抗组无治疗相关死亡。多西他赛化疗组有 3 例治疗相关死亡。在 CheckMate-057 和 CheckMate-017 研究的后续研究中发现 2 年总生存和治疗反应时间在纳武利尤单抗治疗组均明显优于化疗组。晚期非鳞癌 NSCLC 患者接受纳武利尤单抗治疗的 2 年总生存为 29%（95%CI，24%～34%），多西他赛组为 16%（95%CI，12%～20%）晚期鳞癌患者 2 年总生存在 23%（95%CI，16%～30%）多西他赛组为 8%（95%CI，4%～13%）纳武利尤单抗组有更低的 3～4 度治疗相关毒性（4% vs 55%）。

免疫治疗相关毒性反应如肺炎，在纳武利尤单抗组似乎更高。发生免疫相关不良反应的患者根据不良反应的严重程度可以静脉应用大剂量糖皮质激素。对于发生严重或威胁生命的免疫性肺炎患者需要永久停用纳武利尤单抗。

一项Ⅲ期临床试验将转移性鳞癌或非鳞癌 NSCLC，TMB≥10mut/mb，患者分为三个治疗组，患者分别应用双免疫 - 纳武利尤单抗联合 ipilimumab 治疗，纳武利尤单抗单药治疗或接受化疗。一年 PFS 在双免疫治疗组为 42.6%，而化疗组为 13.2%。中位 PFS 时间双免疫治疗组为 7.2 个月，化疗组为 5.5 个月。双免疫治疗组客观缓解率为 45.3%。化疗组为 26.9%。两组的 3～4 度治疗相关性毒性分别为 31% 和 36%。免疫单药治疗组和化疗组的中位 PFS 时间无显著差异，分别为 4.2 个月和 5.6 个月。而亚组分析发现 TMB-H 患者免疫治疗单药组 PFS 为 9.7 个月，而化疗组为 5.8 个月。因此肿瘤突变负荷 TMB 检测被列为伴随诊断。NCCN 指南推荐高 TMB 患者应用纳武利尤单抗治疗，可联合 ipilimumab。

2. 帕博利珠单抗（pembrolizumab，可瑞达，keytruda）

（1）帕博利珠单抗用于一线治疗：人类免疫检查点抑制剂通过抑制 PD-1 受体或 PD-L1 来增加机体的抗肿瘤免疫。PD-1 受体表达于激活的细胞毒 T 细胞表面。帕博利珠单抗可以抑制 PD-1 受体。一项Ⅲ期临床研究（Keynote-024）对比了帕博利珠单抗单药治疗和标准含铂两药方案作为一线治疗，入选人群为进展期非鳞癌或鳞癌肺癌患者，PD-L1 表达大于 50% 或更高，不携带 EGFR

突变或 ALK 融合基因。6 个月总生存帕博利珠单抗治疗组为 80.2%，而化疗组为 72.4%（死亡风险为 0.6；95%CI。0.41～0.89，P＝0.005）。治疗反应率在帕博利珠单抗治疗组也明显高于化疗组，分别为 44.8% 和 27.8%。3～5 级治疗相关副反应在帕博利珠单抗治疗组低于化疗组，分别为 26.6% 和 53.3%。正是基于此项研究，NCCN 指南推荐帕博利珠单抗用于 PD-L1 表达高于 50% 进展期非小细胞肺癌的一线治疗，在应用帕博利珠单抗做一线治疗之前要求进行 PD-L1 表达的检测。另外一项Ⅲ期随机研究（Keynote-042）对比了帕博利珠单抗单药治疗对比含铂两药联合方案用于进展期鳞癌或非鳞癌的 NSCLC 一线治疗，患者不携带 EGFR 突变基因或 ALK 融合基因，PD-L1 表达大于 1%。亚组分析发现，在 PD-L1 表达为 1%～49% 阳性的患者，两组的总生存相似，帕博利珠单抗单药组为 13.4 个月（95%CI，10.7～18.2），而化疗组为 12.1 个月（95%CI，11.0～14.0）。在 PD-L1 表达高于 50% 的亚组，帕博利珠单抗单药组优于化疗组，分别为 20.0 个月（95%CI，15.4～24.9）和 12.2 个月（95%CI，10.4～14.2）。KEYNOTE-407 研究是一项帕博利珠单抗联合（白蛋白结合型）紫杉醇＋卡铂对比单纯（白蛋白结合型）紫杉醇＋卡铂一线治疗晚期肺鳞癌的Ⅲ期研究，结果显示联合治疗组较单纯化疗组 PFS（mPFS 6.4m vs 4.8m，HR＝0.56，$p<0.001$）和 OS（mOS 15.9m vs 11.3m，HR＝0.64，$p<0.001$）得到显著延长，亚组分析结果提示，帕博利珠单抗联合白蛋白结合型紫杉醇／卡铂获得更多的 OS 获益（NR vs 12.6，HR＝0.59），基于此研究结果 NCCN 指南Ⅰ类推荐帕博利珠单抗联合（白蛋白结合型）紫杉醇＋卡铂方案用于晚期肺鳞癌的一线治疗。

作为Ⅰ类推荐，NCCN 推荐帕博利珠单抗一线用于进展期鳞癌或非鳞癌 NSCLC 并且 PD-L1 表达高于 50% 阳性，不携带 EGFR 突变/ALK 重排或基因突变情况不明的患者。在这组选择性人群推荐帕博利珠单抗单药治疗，无需联合化疗。一线单药帕博利珠单抗治疗进展的患者后续应用含铂方案的联合化疗。在 NCCN2019 第 4 版更新中，作为ⅡB 类证据，推荐不能耐受或不愿接受含铂两药联合方案化疗，PD-L1 表达 1%～49% 阳性，无免疫治疗禁忌的进展期鳞癌或非鳞癌 NSCLC，不携带 EGFR 突变或 ALK 融合基因的患者一线应用帕博利珠单抗单药治疗。尽管 PD-L1 免疫组化检测还不是一个十分理想的伴随诊断，但在一线免疫治疗之前，NCCN 依然推荐进行 PD-L1 检测。而不同的 PD-L1 检测试剂盒的结果可能存在偏颇，不同的药物根据临床试验推荐应用不同的试剂盒。

推荐在一线应用免疫治疗之前进行 PD-L1 表达的评估,同时应进行基因测序分析,肿瘤突变负荷及微卫星不稳定的检测。如果患者取得组织标本较为困难或存在风险,尽管外周血基因检测的准确性及敏感率同组织检测存在一定差距,也可应用外周血进行基因检测。

(2)NCCN 推荐非鳞癌 NSCLC 联合应用帕博利珠单抗/卡铂(或顺铂)/培美曲塞联合治疗:对于没有免疫治疗禁忌的进展期非鳞癌 NSCLC,不携带 EGFR 敏感突变/ALK 基因重排/或基因突变状况不明,无论 PD-L1 表达情况如何,均推荐免疫治疗联合含铂方案的化疗。并推荐帕博利珠单抗/培美曲塞维持治疗。如果免疫治疗联合化疗失败的患者,二线推荐多西紫杉醇,培美曲塞或吉西他滨单药化疗。

对于转移性肺鳞癌,PD-L1 表达 1～49% 阳性患者,推荐应用卡铂/紫杉醇(或白蛋白紫杉醇)/帕博利珠单抗作为一线治疗。此推荐基于Ⅲ期随机对照研究,(Keynote-407),为Ⅰ类推荐。此研究中免疫联合化疗组的治疗总有效率为 58.3%,而化疗组为 35%。后续研究发现,仅有 35% 的患者 PD-L1 表达阳性率 TPS 低于 1%。

(3)帕博利珠单抗在续贯治疗中的应用:基于一项Ⅱ/Ⅲ期临床试验(Keynote-010),对于一线未接受 PD-1/PD-L1 治疗的转移性非鳞癌或鳞癌 NSCLC,PD-L1 表达大于 1%,在一线含铂两药方案化疗后进展的患者,NCCN 推荐应用帕博利珠单抗单药治疗。

Keynote-010 研究纳入一线治疗后进展的非鳞癌及鳞癌 NSCLC,PD-L1 表达大于 1%,大部分患者为既往吸烟或吸烟者。患者随机进入三组,帕博利珠单抗 2mg/kg 组,帕博利珠单抗 10mg/kg 组,及多西他赛治疗组 75mg/m²,每三周方案。中位总生存在帕博利珠单抗低剂量组为 10.4 个月,高剂量组为 12.7 个月,多西他赛化疗组为 8.5 个月。帕博利珠单抗两个剂量组总生存均显著优于多西他赛化疗组。亚组分析发现在 PD-L1 表达大于 50% 的患者,帕博利珠单抗显示出更长的生存获益。3～5 级治疗相关毒性的发生率在免疫治疗组明显低于化疗组。

3. 阿特珠单抗(atezolizumab)——PD-L1 抑制剂 阿特珠单抗(atezolizumab)是一个单克隆抗体结合至 PD-L1 并阻断 PD-L1 与 PD-1 和 B7.1 受体的相互作用。发挥对 PD-L1/PD-1 介导的免疫反应的抑制作用,包括抗肿瘤免疫反应的活化和诱导抗体依赖细胞细胞毒性。在同源小鼠肿瘤模型中,阻断 PD-L1 活性导致肿瘤生长减低。

（1）阿特珠单抗的一线应用：基于 IMpover150 研究，NCCN 推荐阿特珠单抗 / 贝伐珠单抗联合化疗（卡铂 / 紫杉醇）用于转移性非鳞癌的 NSCLC 患者的一线治疗。患者 EGFR 敏感突变阴性，ALK 基因重排阴性或状态不明，不论 PD-L1 表达状态如何。之后序贯阿特珠单抗，或贝伐珠单抗或阿特珠单抗 / 贝伐珠单抗中位总生存为 19.2 个月（95%CI, 17.0～23.8），而化疗联合贝伐单抗组为 14.7 个月（95%CI, 13.3～16.9），死亡风险为 0.78（95%CI, 0.64～0.96；P = 0.02）。PFS 在含阿特珠单抗治疗组有明显延长，8.3 个月，而化疗联合贝伐珠单抗组为 6.8 个月，HR 0.62，（95%CI, 0.52～0.74）。部分 EGFR 突变或 ALK 重排的患者经 TKI 治疗后进展或不能耐受 TKIs 治疗的患者也纳入了此研究。和化疗组相比，化疗联合阿特珠单抗组 PFS 也有延长，分别为 6.1 个月和 9.7 个月；HR 0.59（95%CI, 0.37～0.94）。IMpower 130 研究是一项阿特珠单抗联合白蛋白结合型紫杉醇 + 卡铂对比白蛋白结合型紫杉醇 + 卡铂一线治疗晚期非鳞 NSCLC 的Ⅲ期临床研究，结果显示联合治疗组较单纯化疗组 PFS（mPFS 7.0m vs 5.5m, HR = 0.64, $p < 0.0001$）和 OS（mOS 18.6m vs 13.9m, HR = 0.79, $p < 0.033$）得到显著延长，该治疗方案目前获得了 EMA 的批准。

（2）阿特珠单抗在续贯治疗中的应用：OAK 研究评估了在转移性 NSCLC 系统治疗后进展的患者，应用阿特珠单抗或多西他赛作为后续治疗的疗效。在阿特珠单抗治疗组比多西他赛化疗组总生存有明显延长，分别为 15.6 个月及 11.2 个月，HR 0.73（0.6～0.89）。在肺鳞癌组总生存仅有轻度延长，8.9 个月和 7.7 个月，HR 0.73（0.54～0.98），P = 0.038. 治疗相关毒性反应在阿特珠单抗治疗组低于化疗组（15% vs 43%）。

4. 卡瑞利珠单抗的研究进展　在 2019 年 WCLC 会议上，吴一龙教授公布了卡瑞利珠单抗单用治疗不同 PD-L1 表达水平的二线以上 NSCLC 的Ⅱ期伞式研究。纳入标准包括：ⅢB/Ⅳ期 NSCLC；ECOG PS 评分：0～1 分；至少一处可测量病灶；EGFR/ALK 突变阴性患者在接受以铂类为基础的双药化疗过程中或之后出现疾病进展；EGFR/ALK 突变阳性、既往接受 TKI 治疗后疾病进展且肿瘤 PD-L1 表达≥50% 的患者。主要研究终点—ORR 达到了 18.5%。次要研究终点 - 中位 PFS 达到了 3.2 个月。在经治的晚期 NSCLC 患者中，无论 PD-L1 表达水平如何，与二线化疗的既往数据相比，卡瑞利珠单抗在 ORR、PFS 和 OS 上都有所提高；PD-L1 表达水平越高，卡瑞利珠单抗疗效越好。PD-L1≥25% 的患者获益最显著，PD-L1 < 1% 的患者其疗效与二线单药化疗相当；并且卡瑞利珠单抗具有良好的耐受性。对于具有 EGFR 基因突变

或 ALK 基因融合的患者，即使 PD-L1 > 50%，也可能无法从卡瑞利珠单抗治疗中获益；卡瑞利珠单抗同样在局部晚期 NSCLC 的一线治疗中给患者带来获益。卡瑞利珠单抗联合化疗一线治疗 EGFR/ALK 野生型晚期非鳞 NSCLC 的随机Ⅲ期研究在 2019 年 WCLC 上进行了数据更新。一线治疗晚期非鳞 NSCLC 患者治疗组合对照组 PFS 分别为 11.3 和 8.3 月。（HR 0.61[0.46～0.80]，p = 0.000 2）。治疗总反应率 ORR 分别为 60.0% vs. 39.1%（p < 0.000 1）。在总生存，治疗组尚未达到，对照组为 20.9 个月。未观察到新的安全性问题。

5. 信迪利单抗在 NSCLC 新辅助治疗中的应用 2019ASCO 公布了信迪利单抗注射液联合化疗一线治疗晚期 NSCLC 的Ⅰ期临床试验的数据。信迪利单抗在一线治疗安全有效，另外两项Ⅲ期肺鳞癌及非鳞 NSCLC 的临床试验正在进行中。中国医学科学院肿瘤医院的研究团队在 PD-1 单抗的新辅助治疗研究也进行了数据披露。肺鳞癌患者接受信迪利单抗的新辅助治疗后，耐受良好，取得了 45.5% 的主要病理缓解。PET-CT 提示原发灶的 SUV 摄取有明显减低。更多的 PD-1 单抗在新辅助治疗和辅助治疗中的应用研究正在进行中。

（四）治疗持续时间

通常建议我们会持续使用 PD-1/PD-L1 抑制剂至疾病进展或发生不可耐受的毒性反应，但治疗 2 年后也可停药。对于初始方案包含基于铂类化疗的患者，我们通常会给予 4～6 个周期的化疗治疗。

这一方法是基于促使美国 FDA 批准 PD-1/PD-L1 抑制剂使用的随机临床试验结果，这些试验中各药物都持续使用到疾病进展。根据 PD-1/PD-L1 抑制剂可能的疗效持续时间、持续的毒性风险，以及长期治疗的高成本，还需要进一步临床试验评估长期持续给药的替代方案。

（五）PD-1/PD-L1 抑制剂耐药的处理

PD-1/PD-L1 抑制剂耐药患者管理的相关数据正在逐步增加。一般而言，应用免疫检查点抑制剂治疗时疾病进展的患者可采用化疗，之前未使用化疗者采用含铂类的二联化疗，接受过化疗者采用单药化疗。然而，如果是在最后一次 PD-1 或 PD-L1 抑制剂治疗后数月或数年才出现进展，则可能尝试重新开始此类治疗。

如果患者 PD-1/PD-L1 抑制剂治疗获得初始缓解后，又发生局限于 1 个或 2 个部位的进展（"寡进展"），则进展部位可局部治疗（即放疗、热消融或手术），同时继续 PD-1、PD-L1 抑制剂进行全身治疗，这或许可替代全身性补救治疗，但应注意其支持数据有限。一项回顾性分析纳入了 26 例对 PD-1/PD-L1 抑制剂治疗获得性耐药的患者，其中 88% 的患者发生了局限于 1 个或 2 个部位的疾病复发。15 例患者（58%）接受了寡进展（oligoprogression）部位的局部治疗，但未启用全身性补救治疗；11 例患者在局部治疗后继续接受各自的 PD-1/PD-L1 抑制剂治疗。这 15 例患者的 2 年生存率是 92%。

（六）生物标志物的局限性

虽然多项试验显示肿瘤表达 PD-L1 时，检测点抑制剂的疗效可能更好，但这既不能保证此类药物用于 PD-L1 高表达肿瘤一定有效，也不能说明其对 PD-L1 阴性肿瘤绝对无效。肿瘤内和不同部位肿瘤间的 PD-L1 表达水平可能存在一定异质性，并且肿瘤的 PD-L1 表达水平可随治疗疗效情况发生改变。然而，根据上述 KEYNOTE-024 试验数据，我们推荐对所有新诊断 NSCLC 患者都常规行 PD-L1 检测，以便决定一线治疗是否使用帕博利珠单抗单药治疗。

检测点抑制剂试验目前正在评估另一个指标肿瘤突变负荷（tumor mutation burden，TMB），但尚未确定其临床效用。

（七）类固醇对免疫疗法疗效的影响

主要来自黑素瘤免疫疗法研究的现有数据表明，采用皮质类固醇治疗免疫相关不良事件并不会影响免疫治疗疗效。但有证据显示，基线使用相当于 ≥10mg 泼尼松的皮质类固醇时，免疫疗法结局较差。目前还不清楚这些患者结局不太好是与长期应用皮质类固醇的免疫抑制作用直接相关，还是仅仅反映了存在需要使用类固醇不良因素，如有症状的脑转移、体重减轻、严重乏力或其他因素。虽然还需要更大型的验证性研究，但我们建议开始免疫治疗时使用皮质类固醇要保守且谨慎，除非有相应的治疗指征，如脑转移。

一项回顾性研究纳入 640 例采用 PD-L1 阻滞剂单药治疗晚期 NSCLC 的患者，多变量分析显示，接受相当于 ≥10mg/d 泼尼松的泼尼松皮质类固醇的患者（占 14%）中，OS（HR 1.3，95%CI 1.03～1.57）和 PFS（HR 1.66，95%CI 1.3～2.2）更差。

（八）总结与推荐

1. 肺癌是美国及全球癌症相关死亡的主要原因。超过 80% 的肺癌属于非小细胞肺癌（non-small cell lung cancer，NSCLC）。目前 NSCLC 临床治疗中已纳入针对程序性死亡受体 1（PD-1）或其配体（PD-L1）的免疫检查点抑制剂。

2. 对于初治晚期 NSCLC 患者，我们会评估肿瘤 PD-L1 及可靶向驱动基因突变。靶向驱动基因突变相关 NSCLC 的管理详见靶向治疗章节。

3. 若患者没有可靶向驱动基因改变，且肿瘤细胞 PD-L1 染色阳性率<50% 或表达水平未知，我们推荐含铂类化疗 + 帕博利珠单抗，而非单纯化疗和帕博利珠单抗单药治疗。

（1）根据患者价值取向与意愿，肿瘤 PD-L1 表达水平为 1%～49% 的患者可考虑超适应证应用帕博利珠单抗单药治疗。此外，试验数据显示，帕博利珠单抗单药治疗优于化疗主要见于肿瘤 PD-L1 表达水平≥50% 的患者。

（2）非鳞状 NSCLC 患者可考虑选择含铂类二联化疗 + 抗血管生成药物 + 阿特珠单抗联合方案。

4. 若患者没有可靶向驱动基因突变且肿瘤细胞 PD-L1 染色阳性率≥50%，我们推荐帕博利珠单抗单用或联合化疗。PD-L1 高表达患者在帕博利珠单抗基础上是否加用化疗，取决于疾病负荷和进展速度。对于疾病迅速进展，或肿瘤负担很高以致早期进展可能引起功能下降而在二线治疗时不能采用化疗的患者，我们建议同时使用帕博利珠单抗与化疗。

5. 对于没有驱动基因突变治疗靶点的晚期 NSCLC 患者，若之前应用化疗时出现疾病进展，且还未接受过免疫治疗，我们推荐应用抗 PD-1 抗体或抗 PD-L1 抗体单药治疗或根据体力状态联合化疗。

在铂类二联化疗时病情进展且计划免疫治疗的患者，可选择纳武利尤单抗或阿特珠单抗，不考虑 PD-L1 表达水平。如果 Dako 22C3 PD-L1 分析法显示肿瘤 PD-L1 表达≥1%，也可选择帕博利珠单抗。

6. 对于采用 PD-1/PD-L1 抑制剂治疗的患者，我们建议继续治疗直至出现疾病进展或不可耐受的毒性。此外，治疗 2 年后也可停药，但这尚未进行前瞻性研究。

7. 若患者应用 PD-1/PD-L1 抑制剂时疾病进展但仍可接受全身性治疗，我们建议化疗。然而，若患者使用 PD-1/PD-L1 抑制剂后进展局限于 1 个或 2 个部位，则可给予局部治疗 + 继续 PD-1/PD-L1 抑制剂治疗，但应注意相关支持性数据有限。此外，对于在最后一次 PD-L1 抑制剂治疗后数月或数年疾病才进展的患者，可尝试重新开始这些免疫疗法，因为有报道称部分患者采用此类治疗有效。

四、小细胞肺癌免疫治疗进展

小细胞肺癌（SCLC），约占肺癌的 15%～20%。早期已发生血行转移，恶性度高，发展快。往往确诊时已为中晚期。治疗近数十年来是以化疗为主的综合治疗模式。一线含铂方案化疗敏感,但很快出现复发和转移。复治 SCLC 化疗效果差,预后不佳。近数十年小细胞肺癌的研究在不断探索中。2012 年 SCLC 全序列基因检测结果发布,发现很多潜在治疗靶点,但靶向治疗研究一直未有突破性进展。而小细胞肺癌应用免疫检查点抑制剂取得一定进展。

(一)小细胞肺癌三线应用免疫检查点抑制剂

近年来,有研究中发现 SCLC 具有高突变负荷,提示 SCLC 纳武利尤单抗单药治疗的 ORR 为 10%,mPFS 为 1.4 个月,联合 ipilimumab 治疗可将 ORR 提高至 19%～23%。后续随机队列研究显示单药和联合方案治疗的 ORR 分别为 12% 和 21%。研究同时报道了三线接受纳武利尤单抗单药治疗患者的疗效,ORR 为 11.9%,mDOR 为 17.9 个月。基于这一数据,2018 年 8 月 FDA 批准纳武利尤单抗晚期 SCLC 三线治疗。

帕博利珠单抗也在复发性 SCLC 中进行了 2 项研究。KEYNOTE-028 研究是一项 IB 期研究,纳入了 24 例复发性广泛期 SCLC。后续一项Ⅱ期研究纳入了 107 例经治 SCLC,对 PD-L1 表达状态没有选择。帕博利珠单抗单药治疗 ORR 为 19.3%,mPFS 为 2.0 个月,mOS 为 7.7 个月。基于汇总分析结果,近日,美国 FDA 批准帕博利珠单抗用于晚期 SCLC 三线治疗。

从上述研究可知,SCLC 治疗临床上存在未被满足的巨大需求,虽然纳武利尤单抗治疗 SCLC 的Ⅲ期临床研究结果以失败告终,但 NCCN 指南仍将纳武利尤单抗作为三线治疗推荐写入指南;而帕博利珠单抗获批用于 SCLC 三线治疗,也仅是基于Ⅱ期研究数据。

(二)在 SCLC 二线治疗的探索

临床上很多 SCLC 患者并没有机会接受三线治疗,因此更早线免疫治疗探索更具吸引力。在 SCLC 二线治疗上,也进行了相关免疫治疗研究,但结果令人失望。CheckMate 331 是一项随机Ⅲ期研究,入组了 568 例含铂双药化疗进展后的患者,1:1 随机分配接受纳武利尤单抗或研究者选择的化疗(拓扑替康或氨柔比星),结果显示,纳武利尤单抗并不能延长患者的 OS,mOS 分别为 7.5 个月和 8.4 个月;ORR(13.7% vs 16.5%);PFS(1.4 个月 vs 3.8 个月),对比显示化疗组在数值上更优。

在 SCLC 维持治疗的探索中,鉴于复发性 SCLC 对大多数治疗耐药,有研究用于维持治疗,但结果亦令人失望。一线单臂Ⅱ期研究入组了 45 例一线 EP 方案治疗后取得缓解或疾病稳定的患者,给予帕博利珠单抗维持治疗,研究既定的 PFS 为 3.0 个月,但观察到的 PFS 仅 1.4 个月。另一项更大型的Ⅲ期研究 CheckMate 451 显示出相似的结果。研究未达到主要终点，纳武利尤单抗＋伊匹木单抗组和安慰剂组的 mOS 分别为 9.2 个月和 9.6 个月。这两项研究显示，SCLC 免疫维持治疗并未取得阳性结果。

（三）免疫治疗在 SCLC 一线治疗的探索

虽然免疫治疗用于二线和维持治疗均未取得阳性结果，但其在一线治疗的研究引发了大家的关注。最初的研究探索了化疗联合抗 CTLA-4 单抗，但取得阴性结果。该研究评估了伊匹木单抗联合紫杉醇卡铂对比安慰剂联合化疗用于 SCLC 一线治疗，但联合方案并未改善 PFS（伊匹木单抗组 vs 安慰剂组分别为 3.9 个月 vs 5.2 个月）或 OS（9.1 个月 vs 9.9 个月）。后续一项伊匹木单抗联合 EP 方案的Ⅲ期研究也取得了阴性结果，联合治疗并未改善 OS（11.0 个月 vs 10.9 个月）和 PFS（4.6 个月 vs 4.4 个月）。

在 2018 年世界肺癌大会（WCLC）上，阿特珠单抗联合化疗一线治疗广泛期 SCLC 的 IMpower133 研究结果重磅发布并在新英格兰医学杂志同步发表。

IMpower133 研究是一项全球、随机、安慰剂对照的双盲研究，纳入 403 例初治广泛期 SCLC 患者。所有患者接受 4 个周期的 EC 化疗，并随机分配接受联合阿特珠单抗或安慰剂治疗，在完成 4 个周期联合治疗后，分别给予阿特珠单抗或安慰剂维持治疗，直至疾病进展或未再获得临床获益。分层因素包括性别、ECOG PS 评分（0 vs 1 分）、脑转移状态（有 vs 无）。主要共同终点为 OS 和研究者评估的 PFS。

1. IMpower 133 研究设计　阿特珠单抗＋EP 组和安慰剂＋EP 组分别入组了 201 例和 202 例患者，两组患者的基线特征均衡。中位随访 13.9 个月后，IMpower133 研究达到主要终点，与标准化疗相比，阿特珠单抗联合化疗中位 OS 延长了 2 个月（12.3 个月 vs 10.3 个月），降低 30% 的死亡风险（HR 0.70；95%CI 0.54～0.91）；12 个月的 OS 率两组分别为 51.7% vs 38.2%。

2. 阿特珠单抗联合组对比 EP 组显著延长 OS　亚组分析均观察到与总体人群一致的结果。中位无进展生存时间分析显示出相似的结果，由 4.3 个月延长到 5.2 个月，降低 23% 的疾病进展风险（HR 0.70；95%CI 0.63～0.96），6 个月的 PFS 率两组分别为 30.9% 和 22.4%；12 个月的 PFS 率，两组分别为 12.6% vs 5.4%。阿特珠单抗＋EP 组和安慰剂＋EP 组的 CR 率分别为 2.5% 和 1%；PR 率分别为 60.2% vs 64.4%。DOR 在阿特珠单抗＋EP 组比安慰剂＋EP 组显著更优，分别为 4.2 vs 3.9 个月（HR 0.70；95%CI 0.53～0.92）。安全性分析显示，两组 AE 的发生率相当。

正是根据这项研究，2019 年第一版的 NCCN SCLC 临床指南已经将阿特珠单抗联合化疗作为广泛期 SCLC 一线治疗的 I 类推荐，且作为优选推荐方案。

五、免疫治疗反应的评价标准

评价免疫检查点抑制剂和其他类型免疫疗法的有效性，需要了解这几类药物带来的缓解形式可能有不同。这些免疫治疗药物与分子靶向药或细胞毒化疗药对应的缓解形式可能有重要差异，有些患者会有假性进展，因此 RECIST 评估可能不适用于免疫治疗的患者。

1. 假性进展　在病情稳定或肿瘤消退之前，疾病可能短暂恶化，表现为已有病灶进展或新发病灶，但是患者的症状无明显恶化，称为假性进展。因此，不要轻易就过早放弃治疗。但症状恶化的患者往往没有这种迟发缓解，因此不推荐对这些患者在进展后继续治疗。

2. 与细胞毒治疗相比，免疫治疗可能要更长时间才有明显缓解。

3. 一些并不符合客观缓解标准的患者可以获得具有临床意义的长期疾病稳定。

（一）缓解的评价标准

有专家制定了免疫相关缓解评价标准（immune-related response criteria，irRC），用来正确识别检测点抑制剂和其他一些免疫治疗偶尔出现的不典型缓解类型。

1. 免疫相关的完全缓解　是指所有可测量和不可测量的病灶均完全消失，无新病灶出现。完全缓解必须在至少 4 周后进行第二次连续评估来确认。

2. 免疫相关的部分缓解　与基线水平相比，总肿瘤负荷减少 50% 或以上，且必须在至少 4 周后进行第二次连续评估证实。只要肿瘤总负荷满足缓解标准，这一类型的缓解允许包含某些病灶的进展或新病灶的出现。

3. 免疫相关的疾病稳定　不符合部分缓解、完全缓解和疾病进展的标准。

4. 免疫相关的疾病进展　相对于最低肿瘤负荷记录，肿瘤负荷增加 25% 或以上，必须在初次发现肿瘤增大后至少 4 周行第二次连续评估加以确认。

使用这种免疫相关缓解的评价标准具有重要意义，因为对使用检测点抑制剂治疗的患者采用传统实体瘤缓解评价标准（response evaluation criteria in solid tumors，RECIST），可能导致最终本可获得缓解或延长疾病稳定时间的患者过早停止治疗。

基于共识意见的免疫治疗疗效评价标准（iRECIST）原本为临床试验评估

免疫治疗制定的，详述如下：

1. 可测量和不可测量病灶的定义，靶向病灶的数量与位置与 RECIST 1.1 相同。

2. 该标准与 RECIST 1.1 最大的不同（也是与 irRC 的相似之处）是将治疗期间的新发病灶归为免疫待确认的疾病进展（immune unconfirmed progressive disease，iUPD）；只有当下次评估发现更多新发病灶或原有新发病灶增大（新发靶病灶总共≥5mm，或新发非靶病灶增大）时，才归为免疫确认的疾病进展（immune confirmed progressive disease，iCPD）；之前均无记录的新发病灶也可确认 iCPD。

3. 缓解分为以下几种：免疫完全缓解（immune complete response，iCR）、免疫部分缓解（immune partial response，iPR）、iUPD、iCPD，以及免疫疾病稳定（immune stable disease，iSD）。

4. 时间点疗效的评价取决于既往有无任何一种 iUPD。

实体瘤的免疫治疗疗效评价标准（immune-modified response evaluation criteria in solid tumors，ImRECIST）也是基于 RECIST 1.1 系统的单维度评价系统（表 4-6-1）。imRECIST 较 RECIST 的优势是，它可以在开始免疫治疗后病情短暂进展的患者中找出可能的治疗效果。

表 4-6-1　实体瘤的免疫治疗疗效评价标准（ ImRECIST ）和 RECIST 1.1 评估标准的对比

评估标准	RECIST 1.1	imRECIST
肿瘤负荷	一维的	一维的，同时考虑其他靶病灶评估标准（数目，可测量的）
	最高 5 个目标病灶或每个器官不超过两个	
新发病灶	评定为疾病进展	有新发病灶不定义为疾病进展
		新发可测量病灶并入总瘤负荷
		新发不可测量病灶可除外完全缓解
非靶病灶	可用于评估完全缓解或进展	非靶病灶进展不定义为进展
		仅用于除外完全缓解
疾病进展（PD）	比基线水平相比靶病灶直径之和增加≥20%	仅评估可测量病灶
	比基线最低值增加≥5mm，非靶病变明确进展，和 / 或出现新病变	自首次记录可疑进展之日起 4 周以后重新评估。和基线相比，病灶直径总和增加≥20%
	进展之后无需再次评估	最佳治疗反应可能发生在"疾病进展"疾病之后

在临床实践中，只要患者在免疫治疗期间肿瘤开始生长，都要仔细评估临床改善或进展的症状或体征；绝大多数患者确实属于疾病进展。但如果症状无进展，在认定免疫治疗失败之前，应先行短期影像学复查。

（二）免疫治疗的疗效预测指标

免疫检测点阻断和其他免疫疗法的出现使得对晚期癌症患者的治疗已取得很大进展，目前有一个重要的问题是如何最好地筛选出那些对这类治疗有效的肿瘤患者。

在使用 PD-1 阻断剂的临床试验中，程序性 PD-L1 的表达是研究得最深入的候选生物标志物。PD-L1 和 PD-1 的表达情况是动态的指标，其变化与局部细胞因子和其他因子有关，区分 PD-L1 表达"阳性"和"阴性"的阈值尚有争议。

总之，大多数回顾性或前瞻性评价 PD-L1 状态的临床试验都显示，PD-1 抑制剂治疗"PD-L1"阳性肿瘤的缓解率有增加的趋势。其中最明显的是，将 PD-L1 表达≥50% 的初诊晚期 NSCLC 患者随机分为帕博利珠单抗组或化疗组，帕博利珠单抗组的客观缓解率、无进展生存率及 OS 显著更高。该试验使得 PD-L1 表达现在成为新诊 NSCLC 患者的常规伴随诊断标志物。PD-L1 在其他疾病中的适用性尚不明确。

而晚期癌症患者如果有使用免疫治疗药物的明确临床依据，即使不表达 PD-L1 或其他在研的生物标记物，也可以接受该治疗。

除 PD-L1 表达外，另一个在研的预测性生物标志物是体细胞突变负荷。初步资料表明，体细胞突变率高的肿瘤（即日晒引起的皮肤黑素瘤、NSCLC、膀胱癌和微卫星不稳定型结直肠癌）与体细胞突变率较低的肿瘤相比，更可能对免疫检测点阻断治疗敏感。

六、免疫相关毒副反应的评估及处理原则

在促进免疫系统杀伤肿瘤细胞的同时也会促使免疫系统攻击人体正常的组织、器官，统称为免疫相关毒副作用（irAEs），irAEs 同传统的化疗副作用迥然不同处理方法也是大相径庭，因此医生必须了解免疫治疗的副反应并给于及时关注和治疗。

（一）免疫相关毒副反应的评估

患者在接受免疫治疗前需进行选择及基线评估。包括询问：病史及家族史，一般情况，有无自身免疫性疾病或正在接受免疫抑制剂治疗，有无病毒感

染病史如乙型肝炎或丙型肝炎携带,获得性免疫缺陷病毒携带,对患者进行基线实验室检查和影像学检查。在某些患有自身免疫性疾病患者,应用免疫检查点治疗可能会使原有疾病复燃或恶化。所有患者在接受免疫治疗前均应被告知可能出现的免疫相关毒性,一旦出现 irAEs,可以做到及时就医和处理,预防严重不良事件的发生。根据不良反应分级进行处理,如:暂缓免疫检查点抑制剂治疗,给与大剂量糖皮质激素,使用免疫抑制剂等。

irAEs 可能发生在各个系统,具有以下特点:

1. 广泛性　irAEs 几乎可以累及机体的任何器官和组织,如皮肤、消化道、肝脏、内分泌腺体、肾脏、神经系统、眼、心脏等。常见的免疫相关毒性包括:①免疫介导的皮炎:最为常见,可表现为斑丘疹、皮肤红斑、皮肤瘙痒、水疱、剥脱性皮炎、白癜风等。②免疫介导的肠炎:表现为恶心、呕吐、腹泻、便秘、腹痛、粘液血便等,可伴或不伴发热。严重者甚至可发生肠穿孔或肠梗阻。③免疫介导的肝炎:表现为转氨酶(ALT/AST)升高,黄疸,可伴或不伴有右上腹痛、恶心、呕吐食欲下降等肝功能损伤的症状。④免疫介导的内分泌腺体损伤:包括垂体功能减退,肾上腺皮质功能减退,甲状腺功能亢进或者低下等。其临床表现常不典型,可表现为疲倦、乏力、头痛、意识状态改变、低血压、大便习惯改变等。血浆皮质醇、甲状腺功能及腺垂体功能检查可出现相应异常。甲状腺彩超可出现亚急性甲状腺炎样改变,垂体 MRI 检查可见肿大的垂体。⑤免疫介导的肺炎。⑥免疫介导的神经系统毒性:靶向免疫治疗可导致严重的神经毒性,受累神经可包括运动及感觉神经,如格林巴列综合征,重症肌无力。其临床表现为单侧或双侧肢体无力,感觉异常等。⑦其他器官毒性:如肾功能损伤、眼炎、溶血性贫血、心肌炎、心包炎、胰腺炎、脑膜炎、关节炎、风湿性多肌痛、牛皮癣、银屑病等均有报道。⑧流感样症状:如畏寒、发热、头晕、头痛、骨骼和肌肉酸痛、食欲下降、疲乏等。irAEs 表现可重可轻,若未及时发现并妥善处理可能致命。

2. 高频性　irAEs 的发生频率高,在 ipilimumab 的临床研究中报道,接受抗体治疗的患者总的免疫相关毒副反应的发生率高达 60%～90%,大部分为轻～中度,3/4 度 irAEs 的发生率约为 5%～26%。相对而言,抗 PD-1 抗体的毒性较抗 CTLA-4 抗体低,在帕博利珠单抗及纳武利尤单抗的研究中报道,约有 10%～22% 的患者发生 3/4 度 irAEs。抗 CTLA-4 及 PD-1 抗体联合使用时毒性增加,几乎所有接受治疗的患者均发生 irAEs,3/4 度 irAEs 的发生率高达 53%。

3．时间的不确定性　irAEs 发生的时间具有滞后性，可发生在用药后的数天至数周，甚至出现在停止治疗后的数月才出现。最早出现的皮肤毒性在接受首剂治疗后即可发生。也有患者在首剂后即出现免疫性肺炎的报道。之后是消化道毒性，通常在第 1～3 程治疗后出现。肝脏毒性及内分泌腺体毒性通常最晚出现，平均发生于治疗开始的第 12 周至 24 周。上述毒副反应的发生规律在接受 ipilimumab 治疗的患者中表现得更为明显。

4．与剂量强度不相关　免疫治疗相关毒副反应的表现形式和强度与药物剂量无关，但药物剂量升高时副反应发生的频率升高。在抗 CTLA-4 单抗 ipilimumab 的临床研究中，免疫治疗相关毒性的发生频率与药物剂量密切相关。3～4 度 irAEs 的发生率在 0.3mg/kg 组为 0%，而 3mg/kg 治疗组为 5%，10mg/kg 治疗组则上升至 18%。而抗 PD-1 抗体 N 纳武利尤单抗不同剂量组毒副反应发生率不明显差异。在使用帕博利珠单抗治疗的患者中，高剂量组毒副反应的发生率略高。双抗体联合用药，虽然毒副反应发生率增加，但与每个抗体单用相比并未发现新的毒副反应。

目前，对免疫相关毒副反应的评估仍缺乏预见性，也无预防措施，其与抗肿瘤疗效之间的关系也存在争议。

（二）免疫检查点治疗相关毒性处理原则

对免疫相关毒性的治疗依据其严重程度采取不同的处理措施（表 4-6-2）。一般而言，1 度 irAEs 无需特殊处理，继续原抗体治疗。出现 2 度 irAEs 者应延期靶向免疫治疗，同时使用大剂量糖皮质激素，待 irAEs 恢复到 1 度后再次继续治疗。出现 3 度以上 irAEs 应该永久性停用抗体药物并同时使用糖皮质激素、抗 TNF-a 抗体等免疫抑制治疗。甲状腺功能减退及肾上腺皮质功能减退等内分泌腺体损伤的患者须接受激素替代治疗。

表 4-6-2　免疫相关副反应分级

	Ⅰ级	Ⅱ级	Ⅲ级	Ⅳ级
免疫相关性皮肤毒性	伴有或不伴有症状的皮疹，范围 <10% BSA	皮疹范围 10%～30% BSA	皮疹范围 >30% BSA，或Ⅱ级皮肤不良反应伴有症状	脱皮范围 >30% BSA 伴有相关症状（例如：红斑，紫癜，表皮脱落）
免疫相关性肝脏毒性	ALT 或 AST>ULN-3×ULN	ALT 或 AST3～5×ULN	ALT 或 AST5～20×ULN	ALT 或 AST>20×ULN

续表

	I 级	II 级	III 级	IV 级
免疫相关性腹泻	每日水样便次数<3次	每日水样便次数24～6次，或腹痛或血便或恶心或夜间发作	每日水样便次数>6次，或在饭后1小时内发作（需收入院并隔离至感染排除，停用ICPi治疗）	
免疫相关性肺炎	仅有影像改变，毛玻璃样改变，不典型的间质性肺炎	轻/中度新发的症状呼吸困难，咳嗽，胸痛	严重的新发症状新发/恶化的缺氧	新发/恶化的缺氧危及生命呼吸困难，ARDS
免疫相关性肾炎	肌酐为1.5×基线值或>1～1.5×正常值上限	肌酐为1.5～3×基线值或>1～1.5×3x正常值上限	肌酐为3×基线值或>3～6×正常值上限	肌酐>6×正常值上限

以下情况建议停药并予糖皮质激素治疗直至副反应控制在0～1度范围内方可继续用药：①2度免疫相关性肺炎。②2度或3度免疫相关性肠炎。③有症状的垂体炎。④2度免疫相关性肾炎。⑤3度甲亢。⑥ALT或AST升高在3～5倍正常值内，TBIL升高至1.5至3倍正常值范围。⑦出现其他3度治疗相关毒副反应。

永久性停药并使用大剂量糖皮质激素治疗的指征：①出现任何威胁生命的副反应。②3～4度免疫相关性肺炎。③3～4度肾炎。④ALT或AST升高且高于5倍正常值上限，TBIL大于3倍正常值上限。⑤基线伴有2度转氨酶升高的肝转移患者，治疗后转氨酶持续升高，并超过基线值的50%，且持续时间大于1周。⑥接受糖皮质激素治疗的患者在12周内激素剂量不能减至泼尼松10mg/d以下的患者。⑦2或者3度毒副反应在12周内未能恢复者。⑧再次发生3度治疗相关副反应。治疗性使用糖皮质激素不影响靶向免疫治疗的疗效。

在出现免疫相关毒性的患者中治疗性使用糖皮质激素不影响抗体疗效，但不主张预防性使用糖皮质激素。使用激素的首要原则为：对治疗需要的患者积极使用，不必须的患者尽量避免使用。接受大剂量糖皮质激素及其他免疫抑制剂治疗的患者要注意预防激素的副反应。

在靶向免疫治疗抗体的前期临床研究中未包含有自身免疫性疾病及肝炎、艾滋病患者。靶向免疫治疗在该类患者中的安全性尚缺乏资料。对于既往患有克罗恩病、系统性红斑狼疮、风湿性关节炎、多发性硬化的患者，使用靶向免疫治疗抗体可能加重病情，导致严重的不良后果，因此对该类患者不建议使用靶向免疫治疗抗体类药物。而对 1 型糖尿病、银屑病患者，靶向免疫治疗抗体的使用是否安全尚不确定。自身免疫性甲状腺功能减退、白癜风不构成生命危险，不应将其列入禁忌证。此外，小样本的回顾性研究报道，慢性乙肝及慢性丙肝的患者可以较好地耐受靶向免疫治疗。

接受免疫检查点治疗前，需详细询问患者是否有自身免疫性疾病史，常规筛查血常规、血糖、电解质、肝肾功能、甲状腺功能、肾上腺功能、甲状腺彩超、心电图、胸片等基线情况。在治疗期间严密观察皮疹、腹泻、咳嗽、胸闷、疲倦、反应低下等症状。再次免疫检查点抑制剂治疗前重复基线评估项目，尤其要关注甲状腺、肾上腺等内分泌系统的变化。由于免疫治疗相关度毒性的滞后性，对毒副反应的评估建议至少随访至治疗终止后半年。

靶向免疫治疗的作用机制、应答方式、毒副作用不同于化疗及小分子靶向药物，临床医生需要通过提高警惕，教育患者，及时沟通，积极应对等措施才能切实保障靶向免疫治疗的安全。

（顾艳斐）

参 考 文 献

[1] COLEY WB. The treatment of malignant tumors by repeated inoculations of erysipelas: with a report of ten original cases[J]. Am J Med Sci，1893，105：487-511.

[2] GRAS NAVARRO A，Björklund AT，Chekenya M. Therapeutic potential and challenges of natural killer cells in treatment of solid tumors[J]. Front Immunol，2015，6：202.

[3] SAVAGE PA，LEVENTHAL DS，MALCHOW S. Shaping the repertoire of tumor-infiltrating effector and regulatory T cells[J]. Immunol Rev，2014，259（1）：245-258.

[4] MARVEL D，GABRILOVICH DI. Myeloid-derived suppressor cells in the tumor microenvironment: expect the unexpected. J Clin Invest 2015，125：3356.

[5] BAILEY SR，NELSON MH，HIMES RA，et al. Th17 cells in cancer: the ultimate identity crisis[J]. Front Immunol，2014，5：276.

[6] LAOUI D，VAN OVERMEIRE E，DE BAETSELIER P，et al. Functional Relationship between Tumor-Associated Macrophages and Macrophage Colony-Stimulating Factor as Contributors to Cancer Progression[J]. Front Immunol，2014，5：489.

[7] SCHWARTZ RH. A cell culture model for T lymphocyte clonal anergy[J]. Science，1990，248：1349.

[8] WHERRY EJ. T cell exhaustion[J]. Nat Immunol, 2011, 12: 492.

[9] SCHREIBER RD, Old LJ, SMYTH MJ. Cancer immunoediting: integrating immunity's roles in cancer suppression and promotion[J]. Science, 2011, 331: 1565.

[10] TRAN E, TURCOTTE S, GROS A, et al. Cancer immunotherapy based on mutation-specific CD4 + T cells in a patient with epithelial cancer[J]. Science, 2014, 344: 641.

[11] JOHNSEN AK, TEMPLETON DJ, SY M, et al. Deficiency of transporter for antigen presentation (TAP) in tumor cells allows evasion of immune surveillance and increases tumorigenesis[J]. J Immunol, 1999, 163: 4224.

[12] ROONEY MS, SHUKLA SA, WU CJ, et al. Molecular and genetic properties of tumors associated with local immune cytolytic activity[J]. Cell 2015, 160: 48.

[13] AMEND SR, PIENTA KJ. Ecology meets cancer biology: the cancer swamp promotes the lethal cancer phenotype[J]. Oncotarget, 2015, 6: 9669.

[14] TUMEH PC, HARVIEW CL, YEARLEY JH, et al. PD-1 blockade induces responses by inhibiting adaptive immune resistance[J]. Nature, 2014, 515: 568.

[15] BOYMAN O, SPRENT J. The role of interleukin-2 during homeostasis and activation of the immune system[J]. Nat Rev Immunol, 2012, 12: 180.

[16] KRIEG C, Létourneau S, PANTALEO G, et al. Improved IL-2 immunotherapy by selective stimulation of IL-2 receptors on lymphocytes and endothelial cells. Proc Natl Acad Sci USA, 2010, 107: 11906.

[17] LAURENCE A, TATO CM, DAVIDSON TS, et al. Interleukin-2 signaling via STAT5 constrains T helper 17 cell generation[J]. Immunity, 2007, 26: 371.

[18] ROSENBERG SA, YANG JC, TOPALIAN SL, et al. Treatment of 283 consecutive patients with metastatic melanoma or renal cell cancer using high-dose bolus interleukin 2[J]. JAMA, 1994, 271: 907.

[19] LU G, MIDDLETON RE, SUN H, et al. The myeloma drug lenalidomide promotes the cereblon-dependent destruction of Ikaros proteins[J]. Science, 2014, 343: 305.

[20] CARSON WE. Interferon-alpha-induced activation of signal transducer and activator of transcription proteins in malignant melanoma[J]. Clin Cancer Res, 1998, 4: 2219.

[21] REDELMAN-SIDI G, GLICKMAN MS, BOCHNER BH. The mechanism of action of BCG therapy for bladder cancer——a current perspective[J]. Nat Rev Urol, 2014, 11: 153.

[22] ROSENBERG SA, RESTIFO NP. Adoptive cell transfer as personalized immunotherapy for human cancer[J]. Science, 2015, 348: 62.

[23] LU YC, YAO X, CRYSTAL JS, et al. Efficient identification of mutated cancer antigens recognized by T cells associated with durable tumor regressions[J]. Clin Cancer Res, 2014, 20: 3401.

[24] FRANCISCO LM, SALINAS VH, BROWN KE, et al. PD-L1 regulates the development, maintenance, and function of induced regulatory T cells[J]. J Exp Med, 2009, 206: 3015.

[25] SPRANGER S, SPAAPEN RM, ZHA Y, et al. Up-regulation of PD-L1, IDO, and T(regs) in the melanoma tumor microenvironment is driven by CD8(+)T cells[J]. Sci Transl Med, 2013, 5: 200ra116.

[26] YANG J, RIELLA LV, CHOCK S, et al. The novel costimulatory programmed death ligand 1/B7.1 pathway is functional in inhibiting alloimmune responses in vivo[J]. J Immunol, 2011, 187: 1113.

[27] WATERHOUSE P, PENNINGER JM, TIMMS E, et al. Lymphoproliferative disorders with early lethality in mice deficient in Ctla-4[J]. Science, 1995, 270: 985.

[28] WALKER LS, SANSOM DM. The emerging role of CTLA4 as a cell-extrinsic regulator of T cell responses[J]. Nat Rev Immunol, 2011, 11: 852.

[29] WOLCHOK JD, CHIARION-SILENI V, GONZALEZ R, et al. Overall Survival with Combined Nivolumab and Ipilimumab in Advanced Melanoma[J]. N Engl J Med, 2017, 377: 1345.

[30] LARKIN J, CHIARION-SILENI V, GONZALEZ R, et al. Combined Nivolumab and Ipilimumab or Monotherapy in Untreated Melanoma[J]. N Engl J Med, 2015, 373: 23.

[31] DAVILA ML, BRENTJENS R, WANG X, et al. How do CARs work?: Early insights from recent clinical studies targeting CD19[J]. Oncoimmunology 2012, 1: 1577.

[32] de GRUIJL TD, JANSSEN AB, van BEUSECHEM VW. Arming oncolytic viruses to leverage antitumor immunity[J]. Expert Opin Biol Ther 2015, 15: 959.

[33] RIBAS A, DUMMER R, PUZANOV I, et al. Oncolytic Virotherapy Promotes Intratumoral T Cell Infiltration and Improves Anti-PD-1 Immunotherapy[J]. Cell, 2017, 170: 1109.

[34] BORGHAEI H, PAZ-ARES L, HOM L, et al. Nivolumab versus docetaxel in advanced nonsquamous non-small-cell lung cancer[J]. N Engl J Med, 2015, 373: 1627-1639.

[35] RIBAS A. Releasing the brakes on cancer immunotherapy[J]. N Engl J Med, 2015, 373: 1490-1492.

[36] HORM L, SPIGEL DR, VOKES EE, et al. Nivolumab versus docetaxel in previously treated patient with advanced non-small-cell lung cancer: two-year outcomes from two

randomized, open-label, phase Ⅲ trials(CheckMate 017 and CheckMate 057)[J]. J Clin Oncol, 2017, 35: 3924-3933.

[37] KAZANJIAN D. SUZMAN DL, BLUMENTHAL G, at al. FDA approval summary: nivolumab for the treatment of metastatic non-small-cell lung cancer with progression on or after platinum-based chemotherapy[J]. Oncologist 2016, 21: 634-642.

[38] PHILLIPS T, SIMMONS P, INZUNZA HD, et al. Development of an automated PD-L1immunohistochemistry(IHC)assay for non-small-cell lung cancer[J]. Appl immu-nohistochem Mol Morphol, 2015, 23: 541-549.

[39] RIZVI NA, MAZIERES J, PLANCHARD D, et al. Activity and safety of nivolumab, an anti-PD-1 immune checkpoint inhibitor, for patients with advanced, refractory squamous non-small-cell lung cancer(checkmate 063): a phase 2, single-arm trial[J]. Lancet oncol, 2015, 16: 257-265.

[40] DAVIES M, DUFFIELD EA. Safety of checkpoint inhibitor for cancer treatment: strat-egies for patient monitoring and management of immune-mediated adverse events[J]. Immunotargets Ther, 2017, 6: 51-71.

[41] ANTONIA SJ, KIM SW, SPIRAL AI, et al. Safety and clinical activity of durvalumab (MEDI4736), an anti-PD-L1 antibody, in treatment-naïve patients with advanced non-small-cell lung cancer[J]. J clin Oncol, 2016, 34: Lopez-Martin JA, BendellAbstract 9029.

[42] HELLMANN MD, CIULEANU TE, PLUZANSKI A, et al. Nivolumab plus ipilimumab in lung cancer with a high tumor mutational burden[J]. N Engl J Med, 2018, 378: 2093-2104.

[43] CARBONE DP, RECK M, PAZ-ARES L, et al. First-line nivolumab in stage IV or recur-rent non-small-cell lung cancer[J]. N Engl J Med, 2017, 376: 2415-2426.

[44] RECK M, RODRIGUEZ-ABREU D, ROBINSON AG, et al. pembrolizumab versus chemotherapy for PD-L1-positive non-small-cell lung cancer[J]. N Engl J Med, 2016, 375: 1823-1833.

[45] PAI-SCHERF L, BLUMENTHAL GM, LI H. et al. FDA approval summary: Pembroli-zumab for treatment of metastatic non-small cell lung cancer; first-line therapy and beyond[J]. Oncologist, 2017, 22: 1392-1399.

[46] MOK TSK, WU YL, KUDABA I, et al. Pembrolizumab versus chemotherapy for previ-ously untreated, PD-L1-expressing, locally advanced or metastatic non-small-cell lung cancer(KEYNOTE-042): a randomized, open-label, controlled, ohase 3 trial[J]. Lancet, 2019.

[47] PAZ-ARES L，LUFF A，VICENTE d，et al. Pembrolizumab plus chemotherapy for squamous non-small-cell lung cancer[J]. N Engl J Med 2018，379：2040-2051.

[48] H ERBSTRS，BAAS P，KIM DW，et al. Pembrolizumab versus docetaxel for previously treated，PD-L1-positive，advanced non-small-cell lung cancer（KETNOTE-010）：arandomised controlled trial[J]. Lancet，2016，387：1540-1550.

[49] GARON EB，RIZVI NA，HUI R，et al. Pembrolizumab for the treatment of non-small-cell lung cancer[J]. N Engl J Med，2015，372：2018-2028.

[50] SUL J，BLUMENTHAL GM，JIANG X，et al. FDA approval summary：pembrolizumab for the treatment of patients with metastatic non-small-cell lung cancer whose tumors express programmed death-ligand 1[J]. Oncologist，2016，21：643-650.

[51] SOCINSKI MA，JOTTE RM，CAPPIZZO F，et al. Atezolizumab for first-line treatment of metastatic nonsquamous NSCLC[J]. N Engl J Med，2018，378：2288-2301.

[52] FEHRENBACHER L，SPIRA A，BALLINGER M，et al. Atezolizumab versus docetaxel for patients with previously treated non-small-cell lung cancer（POPLAR）：a multicenter，open-label，phase 2 reandomised controlled trial[J]. Lancet，2016，387：1837-1846.

[53] RITTMEYER A，BARLESI F，WATERKAMP D，et al. Atezolizumabveruss docetaxel in patients with previously treated non-small-cell lung cancer（OAK）：a phase 3，open-label，multicenter randomized controlled trial[J]. Lancet，2017，389：255-265.

[54] BARLESI F，PARK K，CIADIELLO F. Primary analysis from OAK，a randomized phase Ⅲ study comparing atezolizumab with docetaxel in 2L/3L NSCLC. Presented at the 2016 annual meeting European society for Medical Oncology（ESMO）Copenhagen，Denmark. Abstract LBA44.

[55] GETTINGER SN，WURTZ A，GOLDBERG SB，et al. Clinical Features and Management of Acquired Resistance to PD-1 Axis Inhibitors in 26 Patients With Advanced Non-Small Cell Lung Cancer. J Thorac Oncol，2018，13：831.

[56] HORVAT TZ，ADEL NG，DANG TO，et al. Immune-Related Adverse Events，Need for Systemic Immunosuppression，and Effects on Survival and Time to Treatment Failure in Patients With Melanoma Treated With Ipilimumab at Memorial Sloan Kettering Cancer Center[J]. J Clin Oncol，2015，33：3193.

[57] WEBER JS，HODI FS，WOLCHOK JD，et al. Safety Profile of NivolumabMonotherapy：A Pooled Analysis of Patients With Advanced Melanoma[J]. J Clin Oncol，2017，35：785.

[58] ARBOUR KC，MEZQUITA L，LONG N，et al. Impact of Baseline Steroids on Efficacy

of Programmed Cell Death-1 and Programmed Death-Ligand 1 Blockade in Patients With Non-Small-Cell Lung Cancer[J]. J Clin Oncol, 2018, 36: 2872.

[59] HORN L, RECK M, SPIGEL DR. the future of immunotherapy in the treatment of small cell lung cancer[J]. Oncologist, 2016, 21: 910-921.

[60] HELLMANN MD, CALLAHAN MK, AWAD MW, et al. tumor mutational burden and efficacy of nivolumabmonotherapy and in combination with ipilimumab in small-cell lung cancer[J]. Cancer Cell, 2018, 33: 853-861.

[61] CHUNG HC. PIHA-PAUL SA, LOPEZ-MARTIN J, et al. CT073-Pembrolizumab after two or more lines of prior therapy in patients with advanced small-cell lung cancer(SCLC): Results from KEYNOTE-158 studies. AACR Annual meeting. Atlanta, GA.2019, Abstract CT073.

[62] OTT PA, ELEZ E, HIRET S, et al. Pembrolizumab in patients with extensive-stage small-cell lung cancer. Results from the phase Ib KEYNOTE-028 study[J]. J Clin Oncol, 2017, 35: 3823-3829.

[63] RECK M, VICENTE D, CIULEANU T, et al. LBAS: efficacy and safety of nivolumab (nivo)monotherapy versus chemotherapy(chemo)in recurrent small cell lung cancer(SCLC): Results from CheckMate 331[J]. Ann Oncol, 2018, 29: 43.

[64] ANTONIA SJ, LOPEZ-MARTIN JA, BENDELL J, et al. Nivolumab alone and nivolumab plus ipilimumab in recurrent small-cell lung cancer(CehckMate 032): a multicenter, open-label, phse½ trial[J]. Lancet, Oncol 2016, 12: 883-895.

[65] HELLMANN MD, OTT PA, ZUGAZAGOITIA J, et al. Nivolumab(nivo)+/− ipilimumab(ipi)in advanced small-cell lung cancer(SCLC): First report of a randomized expansion cohort from CheckMate 032[J]. J Clin Oncol, 2017, 35; Abstract 8503.

[66] LEORA H, AARON S, MANSFIELD, AS, et al. Atezolizumab plus chemotherapy for First-ling treatment of extensive-stage Small-Cell Lung Cancer[J]. N Engl J Med, 2018, 379(23): 2220-2229.

[67] WOLCHOK JD, HOOS A, O' Day S, et al. Guidelines for the evaluation of immune therapy activity in solid tumors: immune-related response criteria[J]. Clin Cancer Res, 2009, 15: 7412.

[68] HODI FS, HWU WJ, KEFFORD R, et al. Evaluation of Immune-Related Response Criteria and RECIST v1.1 in Patients With Advanced Melanoma Treated With Pembrolizumab[J]. J Clin Oncol 2016, 34: 1510.

[69] ROBERT C, LONG GV, BRADY B, et al. Nivolumab in previously untreated melanoma without BRAF mutation[J]. N Engl J Med 2015, 372: 320.

[70] RECK M, Rodríguez-Abreu D, ROBINSON AG, et al. Pembrolizumab versus Chemo-therapy for PD-L1-Positive Non-Small-Cell Lung Cancer[J]. N Engl J Med, 2016, 375: 1823.

[71] LE DT, URAM JN, WANG H, et al. PD-1 Blockade in Tumors with Mismatch-Repair Deficiency[J]. N Engl J Med, 2015, 372: 2509.

[72] SNYDER A, MAKAROV V, MERGHOUB T, et al. Genetic basis for clinical response to CTLA-4 blockade in melanoma[J]. N Engl J Med, 2014, 371: 2189.

[73] RIZVI NA, HELLMANN MD, SNYDER A, et al. Cancer immunology. Mutational land-scape determines sensitivity to PD-1 blockade in non-small cell lung cancer[J]. Science, 2015, 348: 124.

[74] ROSENBERG JE, HOFFMAN-CENSITS J, POWLES T, et al. Atezolizumab in patients with locally advanced and metastatic urothelial carcinoma who have progressed following treatment with platinum-based chemotherapy: a single-arm, multicentre, phase 2 trial[J]. Lancet 2016, 387: 1909.

第七节 肺癌的放射治疗

一、非小细胞肺癌的放射治疗

（一）早期非小细胞肺癌的放射治疗

手术是早期非小细胞肺癌（non-small cell lung cancer, NSCLC）患者的标准治疗模式，而对于高危、老年或者拒绝手术的患者，放射治疗为主要治疗手段。既往主要采用常规分割放疗方案，近年来，大分割/立体定向放射治疗被广泛运用，目前多适用于Ⅰ～Ⅱ期（T1～3N0M0）NSCLC 患者。2015 年，MD 安德森癌症中心张玉蛟教授对 2 个独立随机Ⅲ期临床研究行汇总分析，结果显示立体定向体部放射治疗（stereotactic body radiation therapy, SBRT）对比标准的手术治疗可以获得更高的 3 年生存率（95% vs 79%）。因此，与手术治疗相比，SBRT 或立体定向消融放疗（stereotactic ablative radiotherapy, SABR）的总体局部控制率或生存率不劣于同期手术结果，且耐受性好、毒副作用小。而与常规分割放疗相比，大分割立体定向放射治疗具有靶区小、单次剂量高、靶区与周边正常组织之间剂量变化梯度大等特点，其处方剂量的等效生物学剂量（biologic equivalent dose，BED）通常大于 100Gy，从而使局部控制率显著增加，总生存率也得到一定程度改善，成为早期非小细胞肺癌的一种治疗选择。

1.周围型早期 NSCLC 的立体定向放射治疗　对于周围型早期 NSCLC，大量临床研究数据显示 SBRT 治疗不能手术的早期 NSCLC 的局部控制率可达 90%，美国国立综合癌症网络（National Comprehensive Cancer Network，NCCN）指南早已推荐 SBRT 是不能耐受或拒绝手术 I 期 NSCLC 患者的治疗手段。肿瘤放射治疗协作组（radiation therapy oncology group，RTOG）0236 是北美第一个针对临床上不可手术切除的周围型早期 NSCLC 进行 SBRT 治疗的前瞻性、多中心研究，剂量分割模式为 54Gy/18Gy/3F，结果显示 3 年局部控制率为 87.2%，3 年的总生存率为 55.8%，该研究奠定了 SBRT 成为治疗不能耐受手术的早期 NSCLC 的研究基础，54Gy/18Gy/3F 也成为 RTOG 临床试验中 SBRT 治疗不可切除早期周围型 NSCLC 的标准剂量分割模式。2014 年更新 5 年随访结果显示 5 年局部失败率为 38%，5 年的总生存率为 40%。

SPACE 研究是首项比较 SBRT 和常规分割放疗的随机研究，其对比分析了 SBRT（66Gy/3F）和三维适形放疗（three-dimensional conformal radiation therapy，3D-CRT）（70Gy/35F）在不可手术早期 NSCLC 患者治疗中的疗效，共纳入 102 例患者（SBRT 组 49 例，3D-CRT 组 53 例），由于入组患者预后因素不均衡，该研究显示 SBRT 和 3D-CRT 在无进展生存期（progress free survival，PFS）和总生存期（overall survival，OS）方面没有差异，但可以观察到 SBRT 治疗组的患者疾病控制率有提高的趋势（70% vs 59%，p=0.26），且有更好的生活质量和更少的治疗毒性。最新发表的一项前瞻性、III 期临床试验 CHISEL，其入组患者为 T1～T2aN0M0 不能手术或拒绝手术的 NSCLC，按 2∶1 随机分组为 SABR（54Gy/3F 或 48Gy/4F）或常规分割放疗（66Gy/33F 或 50Gy/20F），共计 101 例患者，结果显示 SABR 组和常规分割放疗组患者的 2 年局部控制率分别为 89% 和 65%，2 年总生存率分别为 77% 和 59%。因此，SABR 较常规分割放疗具有较好的局部控制，提高了生存期，而且没有增加严重的放疗损伤，可以作为不能手术或拒绝手术的早期 NSCLC 的标准治疗策略。

2.中央型早期 NSCLC 的大分割/立体定向放射治疗　根据国际肺癌研究协会（International Association for the Study of Lung Cancer，IASLC）的定义，中央型肺癌指肿瘤距离支气管树、大血管、食管、心脏、气管、脊髓、臂丛神经、膈神经、喉返神经等重要结构 2cm 以内的病变。因其邻近纵隔内重要结构，单次大剂量的 SBRT 可能导致纵隔内正常组织器官产生严重的急性或晚期反应，因此，对于中央型早期 NSCLC，降低单次剂量，增加治疗次数，可能会降低正常组织放射性损伤的发生。

目前中央型早期 NSCLC 行 SBRT 治疗尚缺乏高水平临床应用证据支持。MD 安德森癌症中心的一项研究根据肿瘤与食管、支气管树等危及器官的距离，采用个体化的剂量分割模式，入组分析了 100 例中央型早期 NSCLC 患者接受 50Gy/4F（82 例）或 70Gy/10F（18 例）剂量分割方案 SBRT 后的治疗结果显示，3 年、5 年总体生存率分别为 70.5%、49.5%。而一项有关中央型肺癌行 SABR 治疗的系统综述认为对能满足正常组织剂量体积限值的患者可给予 45～50Gy/4F 或 50～60Gy/5F 的剂量分割方案，不能满足正常组织剂量体积限量的患者可以采用 60Gy/8F 或 70Gy/10F 的方案。前瞻性临床研究 RTOG 0813 主要探讨中央型早期 NSCLC 行 SBRT 的有效性及最大耐受剂量，为剂量爬坡研究，分为 5 组，10Gy/F、10.5Gy/F、11Gy/F、11.5Gy/F、12Gy/F，初步结果显示 50Gy/5F 组（10Gy/F）未见 3 级及以上毒性，而 60Gy/5F 高剂量组（12Gy/F）出现 7.2% 的 3 级及以上毒性。Ⅱ期研究结果显示 60Gy/5F 组（33 例）及 57.5Gy/5F 组（38 例）2 年局部控制率分别为 87.7% 及 89.4%，2 年 OS 分别为 72.7% 及 70.2%。因此，根据近些年研究结果显示选择合适的人群及剂量分割方案，对正常组织器官严格限量，同时结合先进的放疗技术，大分割 / 立体定向放射治疗应用于早期中央型 NSCLC 也是安全可行的。

3. 早期 NSCLC 的术后放射治疗　从早期 NSCLC 患者根治术后的失败模式上看，Ⅰ期 NSCLC 患者术后局部复发率为 5%～20%，Ⅱ期患者术后局部复发率为 20%～40%。早在 1998 年的 Meta 分析显示术后放疗降低了 N0-1 患者的生存率，2015 年一项回顾性病例对照研究分析了美国国家癌症数据库（National Cancer Database，NCDB）的 NSCLC 患者，显示部分患者术后放疗后 5 年生存率降低，分别为 N0 期患者（48% vs 37.7%，$p < 0.001$），N1 期患者（39.4% vs 34.8%，$p < 0.001$）。因此，对于Ⅰ～Ⅱ期（pN0-1）NSCLC 完全切除术后患者不推荐行术后放疗，但若为不完全切除或切除状态不确定，多数患者需要考虑接受术后放疗。

（二）局部晚期 NSCLC 的放射治疗

局部晚期 NSCLC 是指已伴有同侧纵隔淋巴结（N2）、对侧纵隔和 / 或锁骨上淋巴结（N3）转移、侵犯肺尖部和纵隔重要结构（T4），且用现有的检查方法未发现有远处转移的非小细胞肺癌，其约占 NSCLC 的 30% 左右，占全部肺癌的 25% 左右。局部晚期 NSCLC 主要为ⅢA 期和ⅢB 期肺癌患者，从治疗方法上可分为"可手术"和"不可手术"两大类。

1. 不可手术局部晚期 NSCLC 的放射治疗　多学科综合治疗为局部晚期 NSCLC 的推荐治疗模式，对于不可手术的局部晚期 NSCLC 患者，应首选同步放化疗，体弱、高龄、内科合并症严重者根据具体情况选择序贯放化疗或单纯放疗。早期研究显示单纯放射治疗可以提高生存率，但随着化疗药物的不断改进，多项研究显示加入化疗可进一步提高患者生存率，因此，目前主要治疗策略是以放化疗为主的综合治疗。

（1）放疗剂量：RTOG 7310 是一项评估照射剂量对局部晚期 NSCLC 疗效的Ⅲ期随机对照研究，其比较了 40Gy、50Gy、60Gy 常规分割放疗方案的疗效，虽然各组中位 OS 相似，但高剂量组局部控制率明显优于低剂量组（52%、62% 和 73%）；而另一项Ⅲ期临床研究 RTOG 0617 显示高剂量组 74Gy 较低剂量组 60Gy 无生存优势（20.3 月 vs 28.7 月，$P = 0.004$），且高剂量组在 3 个月时生存质量（quality of life, QOL）也降低（45% vs 30%，$P = 0.02$）。因此 60Gy/2Gy/30F 成为目前局部晚期 NSCLC 的标准放疗剂量分割方案。

（2）同步化疗方案：同步放化疗为局部晚期 NSCLC 的标准治疗，同步放化疗方案的选择主要为铂类为主的双药方案，常用的包括顺铂 + 依托泊苷、顺铂 + 长春花碱、卡铂 + 紫杉醇，对于非鳞 NSCLC 还可以选择卡铂 + 培美曲塞、顺铂 + 培美曲塞。Ⅲ期临床研究 PROCLAIM 入组分析了ⅢA/ⅢB 期不可切除的非鳞 NSCLC 患者 1∶1 随机对照研究：A 组接受培美曲塞 $500mg/m^2$ + 顺铂 $75mg/m^2$ Q21d 静脉注射 3 个周期，同步胸部放疗（60～66Gy），序贯培美曲塞单药巩固化疗 4 个周期；B 组接受依托泊苷 $50mg/m^2$ + 顺铂 $50mg/m^2$ Q28d 静脉注射 2 个周期，同步胸部放疗（60～66Gy），序贯含铂双药化疗 2 个周期。共入组 598 例患者，其中 555 例患者（A 组 283 例，B 组 272 例）接受治疗，结果显示 A 组的 OS 并不优于 B 组（HR 0.98；95%CI 0.79～1.20；中位 OS 26.8 个月 vs 25.0 个月；$P = 0.831$）。A 组所有的 3～4 级毒性发生率均显著低于 B 组（64.0% vs 76.8%；$P = 0.001$），包括中性粒细胞减低（24.4% vs 44.5%；$P = 0.001$）。因此研究结论为：对于Ⅲ期不可切除的非鳞 NSCLC 来说，与依托泊苷 + 顺铂方案相比，培美曲塞 + 顺铂方案并不能进一步提高患者生存，但毒副反应明显减少。中国医学科学院肿瘤医院王绿化教授等的一项多中心、随机Ⅲ期临床研究纳入了 200 例接受胸部放疗（60～66Gy）的患者，随机分为同步 EP 组（依托泊苷 50mg/m², d1～5；顺铂 50mg/m², d1～8；Q28d；共两个周期）和同步 PC 组（每周卡铂 AUC 2, d1；紫杉醇 45mg/m²）。最终有 191 例（EP 组 95 例, PC 组 96 例）患者完成上述治疗。结果显示：EP 组患者的 3 年总生存率明显高于 PC 组；两组患者的中位 OS 分别为 23.3 个月和 20.7 个月（HR＝0.76, 95%CI 0.55～1.05；P＝0.095）；≥2 级放射性肺炎的发生率分别为 18.9% 和 33.3%（P＝0.036），≥3 级食管炎的发生率分别为 20.0% 和 6.3%（P＝0.009）。研究结论为Ⅲ期不可切除 NSCLC，放疗同步 EP 方案化疗较 PC 方案可能提高患者生存。因此，目前依托泊苷＋顺铂（EP）方案是局部晚期 NSCLC 同步放化疗的常用化疗方案。

（3）巩固化疗：2008 年，第一个直接比较巩固化疗是否获益的Ⅲ期临床随机对照研究 HOG LUNG01-24 中，147 例患者在同步放化疗（放疗剂量：59.4Gy；化疗：EP 方案）后随机接受 3 周期多西他赛单药巩固化疗（75mg/m², Q21d, N＝73 例）或观察（N＝74 例），研究结果表明巩固化疗组与观察组的中位生存时间无差别（21.2 个月 vs 23.2 个月，P＝0.883），且巩固化疗组明显增加了治疗相关毒性。在韩国、中国大陆和中国台湾开展的Ⅲ期随机对照临床研究 KCSG-LU05-04，同样分析了局部晚期 NSCLC 同步放化疗后加或不加巩固化疗的疗效，该研究入组 430 例患者，其中 209 例患者在同步放化（放疗剂量：66Gy/33F，化疗方案：多西他赛＋顺铂）后进行随访观察、211 例患者同步放化疗后给予 3 周期多西他赛＋顺铂巩固化疗，结果显示巩固化疗组中位 PFS（9.1 个月）和 OS（21.8 个月）较对照组 PFS（8.1 个月）和 OS（20.6 个月）无明显提高。因此，对于不可手术的局部晚期 NSCLC，目前巩固化疗不能作为同步放化疗后的推荐治疗。

（4）巩固免疫治疗：近些年，随着免疫治疗的发展，多项临床研究数据显示同步放化疗后巩固免疫治疗可显著改善患者生存，PACIFIC 研究是一项Ⅲ期、随机、双盲、安慰剂对照的国际多中心临床研究，患者按 2∶1 随机分为 durvalumab 组与安慰剂组，旨在评估 durvalumab 作为巩固治疗，用于接受了标准含铂方案同步放化疗后未发生疾病进展的Ⅲ期不可切除 NSCLC 患者的疗效与安全性。研究共纳入 702 例患者（473 例患者接受 durvalumab 治疗，236 例患者接受安慰剂治疗），中位随访 25.2 个月，与安慰剂相比，durvalumab 显著延长了 OS（P＝0.002 5）。durvalumab 组的中位 OS 未达到，安慰剂组为 28.7 个月。PFS 分别为 durvalumab 组 17.2 个月、安慰剂组 5.6 个月。2 年生存率分别为 durvalumab 组 66.3%、5 安慰剂组 5.6%。durvalumab 组的死亡或远处转移时间为 28.3 个月，安慰剂组 16.2 个月。因此，PACIFIC 方案即同步放化疗后 durvalumab 巩固治疗是Ⅲ期不可切除 NSCLC 患者新的标准治疗，已被写入 NCCN 指南作为局部晚期 NSCLC 治疗的Ⅰ类证据推荐。另外一项 pembrolizumab 用于不可手术切除的局部晚期 NSCLC 同步放化疗后巩固治疗的Ⅱ期临床研究 LUN14-179 在 2018 年 ASCO 大会报道，结果显示中位 PFS 为 15.4 个月（95%CI 10.4～NR），中位死亡或远处转移时间尚未达到（95%CI 18.7 月～NR）。初步的 OS 数据支持局部晚期 NSCLC 也可从后续 pembrolizumab 巩固治疗中获益。

（5）放射治疗技术：对于局部晚期 NSCLC 患者，目前主要采用累及野放疗技术，其放疗范围为影像学可见病灶。与二维放疗技术相比，三维放疗技术尤其是调强放射治疗（intensity modulated radiation therapy，IMRT）、容积旋转调强放射治疗（volumetric modulated arc therapy，VMAT），具有照射剂量分布均匀、适形性好、正常组织受照剂量低的优势，能够提高肿瘤局部控制率和减轻正常组织的毒副反应，是目前主流的放疗技术。关于放疗体积，根据 ICRU83 文件：肿瘤靶区（gross tumor volume，GTV）是指原发肿瘤（GTV-T）、转移淋巴结（GTV-N）、或在影像上可见或者触诊到的其他转移灶（GTV-M）；临床靶区（clinical target volume，CTV）是包含 GTV、亚临床病灶、肿瘤可能侵犯的范围及区域淋巴结；内靶区（internal target volume，ITV）是 CTV 加一个内部间距（internal margin，IM），用于考虑因为器官运动引起的 CTV 运动和形状变化；计划靶区（planning target volume，PTV）等于 CTV 外加一个间距来考虑摆位误差和 GTV/CTV 的运动。关于放疗计划的评估，包括对靶区剂量的评估和对危及器官（organ at risk，OAR）剂量的评估，需要检查靶区和 OAR 的剂量 - 体积直方图（dose-volume histogram，DVH）（如彩图 4-7-1a 放疗计划剂量曲线分布图，彩图 4-7-1b 剂量 - 体积直方图）是否满足处方剂量的要求和限定剂量。

2. 可手术局部晚期非小细胞肺癌的术后放射治疗　局部区域复发是 NSCLC 术后常见的治疗失败模式，Ⅲ期患者可高达 50% 左右，常见的局部区域复发部位包括支气管残端、肺门淋巴结以及纵隔淋巴结区域，虽然术后予以足疗程的辅助化疗，但仍有较高的局部区域复发风险。因此，为了控制局部区域的复发，进一步提高生存率，可手术局部晚期 NSCLC 术后放射治疗被长期广泛应用，尤其是 pN2 期患者，多项临床研究证实获益最明显。

2014 年荟萃分析 1997—2012 年的 11 组研究，包括 3 项前瞻性研究和 8

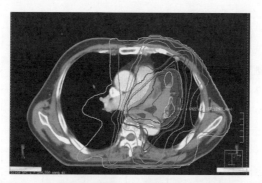

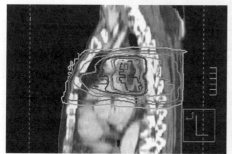 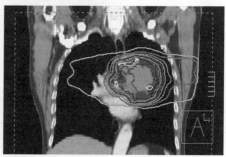

图 4-7-1a　放疗计划剂量曲线分布图

项回顾性研究，共纳入 2 728 例ⅢA～N2 期 NSCLC 患者，研究结果显示术后放疗改善了 N2 期患者的 OS 和无局部区域复发生存（LRFS）。2015 年发表的一项基于 NCDB 的研究，分析了 4 483 例 pN2 期 NSCLC 患者，所有患者都接受了辅助化疗，术后放疗组 1 850 例，未放疗组 2 633 例，结果显示术后放疗可以改善 OS，中位生存期延长 5 个月（45.2 个月 vs 40.7 个月），5 年生存率提高 5%（39.3% vs 34.8%，p＝0.014）。同年美国耶鲁医学院肿瘤中心发表的大型回顾性分析显示对于 pN2 患者，术后放疗也可以提高 5 年生存率（27.8% vs 34.1%，p＜0.001）。另外一项回顾性研究收集分析了 NCDB 中 2 115 例 pN2 期患者，其中 918 例患者接受术后放疗，结果同样显示术后放疗改善了患者 OS，且多因素分析显示术后放疗是改善生存的独立预后因素。欧洲开展的 Lung ART 研究是一项多中心Ⅲ期前瞻性随机对照研究，拟入组分析 N2 期 NSCLC 患者根治术后放疗与不放疗对无病生存率、总生存率等方面有无差异，目前在入组分析中；我国开展的Ⅲ期临床研究（CNCI）也在入组分析中。

　　目前虽然待前瞻性研究结果证实，在临床实践中仍推荐对 pN2 期 NSCLC 患者根治术后常规行术后辅助放疗，术后放疗剂量为 50～54Gy/1.8～2.0Gy/27～30F。放疗靶区推荐包括支气管残端、同侧肺门、术后病理阳性的纵隔淋巴结

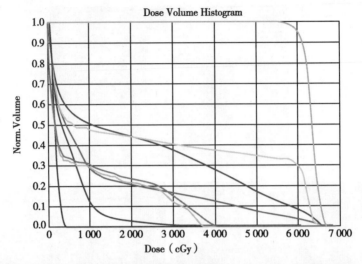

图 4-7-1b　剂量 - 体积直方图（DVH 图）

区域、肿瘤侵及纵隔胸膜切除后局部瘤床，CTV 常规包括纵隔淋巴结 4 区、7 区以及术后病理阳性的纵隔淋巴结区域上下各一站。

（三）Ⅳ期 NSCLC 的局部放射治疗

　　一般来说，对于转移性 NSCLC 患者推荐全身系统治疗，但对于伴有寡转移（通常定义转移病灶数≤5 个）和胸部局限性病变的Ⅳ期 NSCLC 患者积极的对原发灶和转移灶行局部治疗可能会使患者受益，尤其是对一般状况良好或预期生存期长或全身治疗有效的患者获益最大。随着放疗技术的发展和放疗设备的不断更新，在Ⅳ期 NSCLC 局部治疗中 SBRT 或 SABR 安全有效，副作用小，得到广泛关注和认可。

关于Ⅳ期 NSCLC 原发灶和转移灶的放疗,现有研究多为回顾性研究和Ⅱ期临床研究。2016 年在 The Lancet Oncology 上发表的一项Ⅱ期多中心随机对照研究评估了接受标准一线化疗后仍有≤3 个转移灶的 NSCLC 患者行局部巩固治疗对 PFS 的影响,局部巩固治疗是指对所有残余病灶(包括原发肿瘤、转移淋巴结、远地转移灶)行手术或 SABR 或二者联合治疗,该项研究入组 49 例患者(局部巩固治疗组 25 例,维持治疗组 24 例),研究显示局部巩固治疗组中位 PFS 为 11.9 个月,而维持治疗组仅为 3.9 个月(HR 0.35;90%CI 0.18~0.66;p=0.005 4),证实局部巩固治疗可提高患者的 PFS。2018 年,上海胸科医院的一项研究发现,对于存在 5 个及以下寡转移灶的 EGFR 突变的 NSCLC 患者,在使用一线靶向治疗的同时联合局部治疗(手术或放疗或二者联合治疗),可以显著提高 PFS 和 OS,全部病灶局部治疗组、部分病灶局部治疗组和未接受局部治疗组中位 PFS 分别为 20.6 个月、15.6 个月和 13.9 个月(P<0.001),中位 OS 分别为 40.9 个月、34.1 个月和 30.8 个月(P<0.001);亚组分析显示对原发灶、脑转移灶、肾上腺转移灶行局部治疗的中位 OS 改善显著,分别为 40.5 个月 vs 31.5 个月(p<0.001)、38.2 个月 vs 29.2 个月(p=0.002)、37.1 个月 vs 29.2 个月(p=0.032)。同年在 JAMA Oncology 上发表的一项Ⅱ期随机研究评估了在维持化疗的基础上增加放疗对有 5 个以下颅外转移灶的 NSCLC 患者 PFS 的影响,该研究入组了 29 例患者,14 例患者行 SABR(所有的原发肿瘤部位及证实的远地转移灶)+维持化疗,15 例患者单行维持化疗,结果显示 SABR+维持化疗可以使 PFS 从 3.5 个月提高到 9.7 个月(p=0.01),而且无论是原有病灶进展还是新发病灶,SABR+维持化疗组都少于单纯维持化疗组;基于本研究和其他研究的结果,开展的Ⅲ期前瞻性随机对照研究 NRG-LU002 正在进行中,旨在评估维持化疗加或不加巩固放疗对Ⅳ期 NSCLC 患者 OS 的影响。另外一项Ⅲ期前瞻性临床研究 SARON 也在入组分析中,评估 SBRT 或常规放疗联合标准铂类化疗对寡转移的 NSCLC 患者的疗效和安全性。而 LONESTAR 研究是比较单纯免疫治疗和免疫治疗+局部巩固治疗(放疗或手术)对Ⅳ期 NSCLC 患者 OS 的影响。

当患者全身性疾病控制良好和预期寿命较长时,对Ⅳ期 NSCLC 患者的原发灶和转移灶行局部治疗变得越来越重要。尽管目前多数研究都是回顾性的和小样本的Ⅱ期临床研究,但研究结果均显示在标准治疗后对胸部原发肿瘤及对寡转移灶行局部巩固放疗具有重要的临床和统计学意义。近期,一项 Meta 分析了 21 项研究共 924 例寡转移的 NSCLC 患者,分析结果显示增加胸部放疗改善了患者 OS（HR＝0.44，95%CI 0.32～0.6；P＜0.001），同时，也改善了患者的 PFS（HR＝0.42，95%CI 0.33～0.55；P＜0.001）。因此，期待Ⅲ期前瞻性临床研究结果来证实对适合患者的原发肿瘤和寡转移灶行根治性放疗能够改善生存预后。

（赵永瑞　徐建堃）

参 考 文 献

[1] CHANG JY, SENAN S, PAUL MA, et al. Stereotactic ablative radiotherapy versus lobectomy for operable stage Ⅰ non-small-cell lung cancer: a pooled analysis of two randomised trials[J]. Lancet Oncol, 2015, 16(6): 630-637.

[2] NYMAN J, HALLQVIST A, LUND JA, et al. SPACE-A randomized study of SBRT vs conventional fractionated radiotherapy in medically inoperable stage Ⅰ NSCLC[J]. RadiotherOncol, 2016, 121(1): 1-8.

[3] BALL D, MAI GT, VINOD S, et al. Stereotactic ablative radiotherapy versus standard radiotherapy in stage Ⅰ non-small-cell lung cancer(TROG 09.02 CHISEL): a phase 3, open-label, randomised controlled trial[J]. Lancet Oncol, 2019.

[4] BRADLEY JD, PAULUS R, KOMAKI R, et al. Standard-dose versus high-dose conformal radiotherapy with concurrent and consolidation carboplatin plus paclitaxel with or without cetuximab for patients with stage ⅢA or ⅢB non-small-cell lung cancer(RTOG 0617): a randomised, two-by-two factorial phase 3 study[J]. Lancet Oncol, 2015, 16(2): 187-199.

[5] SENAN S, BRADE A, WANG LH, et al. PROCLAIM: Randomized Phase Ⅲ Trial of Pemetrexed-Cisplatin or Etoposide-Cisplatin Plus Thoracic Radiation Therapy Followed by Consolidation Chemotherapy in Locally Advanced Nonsquamous Non-Small-Cell Lung Cancer. J ClinOncol, 2016, 34(9): 953-962.

[6] LIANG J, BI N, WU S, et al. Etoposide and cisplatin versus paclitaxel and carboplatin with concurrent thoracic radiotherapy in unresectable stage Ⅲ non-small cell lung cancer: a multicenter randomized phase Ⅲ trial[J]. Ann Oncol, 2017, 28(4): 777-783.

[7] HANNA N, NEUBAUER M, YIANNOUTSOS C, et al. Phase Ⅲ study of cisplatin, etoposide, and concurrent chest radiation with or without consolidation docetaxel in patients with inoperable stage Ⅲ non-small-cell lung cancer: the Hoosier Oncology Group and U.S.Oncology[J]. J Clin Oncol, 2008, 26(35): 5755-5760.

[8] AHN JS, AHN YC, KIM JH, et al. Multinational Randomized Phase Ⅲ Trial With or With-

out Consolidation Chemotherapy Using Docetaxel and Cisplatin After Concurrent Chemo-
radiation in Inoperable Stage Ⅲ Non-Small-Cell Lung Cancer：KCSG-LU05-04[J]. J Clin
Oncol，2015，33（24）：2660-2666.

[9] ANTONIA SJ，VILLEGAS A，DANIEL D，et al. Overall Survival with Durvalumab after
Chemoradiotherapy in Stage Ⅲ NSCLC[J]. N Engl J Med，2018，379（24）：2342-2350.

二、小细胞肺癌的放射治疗

早期能手术的小细胞肺癌（small-cell lung cancer，SCLC）（T1～2，N0）不
足 5%，绝大部分的 SCLC 发现时就已经是中晚期。化疗及放疗的综合治疗
是 SCLC 的主要治疗手段。根据 2019 年美国 NCCN 指南，局限期小细胞肺癌
（limited-stage small-cell lung cancer，LS-SCLC）的标准治疗是放化疗结合的综
合治疗，广泛期小细胞肺癌（extensive disease small-cell lung cancer，ES-SCLC）
通常采用全身化疗为主结合局部放疗的治疗方式。（图 4-7-2～图 4-7-4）

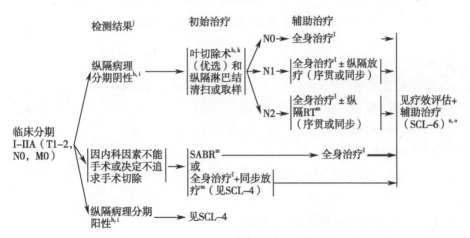

图 4-7-2　2019 NCCN 指南 SCLC 治疗策略（一）

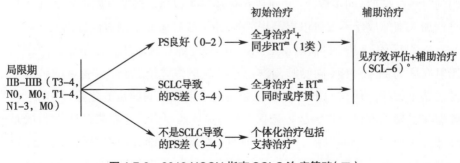

图 4-7-3　2019 NCCN 指南 SCLC 治疗策略（二）

分期 　　　　　　　　　　　　　　　　　初始治疗ᵖ

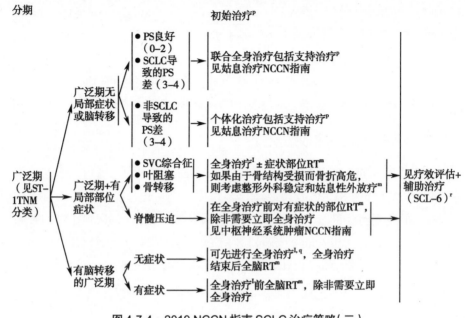

图 4-7-4　2019 NCCN 指南 SCLC 治疗策略（三）

SCLC 胸部放疗的适应证有：

1. 早期病变根治术后，有淋巴结转移者的术后化放疗；

2. LS-SCLC 的同步化放疗或序贯放化疗；

3. ES-SCLC 脑及骨转移的姑息减症放疗；

4. 全脑预防照射；

5. ES-SCLC 化疗后有效患者的局部病变放疗；

6. 复发病变化疗后局部放疗。

（一）局限期小细胞肺癌的放射治疗

基于两项随机临床试验的结果，美国 NCCN 推荐 LS-SCLC 患者接受化疗的同时进行早期、同步放疗，并建议在化疗第 1 或第 2 周期开始放疗。在化疗早期加入胸部放疗不仅可以提高局部控制率，3 年生存率绝对值提高 5.4%。

1. 靶区的设定　目前对于 LS-SCLC 最佳照射区域还存在争论。通常的照射靶区为原发肿瘤、同侧肺门淋巴结及相应纵隔淋巴结，未受累的锁骨上淋巴结不放疗。现在由于患者多接受的是早期规范的同步放化疗，倾向于将肿瘤和受累的淋巴结作为放疗靶区，不再扩展照射野。这样做的主要目的是降低同步放化疗的并发症。有研究证实，在现代精确分期检查的基础上，累及野放疗对纵隔淋巴引流区可以达到很好的控制。放疗靶区原发灶的范围按照化疗后的病变范围制定（GTV），纵隔及肺门淋巴结转移靶区按照化疗前的范围制定（CTV）。虽然锁骨上淋巴引流区常常成为区域复发转移的最主要部位，但是目前不做对侧肺门和双侧锁骨上区预防照射。冯振兴等进行的回顾性研究也证实，常规行锁骨上区域预防照射并没有延长 LS-SCLC 患者的生存期。

2. 放疗剂量分割方案　　目前通行的做法是，对于受累淋巴结区域给予 45～50Gy/30 次的照射，肿瘤区域有条件的病人可以将剂量提高至 60～70Gy/30 次或者更高。对于更高剂量的照射能否给患者带来益处，目前还没有具有说服力的研究可以评价。欧洲的一些研究结果表明同步放化疗中胸部常规分割处方剂量可达 70Gy。

近年来，一些研究进行了超分割方案治疗 LS-SCLC 的探索，结论不尽相同。最初，美国东部肿瘤协作组 intergroup0096 的一项临床试验，对 417 例 LS-SCLC 患者进行随机分组治疗，放疗处方剂量试验组为 45Gy/1.5Gy Bid，对照组为 45Gy/1.8Gy Qd。两组均接受 4 周期 EP 方案同步化疗。结果超分割组获得了更好的中位生存期（23 个月 vs 19 个月），更高的 5 年生存率（26% vs 16%）和更低的局部复发率（36% vs 52%），但是 3 级以上急性放射性食管炎的发生率明显上升（27% vs 11%）。据此研究显示如果条件允许，可以对一般情况较好的患者进行超分割放疗。但是该实验存在两种放疗模式中使用的剂量在生物效应上不等效问题。2016 年欧洲肿瘤协作组发表的 III 期临床试验结果提示，常规分割（66Gy/2Gy，1 次 /d）和超分割组（45Gy/1.5Gy，2 次 /d）的生存无统计学差异（2 年 OS 51% vs 56%）。全少冬等人对 8 篇国内外临床对照研究文献的 1 361 例患者进行 Meta 分析结果显示，超分割组与常规分割组 2 年和 5 年 OS 率相近（RR = 1.10，95%CI 为 0.98～1.24，P = 0.12；RR = 1.13，95%CI 为 0.75～1.69，P = 0.56）；超分割组 ≥2 级放射性食管炎发生率较常规分割组高（RR = 1.74，95%CI 为 1.39～2.17，P < 0.05）。结论提示目前的超分割方案并不能改善生存率且食道反应较重。

（二）广泛期小细胞肺癌的放射治疗

ES-SCLC 目前以全身化疗为主，放疗仅作为辅助减症治疗及化疗后脑部预防照射。标准化疗 4～6 周期有效率达到 60%～80%，然而 1 年内超过 80% 患者会发生局部区域失败或者远处转移，中位生存期仅 9～10 个月。

理论上，进行胸部放疗可减少 ES-SCLC 的局部失败率，继而可能改善长期生存。1999 年南斯拉夫的一项单中心随机对照研究，3 周期 EP 方案化疗有效的 109 例 ES-SCLC 患者随机分为实验组和对照组，实验组行超分割（54Gy/36 次 /18 天）同期行低剂量 CE 方案化疗，对照组行 2 周期 EP 方案化疗，实验组 1、2 年生存率为 65%、38%，对照组 1、2 年生存率为 46%、28%，显示出化疗有效的 ES-SCLC 患者进行胸部放疗有明显的生存优势。随后的一些回顾性研究显示，进行胸部放疗的 ES-SCLC 患者总生存率、中位生存期均较未放疗患者好。来自欧洲的多中心随机分组研究再次评估了 ES-SCLC 化疗后胸部照射的价值。此次欧洲多中心研究与南斯拉夫研究不同的是所有化疗有效的 ES-SCLC 都可以入组，并没有要求远处转移灶必须 CR。研究结果显示化疗后加用胸部照射 2 年生存率由不加照射的 3% 提高到 13%（P=0.004）。此项研究的发表确立了胸部照射在 ES-SCLC 治疗中的地位。

ES-SCLC 胸部放疗的照射靶区范围，目前没有针对性的研究，多数研究是按照 LS-SCLC 的靶区原则制定，即照射靶区为原发肿瘤、同侧肺门淋巴结及相应纵隔淋巴结，原发灶的范围按照化疗后的病变范围制定（GTV），纵隔及肺门淋巴结转移靶区按照化疗前的范围制定（CTV）。中国医学科学院肿瘤医院张文珏等人的回顾性研究证实，使用上述照射靶区治疗患者，首次治疗失败及累计治疗失败部位均以远处失败为主，局部失败中 84.6% 为单纯靶区内复发，单纯靶区外复发仅占 7.7%，表明目前的靶区范围是足够的。

ES-SCLC 胸部放疗的剂量分割方式，由于目前研究较少，没有统一的标准。国外的研究多是采用大分割、短疗程放疗，如 30Gy/10 次或者 40Gy/15次；也有些研究依照 LS-SCLC 的治疗采用常规分割模式放疗（50～60Gy/25～30 次，5～6 周）。

（高　莹　徐建堃）

参 考 文 献

[1] KOMATAKA M，FUKUOKA M，KAWAHARA M，et al. Phase Ⅲ study of concurrent versus sequential thoracic radiotherapy in combination with cisplatin and etoposide for limited-stage small-cell lung cancer: results of the JAPAN Clinical On cology Group Study 9104[J]. J Clin Oncol, 2002, 20(14): 3054-3060.

[2] HU X，BAO Y，ZHANG L，et al. Omitting elective nodal irradiation and irradiating postinduction versus preinduction chemotherapy tumor extent for limited-stage small cell lung cancer: interimanalysis of a prospect-ive randomized noninferiority trial[J]. Cancer, 2012, 118(1): 278-287.

[3] 冯振兴,赵路军,关勇,等. 局限期小细胞肺癌锁骨上区淋巴结转移规律及靶区勾画 [J]. 中华医学杂志,2013,93(19):1476-1478.

[4] TURRISI AT,KIM K,BLUM R,et al. Twice-daily compared with oncedaily thoracic radiotherapy in limited small-cell lung cancer treated concurrently with cisplatin and etoposide[J]. N Engl J Med,1999,340(4):265-271.

[5] FAIVRE-FINN C,SNEE M,ASHCROFT L,Appel W,Fabrice B,Bhatnagar A,et al. CONVERT:An international randomized trial of concurrent chemo-radiotherapy comparing twice-daily and once daily radiotherapy schedules in patients with limited stage small cell lung cancer and good performance status[J]. Clin Oncol,2016,34:8504.

[6] 仝少冬,王慧,谢瑞霖等. 局限期 SCLC 超分割比常规分割放化疗疗效及安全性 Meta 分析 [J]. 中华放射肿瘤学杂志,2018,27(3):261-266.

[7] ZHU H,ZHOU Z,WANG Y,et al. Thoracic radiation therapy improves the overall survival of patients with extensive-stage small cell lung cancer with distant metastasis[J]. Cancer,2011,117:5423-5431.

[8] SLOTMAN BJ,FAIVRE-FINN C,TINTEREN Hv,et al. International multicenter randomized study on thoracic radiation therapy(RT)in extensive stage small cell lung cancer (ES-SCLC):patterns of disease recurrence[J]. Int J Radiat Oncol Bio Phys,2014,90 (Suppl1):S3-S4.

[9] 张文珏,周宗玫,等,广泛期 SCLC 化疗后 IMRT 的疗效分析 [J]. 中华放射肿瘤学杂志,2016,25(1):14-17.

三、肺癌脑转移的放射治疗与全脑预防照射

(一)肺癌脑转移的放射治疗

1. 脑转移治疗前评估 肺癌是脑转移最常见的原发病,约占全部脑转移的 50%。脑转移最优治疗手段的选择需要根据患者的不同预后分类进行选择。对于脑转移患者,目前临床中有多个预后分类系统,最广泛应用是美国放射肿瘤协作组(Radiation Therapy Oncology Group,RTOG)的分类系统,经递归分割分析(recursive partitioning analysis,RPA),建议将接受全脑放疗的脑转移瘤患者按影响预后的因素分为三组:RPA1 级:KPS≥70、年龄≤65 岁、原发灶控制并且无颅外转移;RPA3 级:KPS<70;RPA2 级:其他患者。近些年建立的诊断特异性 GPA(diagnosis-specific,DS-GPA)分级预后系统可以辅助临床医师对肺癌脑转移患者进行预后评估,肺癌脑转移的预后因素包括年龄、KPS、颅

外转移和脑转移数目。针对 NSCLC 脑转移患者新的预后模型 Lung-mol GPA 发现除了 DS-GPA 中涉及的四个方面外,腺癌患者的 EGFR 突变和 ALK 重排同样是重要的预后因素。对于 GPA 评分高患者可考虑予以积极的局部治疗(如手术、立体定向放射治疗),对于 GPA 评分低患者仅考虑予以姑息治疗(如全脑放疗、激素或最佳支持治疗),必要时可考虑配合全身治疗(如化疗药物和分子靶向药物)。

2. 全脑放疗 全脑放疗(whole brain radiotherapy,WBRT)一直以来在临床中被公认为低 GPA 评分脑转移患者的标准治疗手段。然而,到目前为止有关 WBRT 治疗的 I 类证据并不足。

(1)全脑放疗的剂量分割方案:目前,临床上总体共识 30Gy/(10 次·2 周)的 WBRT 分割方案可作为大部分脑转移患者的治疗标准,NCCN 指南中加入 37.5Gy/15 次分割方案,对于预后较好或者原发灶放射抗拒的脑转移患者考虑予以高剂量 WBRT 分割方案[40Gy/(20 次·2 周)]。对预后差的脑转移患者如多发、老年患者可考虑予以短疗程 WBRT 分割方案[20Gy/(5 次·1 周)]。然而,对于初诊脑转移且未行全身治疗的患者,不建议予以短疗程 WBRT,主要考虑原发肿瘤可能对全身治疗比较敏感,患者可能长期存活,短疗程放疗给患者带来较重的晚期毒性反应。

(2)全脑放疗联合全身化疗:肺癌脑转移患者一般合并全身其他部位的转移,全身治疗是主要的治疗手段。然而,单纯全身治疗难以突破血脑屏障或者到达颅内的血药浓度比较低,对颅内病灶疗效欠佳。通过 WBRT 打开血脑屏障,药物比较容易进入脑组织,药物可起到放射增敏作用,放疗联合化疗能够消灭亚临床转移灶,从而改善总生存和颅内控制。临床中,对于初治肺癌脑转移患者,如诊断时有明显神经系统症状和体征,建议先行 WBRT,神经系统症状不明显患者可考虑先全身化疗,待出现神经系统症状和体征再行 WBRT,考虑到同步 WBRT 和全身化疗会出现比较严重毒性反应,不建议同步治疗。

(3)全脑放疗联合分子靶向药物治疗:对于已知 EGFR 敏感突变或 ALK 重排的患者,特别是没有显著临床症状的患者,可考虑单用 TKI 治疗,把全脑放疗作为治疗失败后的挽救手段。

(4)全脑放疗晚期并发症及改进手段:全脑放疗作为脑转移的主要治疗手段,在延缓颅内病变进展以及改善生存方面有一定的疗效,但是随着脑转移患者的生存时间逐渐延长,必须注意到放疗对神经认知功能的损伤。早年很多研究证实 WBRT 后患者出现早期的认知功能下降,主要体现在言语和短期回忆功能。关于全脑放疗中如何保护认知功能将在全脑预防照射章节中做详细阐述。

3. 立体定向放射外科 与手术相比,立体定向放射外科(stereotactic radio-surgery,SRS)的损伤较小,水肿和放射性坏死等晚期副反应较少见。以往认为 1～3 个脑转移瘤是 SRS 的适应证。随着 SRS 设备和技术的发展,近些年有很多关于多发脑转移行 SRS 的研究。越来越多的证据显示,肿瘤体积比肿瘤个数更适合作为衡量可否行 SRS 的指标。Bhatnagar 等一项纳入 205 例患者的研究中,所有患者均有≥4 个病灶接受 SRS,多因素分析结果显示,肿瘤体积是最显著的生存预后因素,而病灶数目对生存的影响未达到统计学差异,另外,该组患者中,治疗体积 <7ml 和病变数目 <7 个的患者生存时间明显长于其他患者,分别为 13 个月和 6 个月(p<0.000 05)。Banfill 等做的一项队列研究结果显示经 SRS 治疗的患者中,与治疗体积在 10ml 以上的患者相比,治疗体积在 5ml 以下或 5～10ml 时能够获得更好的生存,而单个病灶与多个病灶的生存分析并未提示存在差异。Yamamoto 等对 1 194 例患者的前瞻性观察性研究未发现 SRS 治疗的 2～4 个转移灶组与 5～10 个转移灶组在总生存上存在差异。总体来说,在治疗体积较小的前提下,即使是多个病灶也可采用 SRS 治疗。

2019 年 NCCN 中枢神经系统肿瘤实践指南将寡转移(1～3 个病变)更新为局限脑转移,而以往大于 3 个病变脑转移更新为广泛脑转移。局限脑转移定义为相对于行 WBRT,SRS 可以获得相同的治疗效果并可以显著地保护认知功能的这组患者。除此以外的患者定义为广泛脑转移。

与全脑放疗相比,SRS 可以明显降低全脑照射剂量,更好地保护患者的神经认知功能,但是对非治疗部位没有预防作用,那么 SRS 治疗后是否还需要做 WBRT 呢?Aoyama 等的一项随机对照研究纳入有 1～4 个脑转移(小于 3cm)的 132 例患者,与单纯 SRS 相比,SRS＋WBRT 并未提高生存(8.0 个月 vs 7.5 个月),但降低了 1 年局部复发率(76% vs 47%,p<0.001)。Chang 等的一项纳入了 58 例患者(1～3 个脑转移灶)的研究由于 SRS＋WBRT 与单纯 SRS 相比显著降低了患者学习及记忆能力(24% vs 52%)而提前终止,但分析结果显示 SRS＋WBRT 能获得更高的 1 年无复发生存率,SRS＋WBRT 组为 73%,单纯 SRS 组为 27%。Kocher 等的另一项研究同样纳入 1～3 个脑转移病灶的患者,359 例患者在 SRS 或手术后随机分为 WBRT 组或观察组,结果显示 WBRT 组

的颅内复发率及神经系统相关死亡率均较低,但两组的总生存及功能独立时间是相似的。总结以上研究结果,SRS+WBRT 与单纯 SRS 相比提高了局部控制和颅内控制,但是对总生存没有影响,且降低了神经认知功能。

4. 放疗与手术的结合 对于脑转移瘤,手术切除的目的为降低颅内压和缓解症状并获得病理诊断,对于提高患者的局部控制和生存时间均有帮助。但是单纯手术术后局部复发率可高达 50%,术后 WBRT 曾一度被认为是可手术脑转移瘤的标准治疗。前文我们已经提到 WBRT 对认知功能的损害,这就促使众多学者寻找更优的治疗方案。Brown 等 2017 年报道了一项比较术后 SRS 与 WBRT 的随机对照临床研究,结果显示术后 12 个月 WBRT 局部控制率优于 SRS 组(20% vs 81%,P<0.001),但 SRS 与 WBRT 总生存无显著差异(12.2 个月 vs 11.6 个月,P=0.70),而 SRS 组神经认知功能下降明显减少,6 个月时患者认知功能下降 SRS 组与 WBRT 组差异显著(52% vs 85%,P<0.001)。由此可见,术后行 SRS 可以替代 WBRT,且更好地保护了患者的神经认知功能。

新辅助放疗在其他部位一些肿瘤的作用已经得到明确证实,比如直肠癌、食管癌和胰腺癌。那么在脑转移瘤可手术患者术前行 SRS 能否获益呢?Asher 等 2014 年报道了一项针对术前 SRS 安全性及有效性的前瞻性研究,结果显示 12 个月和 24 个月的局控率分别为 85.6% 和 71.8%,且没有出现放疗相关的围术期死亡和致残。Patel 等 2016 年报道的一项回顾性研究结果显示,术前行 SRS 相对于术后 SRS 明显降低了患者 2 年软脑膜转移的发生率(3.2% vs 16.2%)和症状性放射性脑坏死发生率(4.9% vs 16.4%),肿瘤局部控制率两组无差异。在后续的亚组分析中发现,术前 SRS 与术后 WBRT 在局部控制和软脑膜转移发生率上无差异。以上均为Ⅱ类证据,关于术前 SRS 的可行性和有效性还有待进一步的前瞻性研究。

综合以上各种治疗方式的优劣和相关研究结果,对于其他部位病灶稳定或有可选择的化疗方案的局限脑转移患者,应考虑积极局部治疗。对于单发转移拟手术的患者,高级别证据推荐手术/SRS+WBRT(1 类证据),也可选择单纯 SRS 或 SRS+手术(2B 类证据)。手术应以镜下全切为目的,选择手术或 SRS 主要取决于肿瘤大小与位置等多种因素,SRS 适合有经验的中心,用于较小、位置较深的病变。如病变无法切除,可考虑 WBRT 和/或 SRS。对于颅外病变未控的生存时间<3 个月的患者,建议最佳支持治疗或单纯 WBRT,也可考虑手术以减轻症状。对于全身多发转移和有 EGFR 突变和 ALK 重排的非小细胞肺癌无临床症状的脑转移患者也可先行靶向治疗。治疗后 1 年内

每2～3个月复查MRI,1年后根据情况制定随访计划,单纯SRS治疗的患者应适当缩短复查时间(2个月)。广泛脑转移的初始治疗包括WBRT和SRS,WBRT标准治疗方案为30Gy/10f或37.5Gy/15f,对于神经系统症状较重的患者可考虑短程治疗方案(20Gy/5f)。对于一般状况好且肿瘤总体积较小的患者可考虑SRS治疗,姑息性手术可用于肿瘤过大威胁生命、出血或脑积水等情况。WBRT或SRS后1年内患者需每3个月复查增强MRI。

5. 挽救治疗　随着肿瘤治疗的进展,脑转移患者的存活时间延长,尽管脑转移治疗手段愈加丰富,如WBRT、手术、SRS以及全身药物治疗,但仍有较多患者治疗后出现颅内复发或进展,而且一般状况相对较差。对于这部分患者,一直是治疗的难点。脑转移挽救治疗的选择要考虑患者的一般功能状态、全身疾病状态、原发灶特点、复发脑转移灶数目和体积以及颅内复发部位(原治疗病灶处或者新发)等多个因素。到目前为止,很少有前瞻性随机研究脑转移进展或复发后的挽救治疗,无Ⅰ或Ⅱ类证据建议何种方案用于复发或者进展脑转移瘤患者。NCCN指南建议对于颅内复发或进展的脑转移患者,挽救治疗需要根据既往治疗手段、复发情况(局部孤立复发、全脑弥散病变)和全身状态做进一步治疗的选择。对于颅内治疗后局部复发患者,既往行手术治疗,可选择再次手术、SRS、WBRT或者化疗;既往行WBRT或SRS治疗的患者,不建议行WBRT;既往SRS后颅内疾病稳定超过6个月且影像学上肿瘤无坏死的病灶考虑再次SRS。对于颅内孤立新发病变,可建议再次全脑放疗、全身化疗或者手术/SRS,如果出现全身疾病进展,全身治疗价值有限以及一般状况欠佳的患者,既往未行WBRT的可行WBRT;对于既往已行WBRT的患者,如果对首程WBRT有效,可以行再次WBRT,否则建议行支持治疗。对于颅内多发新发病变(大于3个转移灶),行首程WBRT后出现复发,如果全身情况稳定,可考虑手术、再程放疗或化疗,如果全身情况进展,建议予以支持治疗。

总之,肺癌脑转移的治疗需要多学科协作,结合患者的一般状况、原发肿瘤控制情况及转移部位、数目、总体积等各方面因素综合考虑,制定个体化的治疗方案,以期延长患者的生存并提高生活质量。

(二)全脑预防照射

20%～65%的肺癌患者在病程中会发生脑转移,是脑转移性肿瘤中最常见的类型。各组织学类型肺癌脑转移的发生率存在差异,美国医疗保险监督、流行病学和最终结果(Surveillance Epidemiology and End Results, SEER)数据库的一项长期随访结果显示，在非转移性非小细胞肺癌中，肺腺癌、鳞癌及大细胞癌发生脑转移的风险分别为 11%、6% 及 12%。小细胞肺癌首次就诊时脑转移发生率为 10%，诊疗过程中为 40%～50%，存活 2 年以上的患者脑转移达 60%～80%，是影响 SCLC 患者生存及生活质量的重要因素之一。

由于血脑屏障的作用，标准化疗的剂量很难使颅内达到有效的药物浓度，且化疗有效的患者脑转移率并未下降。因此预防性全脑照射（prophylactic cranial irradiation，PCI）在预防脑转移的治疗中承担了更为重要的作用。

PCI 用于小细胞肺癌的治疗是基于 1999 年 Aupérin 等对 7 项随机对照研究的 Meta 分析，结果显示 PCI 可显著降低放化疗后达完全缓解（completed response，CR）的局限期 SCLC 脑转移发生率（59% vs 33%），提高 3 年生存率达 5.4%（15.3 vs 20.7%），且延长无病生存期。2007 年欧洲癌症研究与治疗组织（European organization for research and treatment of cancer，EORTC）一项 286 例广泛期小细胞肺癌患者的多中心Ⅲ期随机对照研究结果表明，PCI 对治疗有效的广泛期 SCLC 患者，可降低 1 年有症状脑转移的发生率（40.4% vs 14.6%），并提高 1 年总生存率（27.1% vs 13.3%）。但是此项研究未在 PCI 治疗前行 MRI 检查，且没有对治疗剂量和分割模式进行标准化。2017 年柳叶刀杂志发表了 Takahashi 等一项Ⅲ期随机对照临床研究，将广泛期小细胞肺癌患者随机分为 PCI 组和观察组，PCI 治疗前均行 MRI 排除已经出现脑转移，治疗方案为 25Gy/10 次，结果显示相对于观察组 PCI 没有改善患者的总生存，在密切随访中发现脑转移后行挽救治疗不影响总生存。

关于 PCI 剂量的研究：Aupérin 荟萃分析的亚组分析结果提示更高剂量的 PCI 可能进一步降低脑转移风险，但对总生存无明显影响。美国放射治疗协作组（Radiation Therapy Oncology Group，RTOG）0212 一项联合多中心随机对照，共入组了 720 例行 PCI 患者，随机分为常规剂量组 [25Gy/（2.5Gy·10f）] 和高剂量组 [36Gy/（2Gy·18f）]，高剂量组部分采用超分割 [36Gy/（1.5Gybid·24f）]，2009 年发表的结果未发现常规剂量组与高剂量组患者的在脑转移发生率上的差异，高剂量组出现 2 年生存率的降低（42% vs 37%，$P = 0.05$）以及 3 年内的神经毒性增加。由此可见，更高剂量 PCI 不能带来生存获益，且增加神经毒性。

NCCN 小细胞肺癌临床实践指南推荐 PCI 用于初始治疗后获得完全和部分缓解的局限期小细胞肺癌患者（1 类证据）和对系统性治疗有效的广泛期小细胞肺癌患者（2A 类证据）以及行完全手术切除的小细胞肺癌患者。不推荐用于 PS 评分较差（3～4 分）和有神经功能受损的患者。推荐的 PCI 处方剂量为 25Gy/（2.5Gy·10f）。对于部分选择性广泛期患者可以采用短程 PCI（如 20Gy，5 次）。与低剂量（25Gy）比较，大剂量（如 36Gy）会增加神经毒性的发生率和严重程度。关于行 PCI 的理想时机目前尚无定论，共识为应避免与化疗同时进行，以免增加毒性。如果因为患者自身原因不能行 PCI 治疗的患者应密切随访 MRI。

随着脑转移患者生存期的延长和对生活质量的要求提高，临床上越来越关注全脑放疗后造成的晚期神经系统损伤，包括智力下降、记忆下降、性格改变等。Slotman 等对 286 名广泛期小细胞肺癌患者行 PCI 后的健康相关生活质量（health-related quality of life，HRQOL）及治疗后症状进行了随访分析，结果显示治疗后 6 个月的 HRQOL 从治疗后基线的 93.7% 降到 60%，在 6 周时的情感功能及 3 个月时的认知功能下降最明显。

美金刚是 N- 甲基 -D- 天冬氨酸盐（NMDA）受体拮抗剂，NMDA 在学习和记忆功能中起重要作用，在血管性痴呆和脑缺血患者，大量的 NMDA 受体激活并产生兴奋性毒性，抑制 NMDA 受体可以产生神经保护作用。RTOG 0614 研究通过随机对照小细胞肺癌脑转移患者行 WBRT 同时给予美金刚对比安慰剂组可以推迟患者出现认知功能障碍的时间并降低其发生率。因此 NCCN 中枢神经系统肿瘤和小细胞肺癌临床诊疗指南均认可美金刚在行 WBRT 和 PCI 患者的认知功能保护作用。

有研究表明 WBRT 损伤了海马回的神经干细胞，进而影响海马回功能及脑组织修复，是引起记忆力减退等认知功能障碍的主要因素。有回顾分析显示双侧海马回接受 $EQD_2 < 7.3Gy$ 的照射可不造成明显功能损害。随着放疗技术发展，尤其是调强放射治疗等先进放疗技术的推广应用，使放疗范围成功避让出海马回以保护神经干细胞的想法成为可能。已有多项研究报道海马回及邻近范围转移发生率较低（1.1%～3.3%），因此行海马规避全脑放疗（hippocampus avoided-whole brain radiotherapy，HA-WBRT）（彩图 4-7-5）不会增加脑转移发生率。RTOG0933 对海马规避全脑放疗进行了初步的探索，入组 113 例患者，结果与历史对照相比，神经认知功能和生活质量改善明显。中国医学科学院肿瘤医院董昕等前期研究显示接受保护海马回放疗后，患者近期不良反应有所改善，6 个月时未出现认知功能下降，同时无海马回区的转移；但由于样本量较小及随访时间较短，仍在开展后续临床研究。目前全球正在开展该方面的多项Ⅲ期临床研究。美国国家研究协会（National Research

Guild, NRG) CC001 (NCT02360215) 是一项Ⅲ期随机对照临床研究,将脑转移瘤患者随机分为 WBRT 和 HA-WBRT 组,两组均接受同步和辅助金刚胺治疗6 个月,主要研究终点为认知功能保护。NRG CC003 (NCT02635009) 是一项针对局限期和广泛期非小细胞肺癌患者行海马规避或常规 PCI 的Ⅱ/Ⅲ期随机对照临床研究,两组均同时给予金刚胺治疗。Ⅱ期研究终点为 12 个月颅内治疗失败比较,Ⅲ期研究终点为 6 个月延迟记忆下降。期待这些研究结果能够为我们提供更有力的证据说明 HA-WBRT 的可行性和保护认知功能的有效性。

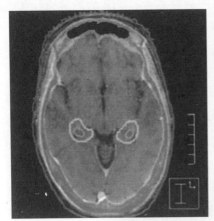
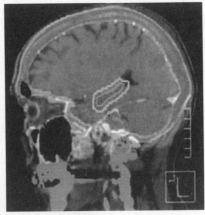
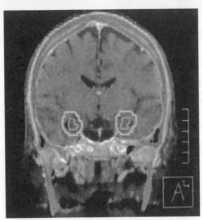

图 4-7-5　海马规避全脑放疗示意图

关于非小细胞肺癌 NCCN 指南尚未明确推荐预防性全脑照射。近年来国内外学者就此做了一些研究。2015 年广州中山大学肿瘤中心一项多中心Ⅲ期随机对照临床研究,完全切除的有脑转移高危因素的ⅢA-N2 非小细胞肺癌患者术后化疗后行 PCI 和观察对比,PCI 延长无疾病生存(DFS)(28.5 个月 vs 21.2 个月,P=0.037),降低 5 年脑转移率(20.3% vs 49.9%,P<0.001),OS 无显著差异(31.2 个月 vs 27.4 个月,P=0.310)。2018 年 8 月 Ruysscher 等发表的一项非小细胞肺癌 PCI 与观察的Ⅲ期随机对照临床研究结果显示,PCI 显著降低了脑转移发生率(7.0% vs. 27.2%,p=0.001),增加了低级别毒性反应,OS 无差别。一项最近发表的研究是 AlexanderSun 等 2019 年 3 月发表的 RTOG0214 局部晚期非小细胞肺癌 PCI 与观察的Ⅲ期随机对照临床研究结果,该研究包括 291 个研究中心,入组 340 名Ⅲ期局部晚期非小细胞肺癌患者,治疗后无进展,PCI 降低了 5 年和 10 年脑转移率(5 年和 10 年均为 16.7% vs 28.3%),改善了 5 年和 10 年的 DFS(5 年和 10 年分别为 19.0% 和 12.6% vs 16.1% 和 7.5%,P=0.03),但是没有改善 OS(5 年和 10 年分别为 24.7% 和 17.6% vs 26.0% 和 13.3%,P=0.12)。以上研究结果均表明对局部晚期非小细胞肺癌患者行 PCI 可以延长 DFS,降低脑转移发生率,但是没有改善 OS。因此还需要更进一步的临床研究以获得更有力的临床证据,特别是对如何选择适合的人群还需要更多的探索。

总之,PCI 能降低肺癌脑转移发生率,提高部分患者生存率,改善生活质量。当然,单独的作用也是有限的,只有很好地控制原发病灶,对于提高生存时间才有意义。如条件允许,运用 IMRT、VMAT 及 TOMO 等先进放疗技术行海马保护 PCI 照射可以减少患者的神经认知功能损伤。

(徐建堃)

参 考 文 献

[1] SPERDUTO PW, YANG TJ, BEAL K, et al. Estimating survival in patients with lung cancer and brain metastases: an update of the Graded Prognostic Assessment for Lung Cancer Using Molecular Markers(Lung-molGPA)[J]. JAMA Oncol, 2017, 3(6): 827-831.

[2] YAMAMOTO M, SERIZAWA T, SHUTO T, et al. Stereotactic radiosurgery for patients with multiple brain metastases(JLGK0901): a multi-institutional prospective observational study[J]. Lancet Oncol, 2014, 15: 387-395.

[3] MAHAjan A, AHMED S, MCALEER MF, et al. Post-operative stereotactic radiosurgery versus observation for completely resected brain metastases: a single-centre, randomised, controlled, phase 3 trial[J]. Lancet Oncol, 2017, 18: 1040-1048.

[4] BROWN PD, BALLMAN KV, CERHAN JH, et al. Postoperative stereotactic radiosurgery

compared with whole brain radiotherapy for resected metastatic brain disease（NCCTG N107C/CEC.3）：a multicentre，randomised，controlled，phase 3 trial[J]. Lancet Oncol，2017，18：1049-1060.

[5] ASHER AL，BURRI SH，WIGGINS WF，et al. A new treatment paradigm：neoadjuvant radiosurgery before surgical resection of brain metastases with analysis of local tumor recurrence[J]. Int J Radiat Oncol Biol Phys，2014，88：899-906.

[6] PATEL KR，BURRI SH，ASHER AL，et al. Comparing preoperative with postoperative stereotactic radiosurgery for resectable brain metastases：a multi-institutional analysis[J]. Neurosurgery，2016，79：279-285.

[7] PATEL KR，BURRI SH，BOSELLI D，et al. Comparing pre-operative stereotactic radio-surgery（SRS）to post-operative whole brain radiation therapy（WBRT）for resectable brain metastases：a multi-institutional analysis[J]. J Neurooncol，2017，131：611-618.

[8] GONCALVES PH，PETERSON SL，VIGNEAU FD，et al. Risk of brain metastases in patients with nonmetastatic lung cancer：analysis of the Metropolitan Detroit Surveillance，Epidemiology，and End Results（SEER）data[J]. Cancer，2016，122（12）：1921-1927.

[9] TAKAHASHI T，YAMANAKA T，Seto T，et al. Prophylactic cranial irradiation versus obser-vation in patients with extensive-disease small-cell lung cancer：a multicentre，randomised，open-label，phase 3 trial[J]. Lancet Oncol，2017，18：663-671.

[10] V.Gondi，SL Pugh，WA Tome，et al. Preservation of memory with conformal avoidance of the hippocampal neural stem-cell compartment during whole-brain radiotherapy for brain metastases（RTOG 0933）：a phase Ⅱ multi-institutional trial[J]. Clin Oncol，2014，32（34）：3810-3816.

[11] 董昕，周宗玫，苗俊杰，等. 局限期 SCLC 全脑预防照射保护海马回区的初步临床研究[J]. 中华放射肿瘤学杂志，2015，24（2）：131-136.

[12] LI N，ZENG ZF，WANG SY，et al. Randomized phase Ⅲ trial of prophylactic cranial irra-diation versus observation in patients with fully resected stage ⅢA-N2 nonsmall-cell lung cancer and high risk of cerebral metastases after adjuvant chemotherapy[J]. AnnOncol，2015，26（3）：504-509.

[13] DE RUYSSCHER D，DINGEMANS AC，PRAAG J，et al. Prophylactic Cranial Irradia-tion Versus Observation in Radically Treated Stage Ⅲ Non-Small-Cell Lung Cancer：A Randomized Phase Ⅲ NVALT-11/DLCRG-02 Study[J]. J Clin Oncol，2018 Aug 10，36（23）：2366-2377.

[14] SUN A, HU C, WONG SJ, et al. Prophylactic Cranial Irradiation vs Observation in Patients With Locally Advanced Non-Small Cell Lung Cancer: A Long-term Update of the NRG Oncology/RTOG 0214 Phase 3 Randomized Clinical Trial[J]. JAMA Oncol, 2019, 14.

第五章 肺癌患者预后和随访

肺癌不仅是发病率最高的恶性肿瘤之一，而且其治疗后复发的风险也是当前医务工作者关注的临床问题。随访是针对治疗后肺癌患者的一项重要的临床工作。

第一节 影响肺癌预后的主要因素

影响肺癌预后的因素是多方面的。如病人的全身情况、病理类型以及病理分期等种因素，需要综合评估。影响肺癌预后的主要因素包括以下几类：

（一）病理类型

被认为是影响肺癌患者预后的根本因素之一。据统计，鳞状细胞癌患者的 5 年和 10 年生存率分别为 41.2% 和 22.5%。腺癌患者的 5 年及 10 年生存率为 18.6% 及 11.3%。而小细胞未分化癌预后差，在早期文献的一些报告中，其 5 年及 10 年生存率分别为 13.2% 及 11.6%。随着化疗药物有效性的提高和规范的放疗，小细胞肺癌的疗效在近年来有了显著改善，5 年生存率达 20% 以上。

（二）病理分期

TNM 分期不仅是肺癌患者选择治疗手段的重要依据，也是评估肺癌患者预后的独立影响因素，在一定程度上成为判断预后的金标准。2016 年以前，世界各国广泛使用的是国际抗癌联盟（UICC）于 2009 年颁布的第 7 版肺癌 TNM 分期标准。随着检查手段的日新月异和治疗方式的推陈出新，旧的分期标准已经不足以满足临床需求，第 8 版肺癌分期已于 2017 年正式应用于临床。相较于第 7 版分期其数据的来源更合理，更具有代表性。具体表现在第 8 版在总的 TNM 分期上更加细化，从而选择更有效的治疗方案，更能准确地反映出不同分期患者的预后情况。新版分期着重强调肿瘤大小对预后的影响，随着肿瘤大小每增加1cm，T分期对总生存时间的影响更大。有报道，肿瘤<3cm者手术后5年生存率为48%，3～5cm者为43.2%，5cm以上者为23.2%。

（三）分子病理与预后

虽然TNM分期是评估肺癌患者的预后重要因素，但同时发现即使是同一类型肿瘤和相同的分期，其预后也会有很大的差别。分子病理学的进展和应用越来越受到重视。肺癌的分子病理学评估主要包括诊断性分子标记物检测、预后预测性生物标记物检测和疗效预测性生物标记物检测。诊断性分子标记物检测主要用于鉴别原发性与转移性肺腺癌，鉴别恶性胸膜间皮瘤和肺腺癌胸膜转移，检测肿瘤的神经内分泌状态；疗效预测性生物标记物检测主要包括EGFR敏感突变位点和继发耐药突变位点的检测，其他非小细胞肺癌（NSCLC）肿瘤驱动基因的检测，包括KRAS、c-Met基因扩增及棘皮动物微管相关蛋白样4-间变淋巴瘤激酶（EML4-ALK）融合基因检测等。对这些疗效预测性生物标记物的检测，一方面有助于为患者选择敏感的分子靶向药物，从而提高患者的生存期。另一方面，某些类型的预测性生物标记物对患者预后有重要的评估作用。如p53、核糖苷酸还原酶M1（RRM1）及核苷酸切除修复交叉互补基因1（ERCC1）是早期NSCLC手术效果的良好预测指标，也是部分常规化疗药物的疗效预测指标。预后预测性生物标记物是指无论患者使用何种治疗方案，均提示患者预后良好或预后不良。有良好预后预测作用的生物标记物包括RRM1、ERCC1和B细胞淋巴瘤/白血病2（Bcl-2）等。

1. ERCC1 ERCC1是核苷酸切除修复复合物中的5'核苷酸内切酶，在所有肿瘤细胞中均有不同程度的表达。Simon等都曾报道行根治性手术且未经放化疗的NSCLC患者中高表达ERCC1者（>50%）比低表达者（<50%）的生存期长。推测可能是有效的DNA修复机制减少了基因畸变的积累，而基因畸变可导致肿瘤恶性程度的增加并提高根治性治疗后肿瘤复发的风险。Olaussen等用免疫组化分析国际肺癌辅助治疗研究中NSCLC患者手术标本ERCC1蛋白的表达水平，结果表明，ERCC1阴性的NSCLC患者肺癌根治术后可从以顺铂为基础的辅助化疗中获益（P=0.009），而ERCC1阳性患者则不能。在行根治性手术且未行手术前后放化疗的NSCLC患者中，ERCC1表达水平高者生存期长。

2. Bcl-2 Bcl-2通过抑制凋亡蛋白（Caspases）切割及活化所必需的接头蛋白（Adaptors）促进细胞生存，阻断导致细胞最终裂解的蛋白水解级联反应的发生。Anagnostou等报道Bcl-2高表达的NSCLC患者中位总生存期（OS）

长于低表达者（P=0.014），在非鳞癌亚群中尤为显著（P=0.04）。一项对 609 例 NSCLC 患者的前瞻性研究提示，Bcl-2 表达升高者的 OS 和疾病特异性生存期延长，提示检测 Bcl-2 表达能够进一步验证该分子的预后预测作用。

3. KRAS 突变　KRAS 是一种 GTP 结合蛋白，参与 G 蛋白耦联受体信号转导通路。KRAS 突变后组成性激活，能够促使细胞增殖、存活及永生化。一项来自日本的临床研究曾报道 410 例 NSCLC 患者中 33 例存在 KRAS 突变（8.0%），且均为吸烟者或戒烟者，野生型及突变型在临床及病理分期中无显著差异。KRAS 突变型患者较野生型者生存期短。Slobos 等对接受病灶完全切除的 69 例肺腺癌患者的 KRAS 基因状态进行了检测，19 例基因突变者与 50 例无基因突变者相比较，其无病生存期（DFS）及 OS 显著缩短（P=0.038，P=0.002）。但是，一项对 101 例曾接受一线单药厄洛替尼治疗的肺腺癌患者的回顾性研究发现，23%（18/80）的患者存在 KRAS 密码子 12 和 13 突变。KRAS 突变患者对厄洛替尼均无效（0/18），而 20 例无 KRAS 突变者则对药物有反应（20/62，32%）。经一线化疗联合厄洛替尼或化疗联合安慰剂治疗（TRIBUTE 试验）的患者，KRAS 密码子 12 和 13 的突变例数分别为 51 例（n=264）和 4 例（n=264）；KRAS 突变患者在厄洛替尼联合化疗组的有效率为 8%（2/25），化疗联合安慰剂组为 23%（7/30），无 KRAS 突变者两组的有效率均为 26%（27/104，27/103）。结果表明，KRAS 突变患者加用厄洛替尼可能对化疗效果有反作用。在注册为 JBR.10 的研究中检测到 KRAS 突变者（KRAS、N-Ras、H-Ras 的 12、13 及 61 密码子）88 例及无突变者 333 例，KRAS 突变的患者不能从长春瑞滨/顺铂辅助化疗中获益（HR=0.95，P=0.87），而无 KRAS 突变患者获益显著（HR=0.69，P=0.03）。

4. RRM1　RRM1 基因编码核糖核苷酸还原酶调节亚单位，所有肿瘤细胞都有不同程度的表达。Gong 等的 Meta 分析评估了 RRM1 表达水平与含吉西他滨化疗方案治疗晚期 NSCLC 临床疗效的相关性。该分析纳入了 18 个临床研究，共 1 243 例患者：RRM1 低表达或无表达者使用该方案的 OS 及疾病进展时间延长，疗效显著升高（OR=0.31，P<0.000 01）。提示在晚期 NSCLC 患者中 RRM1 低表达或无表达预示对含吉西他滨的化疗方案有效率高，预后良好。RRM1 通过调控脱氧核苷酸的产生控制细胞增殖，并通过诱导 PTEN 的表达控制肿瘤的转移倾向。在一项针对早期肺癌手术患者的前瞻性研究中，共有 187 例只接受手术治疗的早期 NSCLC 患者参与了 RRM1、ERCC1 和 PTEN 的表达水平检测并进行了比较。结果显示，RRM1 表达与 ERCC1 表达

相关(P＜0.001),而与 PTEN 表达无关(P＝0.37),RRM1 高表达组的中位
DFS 及 OS 较低表达组延长(HR＝0.46,P＝0.004;HR＝0.61,P＝0.02)。在
这 187 例 NSCLC 患者中,生存优势局限于 30% 的 RRM1 和 ERCC1 高表达患
者。因此,RRM1 和 ERCC1 被认为是早期 NSCLC 患者术后生存期的良好预
测指标。

5. EGFR 突变 EGFR-TKIs 在一部分 NSCLC 患者中产生了明显且持久
的临床疗效。研究表明,EGFR 突变对 TKIs 的疗效有很好的预测作用。已
发现两种 EGFR 突变类型:① EGFR 靶向治疗敏感的活化突变;②耐药突
变。文献显示,在大约 10% 高加索及 50% 亚洲 NSCLC 患者中发现 19 外显
子缺失和 21 外显子的 858 位亮氨酸点突变为精氨酸(L858R),分别占突变类
型的 75% 和 85%。多中心的 iTARGET 前瞻性研究探索了 EGFR 突变的晚期
NSCLC 患者经一线吉非替尼治疗后,EGFR 突变亚型与 TKIs 耐药机制的关
系,观察了任何类型 EGFR 突变的患者使用吉非替尼 250mg/d 治疗直至疾病
进展或出现不能耐受的毒副反应。EGFR 突变的主要类型为 19 外显子缺失突
变(53%)及 L858R(26%),21% 突变为少见类型,包括外显子 20 的插入突变、
T790M/L858R、G719A 和 L861Q。在 31 例接受了吉非替尼治疗患者中,有效
率为 55%,中位无进展生存时间(PFS)为 9.2 个月。Kancha 等的研究表明,
L861Q 突变与 L858R、G719S 以及野生型 EGFR 激酶结构域比较,表现为激
酶活性增强,细胞转化潜能增大,但 L861Q 对 EGFR-TKIs 的药物敏感性并未
增加。

继发性点突变的出现被认为是大部分患者最终复发的耐药机制之一,导
致 790 位点苏氨酸与蛋氨酸置换(T790M),结构模型、生化研究和临床研究
均显示这一继发突变导致吉非替尼耐药。Yasuda 等报道的 322 例肺癌患者
中 EGFR 外显子 20 插入突变 7 例(2.17%),在从不吸烟的女性患者中外显子
20 的插入突变发生率较高(不吸烟者 vs 吸烟者:4.4% vs 1.3%,P＝0.099 6;女
性 vs 男性:4.5% vs 1.3%,P＝0.091 7),两组患者经吉非替尼治疗均无效。外
显子 20 突变占 EGFR 突变的 4%,临床前研究表明 EGFR 20 外显子插入突变
对可逆的(吉非替尼、厄洛替尼)及不可逆的(neratinib,阿法替尼)EGFR-TKIs
均耐药。Wu 等对 237 例 NSCLC 标本 KRAS 和 EGFR 基因突变的分析表明,
KRAS 突变与 EGFR 突变不共存。

一般认为 NSCLC 中 EGFR 过表达会导致患者生存期缩短,可能是通过
一种细胞自分泌机制促进肿瘤生长。有关 EGFR 过表达与患者预后关系的多

个报道结果并不一致,导致 EGFR 过表达的临床意义仍不确定,但是 EGFR 突变是很好的吉非替尼疗效预测因子。在一项Ⅲ期开放性研究中,261 例 EGFR 突变型亚组中,接受吉非替尼治疗者较接受卡铂＋紫杉醇化疗者 PFS 显著延长(HR＝0.48,95%CI:0.36～0.64,P<0.001);而 176 例 EGFR 野生型亚组中,化疗患者较接受吉非替尼患者显著获益(HR＝2.85,95%CI:2.05～3.98,P<0.001)。因此,对于 EGFR 野生型 NSCLC 患者,应用卡铂联合紫杉醇化疗疗效优于吉非替尼。Zhou 等采用 DNA 测序法和 ARMS 法检测 100 例接受吉非替尼治疗的肺癌患者 EGFR 突变情况,其中 EGFR 高突变 51 例,EGFR 低突变 18 例,野生型 31 例。EGFR 高突变者的中位 PFS 为 11.3 个月,低突变者为 6.9 个月(P＝0.014)。EGFR 低突变者的中位 PFS 较野生型者(2.1 个月)显著增加(P＝0.010)。EGFR 高突变者、EGFR 低突变者、野生型者的有效率分别为 62.7%、44.4% 和 16.1%,中位 OS 分别为 15.9、10.9 和 8.7 个月。EGFR 突变水平高预示晚期 NSCLC 患者能够从 EGFR-TKIs 的治疗中获益,由于患者数量所限,结论仍需进一步研究证实。

在一项多中心、开放性随机临床试验(OPTIMAL,CTONG0802)中,比较了厄洛替尼和标准化疗一线治疗 EGFR 突变的晚期 NSCLC 的疗效。厄洛替尼组中位 PFS 较化疗组显著延长(13.1 个月 vs 4.6 个月;HR＝0.16,P<0.000 1),与标准化疗比较,厄洛替尼耐受性更好,表明厄洛替尼可用于晚期 NSCLC 患者的一线治疗。Chen 等在一项 Meta 分析研究中纳入了 5 936 例 NSCLC 患者的随机对照试验,将 EGFR-TKIs 联合铂类为基础的两药联合化疗(PBDC)与单用 PBDC 进行比较。结果显示,两组的中位 OS 及 1 生存率差异无统计学意义,但联合化疗组的 PFS(HR＝0.87)和有效率略有增加,提示 EGFR-TKIs 联合 PBDC 较单用 PBDC 的叠加效应不明显。

6. MET 基因扩增　Beau-Faller 等研究了 106 例 NSCLC 患者(未经 TKIs 靶向治疗)手术冰冻切片组织中 MET 基因拷贝数、EGFR 基因拷贝数和 KRAS 基因突变的情况,其中 MET 扩增 22 例(21%),MET 缺失 9 例(8.5%)。MET 扩增与 KRAS 突变无关,与 EGFR 扩增有关。MET 及 EGFR 扩增提示腺癌患者预后不良。Engelman 等发现 net 扩增通过激活 ERBB3(HER3)-PI3K 信号通路导致吉非替尼耐药。因此,作者认为 MET 扩增也促使其他 ERBB 通路依赖的肿瘤耐药。Go 等研究了 180 例未接受 EGFR 靶向治疗手术切除后的 NSCLC 患者,MET 阳性表达与 EGFR 阳性表达显著相关(P＝0.003)。基因拷贝数与性别、吸烟史、组织学及分期有关,但 MET 扩增在鳞癌患者较腺癌患者中更常见。与 MET 阴性患者比较，MET 阳性预示晚期 NSCLC 患者（P = 0.034）和鳞癌患者（P = 0.028）预后较差。多变量分析提示，在鳞癌患者中 MET 基因拷贝数增加，患者生存期明显缩短（P = 0.019, P = 0.008）。因此，MET 基因拷贝数增加可能是肺鳞癌预后不良的独立影响因素。METTKIs 正在实体瘤患者中进行临床试验，详细作用机制尚不明确。新型药物克唑替尼（PF02341066）在 MET 基因扩增阳性患者中有显著疗效，而在 MET 基因扩增阴性和 MET 基因突变的患者中则无效。

7. p53　p53 蛋白是在细胞周期、凋亡及细胞生存、基因转录、应激反应及 DNA 修复中起重要作用的多功能转录因子。注册名称为 JBR.10 的研究将482 例行完全手术切除的ⅠB 期及Ⅱ期 NSCLC 患者随机分组，分别接受 4 个周期顺铂联合长春瑞滨的辅助化疗或仅进行观察。Tsao 等利用该研究评估了肿瘤细胞 p53 基因 / 蛋白突变的预后性及疗效预测性价值。结果表明，p53 蛋白过表达是生存期缩短的预后标记物，也是区分完全肺切除术的 NSCLC 患者能否从辅助化疗中获益的预测标记物。另一项研究通过直接双脱氧核糖核苷酸测序及 p53 基因芯片分析检测了 188 例可手术治疗的 NSCLC 患者（Ⅰ、Ⅱ及ⅢA 期）p53 的突变情况。突变者多见于非支气管肺泡癌，有饮酒史及年轻患者。突变型较野生型死亡风险升高（HR = 1.6, P = 0.049）。肿瘤分期、p53突变及年龄是患者死亡的预测因子；然而，p53 突变对预后的预测作用仅局限于Ⅰ期 NSCLC 患者。对于Ⅰ期 NSCLC 患者，野生型较突变型患者的 4 年生存率明显升高（P = 0.009），因此，p53 突变是Ⅰ期 NSCLC 患者不良预后的预测因子。Graziano 等报道了ⅠB 期 NSCLC 患者 p53 蛋白的表达与 PFS 及 OS 缩短具有相关性。

8. EML4-ALK 融合蛋白　在 2007 年，Soda 等首先报道了 2p 染色体的微小倒置导致 NSCLC 细胞中由 EML4 基因及 ALK 基因组成的融合基因。6.7%的 NSCLC 患者检测出 EML4ALK 融合转录，上述患者与 EGFR 基因突变者截然不同，因此认为 EML4-ALK 融合基因可能是 NSCLC 患者靶向治疗的潜在靶点及诊断性分子标记物。EML4-ALK 融合转录特异性地存在于 NSCLC中，所有包含 EML4-ALK 基因的肿瘤都是腺癌。EML4-ALK 常见于从不吸烟及少量吸烟（< 10 包 / 年）的 NSCLC 患者（6%），而经常吸烟及既往吸烟者（1%）则较少见（P = 0.049）。Shaw 等研究发现，与 EGFR 突变及 WT/WT 者比较，EML4-ALK 突变患者明显年龄偏低（P < 0.001, P = 0.005），且多为男性（P = 0.036, P = 0.039）。19 例患者中的 18 例 EML4-ALK 突变者为腺癌，主要

为印戒细胞癌。转移性肿瘤患者中，EML4-ALK 阳性与对 EGFR-TKIs 耐药有关。EML4-ALK 突变者及 WT/WT 者对以铂类为基础的联合化疗方案有相似的临床反应，OS 无差异。EML4-ALK 融合蛋白的表达导致 ALK 激酶结构性激活并具有细胞转化活性。在临床试验中，ALK-TKI 克唑替尼在表达 ALK 融合基因的 NSCLC 患者中具有明显的抗肿瘤活性。在 2011 年 8 月，该药通过了美国 FDA 对具有 EML4ALK 活性的 NSCLC 患者分子靶向治疗的认证。尽管有显著的初始疗效，但通常会在 1 年内出现对该药的耐药，限制了进一步的临床获益。Choi 等分离了 1 例 NSCLC 患者使用 ALK 抑制剂治疗期间复发的肿瘤细胞，发现 EML4-ALK 激酶结构域内的继发性突变（C1156Y 和 L1196M），每种突变均表现为对两种不同 ALK 抑制剂的耐药。研究上述突变 ALK 激酶结构域的晶体结构，将有助于阐明继发耐药的分子机制。

9. PTEN/AKT/mTOR 信号转导通路　生长因子受体信号转导通路在肿瘤发生及生长过程中扮演了重要角色，PTEN 和 pAKT 在调节这一信号通路中发挥了重要作用。Ⅰ期（n = 25）及Ⅳ期（n = 34）NSCLC 患者分别通过免疫组化法检测 PTEN 及 pAKT 的表达。两者表达无相关性且与年龄、性别及吸烟状态无关。Ⅳ期患者过表达 pAKT 或 PTEN 缺失者 OS 和 PFS 较短，Ⅰ期患者的 PTEN 或 pAKT 表达水平对临床转归无显著影响。与Ⅰ期患者比较，Ⅳ期患者的 PTEN 缺失比例更大，表明 PTEN 缺失在晚期肿瘤生物学中十分重要，PTEN 缺失或 pAKT 过表达预示肺癌具有侵袭性，预后较差。

哺乳动物雷帕霉素靶标（mTOR），是一种丝氨酸 / 苏氨酸激酶，是磷脂酰肌醇 3 激酶（PI3K）/Akt 信号转导通路的下游分子，在调节包含细胞生长及增殖在内的多种细胞基础功能中起重要作用。目前 mTOR 抑制剂雷帕霉素及其类似物（CCI779、RAD001、AP23573）能够诱导 G1 期细胞阻滞，目前正进行临床试验。此类药物具有良好的抗肿瘤活性，包括缩小肿瘤体积和延长稳定期等作用，其抗肿瘤活性在包含 NSCLC 的多种恶性肿瘤中得到了证实。

10. IGF1R　IGF1R 通路在人类恶性肿瘤细胞的异常增殖中起到重要作用。Dziadziuszko 等报道 IGF1R 蛋白在鳞状细胞癌中的表达较在其他组织中升高（P < 0.001），且表达与分期有关（P = 0.03），而与生存期无关（P = 0.46）。IGF1R 与 EGFR 表达呈正相关（r = 0.30，P < 0.001）。IGF1R 蛋白和基因表达与生存期无关，而 IGF1R 基因拷贝数量高的患者预后较好。Cappuzzo 等报道，在纳入的 369 例肺切除术后 NSCLC 患者的研究中，282 例（76.4%）检测到 IGF1R 表达阳性（评分≥100），且 IGF1R 表达与鳞癌显著相关（P = 0.04），与分

化程度Ⅲ级显著相关（P＝0.02）。当用评分值100区分IGF1R的阳性及阴性表达时，IGF1R表达对生存期无影响（52个月 vs 48个月，P＝0.99）；或者用IGF1R表达评分的中位值区分IGF1R的阳性及阴性表达时，IGF1R对生存期亦无影响（45个月 vs 55个月，P＝0.36）。提示IGF1R的表达水平不是肺切除术后NSCLC患者的预后标志物，鳞状细胞癌患者与非鳞状细胞癌患者比较，IGF1R过表达者发生率更高，验证了临床试验中抗IGF1R制剂敏感程度的不同。

　　Figitumumab（CP751,871）是完整的人类免疫球蛋白G2单克隆抗体，高度特异性拮抗IGF1R。Figitumumab的有效半衰期大约为20天，可单药或与靶向药物、化疗药物联合使用，有较好的临床耐受性。由于其半衰期较长、没有剂量限制性毒性和高敏感性，figitumumab在此类药物中具有明显优势。另外，最新数据表明，figitumumab与铂类两药化疗联用可能在治疗未行化疗的NSCLC中起到积极作用。经Pierre Fabre SA许可，由Merck & Co.Inc.生产的dalotuzumab（MK0646,h7C10）是重组人IgG1单克隆抗体，拮抗IGF1R，可用于静脉注射治疗肿瘤。临床前期研究表明，dalotuzumab通过抑制IGF1和IGF2介导的肿瘤细胞增殖，抑制IGF1R自磷酸化及Akt磷酸化。目前，单独使用或与其他抗癌药物联合应用以评估dalotuzumab疗效的临床研究正在各种实体瘤及多发性骨髓瘤的患者中进行。

（四）肿瘤的部位也直接影响着肺癌预后

　　一般认为周边型肺癌的预后优于中心型肺癌，管内型优于管壁型和球型，巨块型及弥漫型预后最差。

（五）关于性别因素对肺癌患者预后的影响

　　文献报告的研究结果不尽相同，但有一定的倾向性。Batevik等的研究中曾指出，性别也是肺癌患者预后的重要因素之一，而Okada等的研究不仅支持女性作为肺癌分期预后良好的独立影响因素，还表明通过TNM分期的研究对女性预后所产生影响，可能与女性患者中吸烟人数少，病理类型以腺癌为主，同时对靶向药物治疗的敏感性高有关。

（六）不同的治疗方式也影响肺癌预后的效果

　　目前对肺癌的治疗大多数医生主张合理的综合性治疗。临床资料证明，单用某一种方法往往达不到理想的治疗效果。手术虽然能治愈部分早期肺癌，但有相当一部分病例单靠手术并不能消除已转移的病灶与可能转移的病灶；放射治疗及化学药物治疗虽对某些肺癌有一定疗效，但选择抑制作用有限，且毒性副作用较大，往往影响机体免疫机制而产生并发症，单一应用疗效差,中药及生物免疫制剂能提高和调动机体免疫功能,但对肿瘤局部控制作用较弱。因此只有综合治疗才能提高肺癌疗效。

（七）患者的精神状态和生活习惯也直接影响着治疗后肺癌患者的预后

患者的精神状态不仅与癌症的发生有一定的关系,同时对疾病的发展及预后也有很大影响。悲观失望、精神高度紧张、不配合治疗则会加快病情的恶化。合理膳食、适当运动、戒除不良的生活习惯如吸烟等,也有助于改善患者预后。

（苏　雷）

第二节　对治疗后肺癌患者的随访

肺癌患者的预后不良往往是以复发为临床表现的。肺癌的治疗后复发类型按照部位可分为全身性的多部位复发和 / 或转移、孤立性的局灶性复发和 / 或转移;按照临床表现可分为有症状复发和 / 或转移、无症状复发和 / 或转移。不同的复发类型对治疗策略和预后有很大的影响。

（一）肺癌复发的症状包括局部症状和全身症状

1. 胸部局部症状的表现

（1）咳嗽、咯血:咳嗽是肺癌患者治疗后出现的刺激性咳嗽合并或单有咯血症状,是肺癌患者治疗后局部复发的常见临床表现。

（2）喘鸣、胸闷、气急、声音嘶哑:这些症状是由于呼吸气流通过气管受压或部分阻塞形成的狭窄处可引起鸣。往往提示肺门或纵隔淋巴结复发和 / 或转移的可能。胸闷、气急等症状也应考虑胸腔（心包）积液的可能。对于突发胸闷、气急者需排除肺栓塞的可能。

（3）胸痛:提示壁层胸膜转移或胸腔积液的存在。

（4）吞咽困难:多见于纵隔淋巴结复发和 / 或转移压迫、侵犯食管或再发食管癌的可能。

（5）上腔静脉综合征:多见于复发和 / 或转移的淋巴结压迫、侵犯上腔静脉。因血液不能顺畅回流,可出现颜面、颈部及上肢肿胀和胸壁血管怒张。

（6）颈部、锁骨上或身体任何部位新出现的皮下结节、皮肤溃疡应警惕淋巴结或出现转移的可能。

2. 远处转移表现

（1）治疗后患者出现头痛、呕吐、眩晕、复视、共济失调、偏瘫及癫痫发作等表现,往往提示颅内转移的可能。

（2）逐渐加重的骨性疼痛,常见于肋骨或脊柱、盆骨与长骨,应该考虑骨转移的可能。

（3）肝区疼痛,伴有或不伴有食欲不振、恶心和消瘦,应该排除肝转移的可能。

3. 全身症状

（1）体重下降、乏力:患者在治疗后出现进行性的体重下降、乏力,应该考虑到肿瘤复发和/或转能引起的消耗、食欲不振甚至恶液质。

（2）发热:治疗后的肺癌患者出现的高热提示肺癌复发和/或转移合并感染或合并肺不张的可能。

（3）出现食欲不振、腹泻、皮肤色素增加、腋毛脱落、低血压等类似爱迪生病（addison病）症状,应考虑肺癌肾上腺转移的可能性。

（4）心动过缓甚至传导阻滞:由肺癌复发和/或转移导致的骨质破坏、自身分泌甲状旁腺激素导致的骨重吸收钙等引起高钙血症,可导致心电图上 PR 间期和 QRS 时限延长、QT 间期缩短。

（5）顽固性低钠血症:常见于小细胞肺癌的复发和/或转移。

（6）异位库欣综合征:源于肿瘤细胞异位分泌产生的促肾上腺皮质,低血钾和高血糖、高血压表现,有些患者可能出现特征性的"满月脸"。

（7）表现为近端肌肉无力、反射降低和自主神经功能失常等副肿瘤性神经综合征:多见于小细胞肺癌患者的复发和/或转移。

（二）随访手段

患者一旦出现有症状的复发,往往使临床医生错过选择最佳治疗方案的时机,严重影响患者的预后。因此,临床上已建立了相对成熟的用于捕捉、判断复发和/或转移类型的常规方法和时机。

1. 胸部 X 线片 胸部 X 线片是最基本的影像学检查方法之一,通常包括胸部正、侧位片。但由于受胸部 X 线片的分辨率较低、有检查盲区等不足,通常局限于围术期复查肺膨胀状况、肺炎症或胸腔积液吸收情况等,不推荐作为用于肺癌患者治疗后的常规复查手段。

2. 胸部 CT 检查 胸部 CT 可以有效地复查治疗后肺癌患者肺部病灶、纵隔淋巴结及胸膜的状况。适用于评估疗效和判断预后。

3. MRI 检查 MRI 检查不用于肺癌治疗后患者的常规检查方法,推荐脑部增强 MRI 判断颅脑是否存在复发和/或转移;或针对骨扫描发现的可以骨转移的部位如椎体、长骨等部位进行检查,确诊或排除骨转移可能。偶尔用于特殊部位如肺上沟瘤的疗效评估。

4.骨扫描 骨扫描是判断治疗后肺癌患者骨转移的常规检查方法。特别是对于无临床症状而存在复发风险的可疑骨转移患者,具有灵敏度高、全身一次成像、不易漏诊的优点;缺点是空间分辨率低,特异性差,需要结合其他检查进一步确诊。当骨扫描检查提示某个部位存在可疑转移病灶时,需要对可疑部位进行 MRI 或 CT 检查,进一步验证。

5.超声检查 用于检查治疗后肺癌患者腹部重要器官(肝脏、肾脏及肾上腺、腹腔淋巴结等)有无转移,也用于锁骨上窝及腋下等浅表部位淋巴结的检查;用于发现浅表淋巴结、邻近胸壁的肺内病变或胸壁病变,或进行超声引导下穿刺活组织检查以确定或排除复发和 / 或转移的可能性。

6.PET-CT 检查 PET-CT 被认为是肺癌诊断、分期与再分期、放疗靶区勾画、疗效和预后评估的最佳方法之一。有条件者推荐进行 PET-CT 检查。但 PET-CT 对脑和脑膜转移敏感性相对较差,对于需排除有无脑转移的患者,建议与颅脑增强 MRI 联合,以提高诊断率。

7.血清学检查 对于治疗前存在标记物异常的肺癌患者,治疗后的血清学检查尤其重要。目前推荐常用的原发性肺癌标志物有癌胚抗原(carcinoembryonicantigen,CEA)、神经元特异性烯醇化酶(neuron-specificenolase,NSE)、细胞角蛋白片段 19(cytokeratin 19 fragment,CYFRA21-1)、胃泌素释放肽前体(pro-gastrin-releasingpeptide,ProGRP)、鳞状上皮细胞癌抗原(squamous cell carcinoma antigen,SCC)等。

需要注意的事项:

(1)对治疗后肺癌患者复查监测过程中,不要轻易改变肿瘤标志物检测方法,因为不同检测方法得到的结果不宜直接比较,需要重新建立患者的基线数据水平,以免产生错误的医疗判断。

(2)标本采样后应尽快离心,选择正确的保存条件;同时注意采样时间,排除饮食、药物等其他因素对检测结果的影响。

(3)动态观察和评估十分重要,对于影像学检查无明确新发或进展病灶而仅仅肿瘤标志物持续升高的患者,应警惕肺癌复发和 / 或转移的可能。

8.随着精准治疗策略和生物诊断技术的发展,肿瘤液态活检技术应用日趋完善和广泛。通过外周血检测外周血循环肿瘤细胞(circulating tumor cell,CTC)、循环肿瘤 DNA(circulating tumor DNA,ctDNA)、肿瘤外泌体(exosome)

等技术的应用,获取肿瘤复发的信号,使得我们能够更早、更准确地对复发的风险进行预测,对于早、中期肺癌术后复发风险预测具有非常大的帮助。

（三）随访时间

按照 NCCN 肺癌指南（2017 版）对肺癌的随访时间限定,对于不同期别和不同治疗方案后的患者有不同的随访时间要求。对于Ⅰ期或Ⅱ期肺癌患者,接受的主要治疗为手术或手术后辅助化疗,建议在治疗结束后的前 2～3 年内每 6 个月接受一次病史和体格检查,以及胸部 CT 扫描（增强或不增强）,如结果正常,此后每年接受一次病史和体格检查,以及低剂量胸部 CT 扫描（不增强）;对于Ⅰ期或Ⅱ期患者,接受的主要治疗包括放疗,或者是Ⅲ期或Ⅳ期患者（所有寡转移接受了根治性治疗）,在治疗结束后的前 3 年内每 3～6 个月接受一次病史和体格检查,以及胸部 CT 扫描（增强或不增强）,然后在 2 年内每 6 个月接受一次病史和体格检查,以及胸部 CT 扫描（增强或不增强）,如结果正常,此后每年接受一次病史和体格检查,以及低剂量胸部 CT 扫描（不增强）,有残留或出现新的影像学异常可能需要更频繁的影像检查。PET/CT 可用于鉴别这些情况下的复发或转移病灶。但对于放疗后患者使用 FDG PET/CT 难以鉴别良恶性时,就需要对局部病变进行组织活检,从病理学上确认是否复发,因为以前接受放射治疗的区域可以保持吸收 FDG 长达 2 年,此时的 SUV 增高区域不能确定是复发性疾病。

（四）关注接受不同治疗后对肺癌患者的副作用是随访过程中不能忽视的内容

1. 肺癌手术治疗后应该关注的并发症和副作用　术后可能出现的手术部位疼痛、伤口感染、胸腔积液、肺炎、支气管胸膜瘘、肺功能不全等。少见但致命的肺动脉栓塞、脑梗塞等。

2. 肺癌放射治疗后应该关注的副作用　照射部位的灼伤、全身乏力、疲劳、恶心和呕吐等。对脑部大面积的放射治疗（肺癌脑转移时的全脑放疗）有时会导致患者的记忆力丧失,出现头痛、思考困难或性欲减退。通常这些症状比脑肿瘤引起的症状轻微,但可能会影响到患者的生活质量。

3. 肺癌化疗后应该关注的副作用　化疗药物除了杀伤分裂迅速的肿瘤细胞,也影响身体中的其他细胞如骨髓中的细胞（新生的血细胞）、口腔和肠道的内层以及毛囊细胞。这就可能会导致某些副作用,如脱发、口腔溃疡、食欲不振、恶心和呕吐、腹泻或便秘、感染机会增加（由于白细胞减少）、容易挫伤或出血（血小板减少）、疲劳（红细胞减少）等。

4. 肺癌靶向治疗后应该关注的副作用　肺癌靶向药物针对的靶点不同，往往有相应的副作用。①血管生成抑制剂如贝伐单抗（avastin）、雷莫芦单抗（cyramza）等的副作用包括：高血压、疲劳、出血、白细胞计数低（增加感染的风险）、头痛、口腔溃疡、食欲不振、腹泻等，罕见但可能严重的副作用包括血栓、严重出血、肠穿孔、心脏问题和影响伤口愈合。② EGFR-KTI 药物（厄洛替尼、吉非替尼、埃克替尼、阿帕替尼、奥希替尼）的副作用包括：皮肤问题如面部和胸部的痤疮样皮疹、在某些情况下可能导致皮肤感染。这些药物也可能导致更严重但不常见的副作用，如可以降低血液中的某些矿物质的含量，从而影响心脏节律和在某些情况下可能会危及生命。③与 ALK 基因改变相关的靶向药物（克唑替尼、色瑞替尼、艾乐替尼），常见的副作用包括：恶心和呕吐、腹泻、便秘、疲劳、视力变化等。其他副作用也是可能的，如白细胞计数低、肺部炎症、肝功能损伤和心律失常等。④针对 BRAF 基因突变的靶向药物（达拉非尼、曲美替尼）的常见副作用包括皮肤增厚、皮疹、瘙痒、对阳光敏感、头痛、发热、关节疼痛、疲劳、脱发、恶心和腹泻。还有不常见但严重的副作用包括出血、心律失常、肝肾问题、肺部问题、严重的过敏反应、严重的皮肤或眼部问题以及血糖水平升高。

5. 肺癌免疫药物（nivolumab、pembrolizumab、atezolizumab）治疗后应该关注的副作用，包括疲劳、咳嗽、恶心、发痒、皮疹、食欲不振、便秘、关节痛和腹泻。其他较严重的副作用较少发生，如可能导致严重的甚至危及生命的问题，肺部、肠道、肝脏、分泌腺、肾脏或其他器官严重的免疫性损伤。

（五）关注治疗后肺癌患者的生存质量也是随访的重要内容

目前对大多数临床医生在随访治疗后的肺癌患者中更多地关注疾病本身，而忽略了患者的生活质量（quality of life，QOL）。WHO 给肿瘤患者的生活质量定义为处在不同文化及价值体系中个体，对其在生活中所处位置的感受和对自己所关注的目标、期望等相关的生活状况的体验。肺癌患者的生活质量已经被纳入影响恶性肿瘤预后的一项独立危险因素。肿瘤患者生活质量不仅与患者的具体病情如肿瘤分期、类型、部位、恶性程度等相关，还与患者的个体因素如性别、年龄、职业、文化程度、婚姻状况、经济条件、体育锻炼情况，及躯体功能、社会角色功能、情绪功能、认知功能等密切相关。在对治疗后肺癌患者的随访中进行生活方式、心理因素及治疗等方面的理性干预，能够在规范随访中使患者最大程度地延长生存期，还能明显提高患者的生活质量。

（苏　雷）

参 考 文 献

[1] 中华医学会，中华医学会肿瘤学分会，中华医学会杂志社. 肺癌临床诊疗指南（2018版）[J]. 中华肿瘤杂志，2018，40（12）：935-964.

[2] 陆舜，虞永峰，纪文翔，等. 2015年肺癌诊疗指南：共识和争议 [J]. 解放军医学杂志，2016，41（1）：1-6.

[3] 陈万青，李贺，孙可欣，等. 2014年中国恶性肿瘤发病和死亡分析 [J]. 中华肿瘤杂志，2018，40（1）：5-13.

[4] Bjaanæs MM，FLEISCHER T，HALVORSEN AR，et al. Genome-wide DNA methylation analyses in lung adenocarcinomas：Association with EGFR，KRAS and TP53 mutation status，gene expression and prognosis[J]. Mol Oncol，2016，10（2）：330-343.

[5] GUIBERT N，IIIE M，LONG E，et al. KRAS Mutations in Lung Adenocarcinoma：Molecular and Epidemiological Characteristics，Methods for Detection，and Therapeutic Strategy Perspectives[J]. Curr Mol Med，2015，15（5）：418-432.

[6] RADKIEWICZ C，DICKMAN PW JOHANSSON ALV，et al. Sex and survival in non-small cell lung cancer：A nationwide cohort study[J]. PLoS One，2019，14（6）：e0219206.

[7] SELAMAT SA，CHUNG BS，GIRARD L，et al. Genome-scale analysis of DNA methylation in lung adenocarcinoma and integration with mRNA expression[J]. Genome Res，2012，22（7）：1197-1211.

[8] WANG Y，DENG H，XIN S，et al. Prognostic and Predictive Value of Three DNA Methylation Signatures in Lung Adenocarcinoma[J]. Front Genet，2019，10：349.

[9] MIURA K，HAMANAKA K，KOIZUMI T，et al. Clinical significance of preoperative serum albumin level for prognosis in surgically resected patients with non-small cell lung cancer：Comparative study of normal lung，emphysema，and pulmonary fibrosis[J]. Lung Cancer，2017，111（1）：88-95.

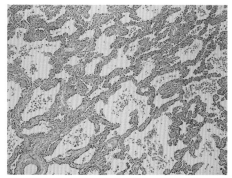

彩图 3-3-1　原位腺癌

原位腺癌肿瘤细胞呈完全贴壁生长,无其他生长方式,无间质、脉管或胸膜浸润,气道内无肿瘤细胞播散

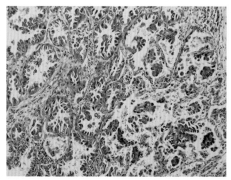

彩图 3-3-2　微乳头型腺癌

微乳头型腺癌肿瘤细胞形成无纤维血管轴心的乳头状细胞簇,"漂浮"于肺泡腔内

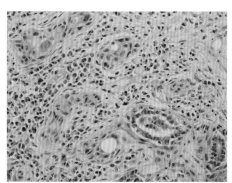

彩图 3-3-3　腺鳞癌

腺鳞癌包含腺癌和鳞状细胞癌成分,呈腺泡型生长方式的腺癌区域和呈巢状排列的鳞状细胞癌区域相互混合存在

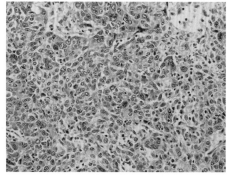

彩图 3-3-4　大细胞癌

大细胞癌的肿瘤细胞常排列呈巢片状,细胞为多角形,胞质中等;细胞核大,圆形或卵圆形,核染色质不规则,核仁大

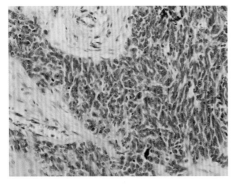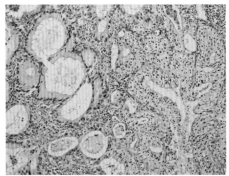

彩图 3-3-5　小细胞癌

小细胞癌的肿瘤细胞呈卵圆形至梭形,核浆比例高,胞质很少或几乎缺失,可以观察到核的形态,细胞边界不清;核染色质呈细颗粒状("椒盐样"),核仁不明显

彩图 3-3-6　低级别黏液表皮样癌

低级别黏液表皮样癌的肿瘤细胞以柱状黏液样细胞为主,混杂有鳞状细胞及中间型细胞

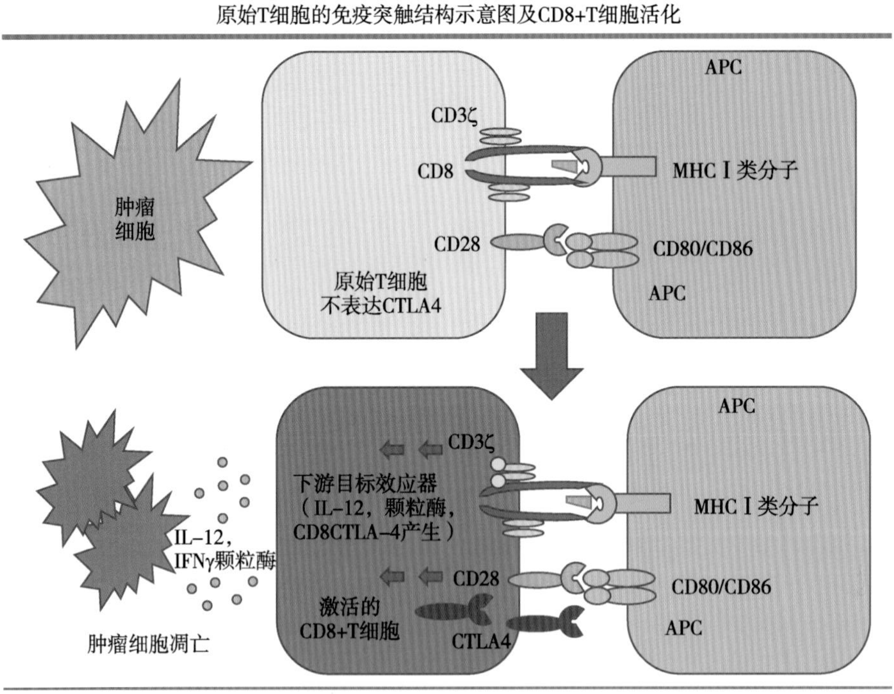

原始T细胞的免疫突触结构示意图及CD8+T细胞活化

最初,CD8 a/b链识别抗原呈递细胞上MHC Ⅰ类分子所提呈的抗原肽;CD28与CD80/86结合,诱导下游活化(下图),释放IL-12、IFN-γ,同时导致细胞质中产生CTLA-4,并被快速表达于细胞膜(红色)

IL:白细胞介素;IFNγ:γ干扰素;CTLA-4:细胞毒性T淋巴细胞相关蛋白;CD:分化簇;APC:抗原递呈细胞;MHC:主要组织相容性复合物

彩图 4-6-1　原始 T 细胞的免疫突触结构示意图及 CD8 + T 细胞活化

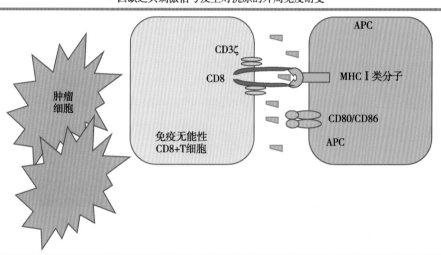

因缺乏共刺激信号发生对抗原的外周免疫耐受

在缺乏第二个信号的情况下（幼稚T细胞的第二信号是CD28，但在活化的T细胞中第二信号可以是Ox40，CD137），T细胞可以变成免疫无能，对抗原没有反应
CD：抗原分化簇；APC：抗原递呈细胞；MHC：主要组织相容性复合物

彩图 4-6-2　免疫无能 T 细胞的免疫突触

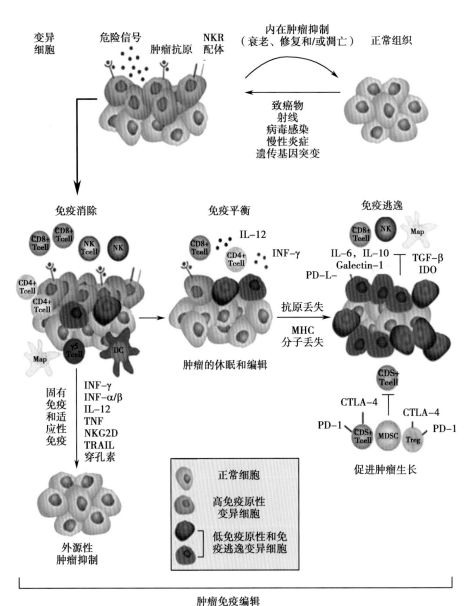

彩图 4-6-3　肿瘤的免疫编辑

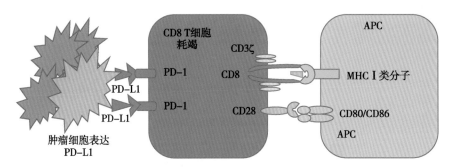

在慢性抗原递呈状态下，如恶性肿瘤，抗原的缓慢出现或炎性细胞因子（IL-12，γ干扰素等）可以上调T细胞表面的PD-L表达；肿瘤细胞克隆还可以选择性表达PD-L1。

PD-1和PD-L1结合后，即使有共刺激信号的存在，依然可能发生"外周耗竭"

PD-L1：细胞程序性死亡-配体1；CD：抗原分化簇；PD-1：细胞程序性死亡受体1；APC：抗原递呈细胞；MHC：主要组织相容性复合体；IL：白细胞介素；IFNγγ干扰素

彩图 4-6-4　PD-1 和 PD-L1 结合诱导 CD8＋T 细胞耗竭表型

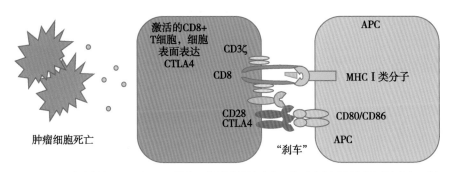

CTLA-4和CD28竞争性与CD 80和CD 86结合，共刺激信号消失，从而减少了前效应细胞因子，（如：IL-12）和细胞毒性酶（如穿孔素和颗粒酶B）的释放。重新达到体内平衡

CD：分化抗原；CTLA-4：细胞毒性T淋巴细胞相关蛋白4；APC：抗原递呈细胞MHC：主要组织相容性复合物；IL：白细胞介素

彩图 4-6-5　CTLA-4T 细胞活化的负性调节

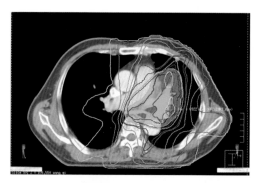

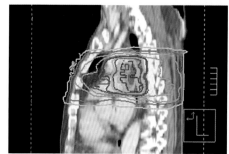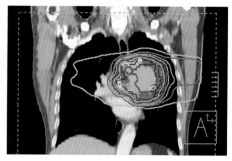

彩图 4-7-1a　放疗计划剂量曲线分布图

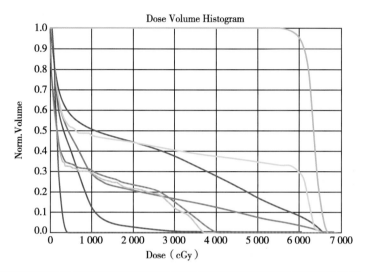

彩图 4-7-1b　剂量 - 体积直方图（DVH 图）

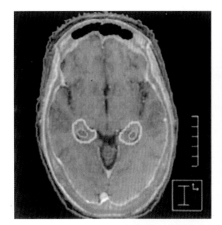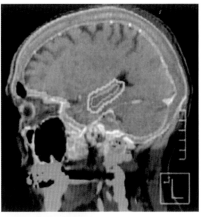

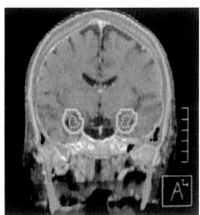

彩图 4-7-5　海马规避全脑放疗示意图